動脈硬化を画像で診る

生活習慣病の診療に活かす

編著 | 松尾 汎 | 医療法人松尾クリニック 理事長

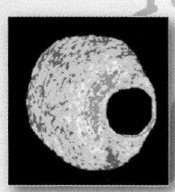
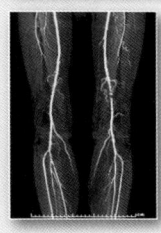
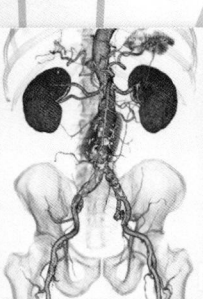
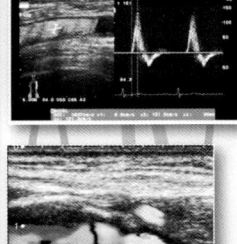
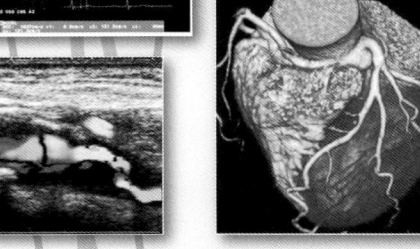

株式会社 新興医学出版社

序　文

　わが国の死亡原因では悪性腫瘍が最も多いと報告されているが，循環器病（心疾患・脳卒中等の心血管疾患）の増加も著しい（悪性腫瘍に迫る頻度）．さらに循環器病は致死的のみならず，その後遺症などによる Quality of life（QOL）などへの影響も考慮すると，その重要性は極めて高い．その循環器病の原因としては，近年は「動脈硬化性」がそのほとんどを占めている．

　動脈硬化の原因では，生活習慣との関連が深く，生活習慣によって発症を免れたり，改善したり，また逆に重症化する「生活習慣病」が注目されている．それらの中には，糖尿病，高血圧，脂質異常症などと共に，ストレスや不眠などの生活因子，喫煙や運動などの個人的な習慣なども含まれる．それらが重篤な循環器病，とりわけ近年増加している「動脈硬化性」の循環器病と関連して「動脈硬化性危険因子」としても注目されている．

　病理でも述べられているが，動脈硬化とは「動脈壁の肥厚，硬化，改築を示す限局性病変」を称し，動脈壁の「弾性が低下する（硬くなる）状態（sclerosis）」であり，また動脈硬化の進展に伴い，壁が肥厚（atherosis）・内腔が狭くなって閉塞（plaque rupture に伴う急性血栓性閉塞も含む）し，「循環障害」や「臓器虚血」を来すようになる．また，動脈壁の脆弱化に伴って「瘤」を形成し，破裂なども起こす．しかし，それら臓器障害や破裂が起こるまでに，「動脈硬化自体への対処」，すなわち動脈硬化の発症・進展を予防・阻止，または早期から動脈硬化を診断して治療（進展予防）することができれば，臓器虚血や破裂を阻止・軽減・遅延させることが期待される．

　進展阻止・早期治療のためには，動脈硬化の診断がまず必須である．その診断には，臓器や動脈（血管）の形やサイズをみる「形態診断」と，その臓器や血管の働きや機能を評価する「機能診断」とがある．動脈硬化の診断には，脳梗塞や心筋梗塞の診断などのように「臓器の虚血や障害」（循環器病）を診断することも含まれるが，近年はいくつかの無（低）侵襲診断法を用いて「動脈硬化自体」を観察することもできるようになった．すなわち，動脈硬化性疾患の予防・治療という観点から，「臓器虚血の診断」に加えて，「動脈硬化自体の早期診断」も注目されるようになった．

　それら診断には，主にわかりやすいという点から画像診断法が応用され，その評価の対象となる動脈の部位により，超音波検査，CT 検査（CTA，MDCT），MR 検査（MRA），動脈造影検査など種々の画像診断法が応用されてきた．個々の診断法には，侵襲性，解像度，検査範囲，実時間性，さらに簡便性などで特徴がある．例えば動脈造影，MRA などの造影検査は末梢を含めた動脈全体の把握に有効であり，超音波検査は無侵襲で，動脈壁の一部位を詳細に評価するのに極めて有用である．

　生活習慣病と動脈硬化性疾患は，共に臨床上，重要な診療対象である．共に可能な限り早期に診断し，それらを早期に，軽度のうちに，伸展・増悪することを阻止すれば，極めて有効であることは言うまでもない．最近は，画像診断で動脈自体の機能的評価も可能となり，種々の画像診断法を駆使すれば動脈の形態的評価と併せて，共に効率よくかつ精度高く評価できるようになったことから，それら画像診断によって動脈硬化の進展度を評価

し，治療効果の「指標」としても活用されるようになった．近年の循環器病に対する薬物療法や侵襲的治療（血管内治療や外科手術）などの進歩は目覚ましいが，加えてその予防・伸展阻止という視点からの治療も加われば，さらなる飛躍的な進歩が期待できる．

　本書は，病理面も含め，種々の画像診断法を用いて，動脈硬化をどう評価できるかを，個々の疾患に応じて，動脈硬化自体の評価も含めて，具体的に提示していただいた．それらの診断法を，今日からの生活習慣病・循環器病の診療に応用していただき，実際の臨床で，是非，本書を活かしていただくことを願っている．

平成 22 年 9 月
生活習慣病の制圧を期して

医療法人松尾クリニック
理事長　松尾　汎

執筆者一覧

編集

松尾　　　汎	医療法人松尾クリニック　理事長	

執筆者（執筆順）

東條　美紗	岡山理科大学理学研究科臨床生命科学専攻	
由谷　親夫	岡山理科大学理学部臨床生命科学科　教授	
杉岡　憲一	大阪市立大学大学院医学研究科循環器病態内科学　助教	
成子　隆彦	大阪市立総合医療センター循環器内科　部長	
上田真喜子	大阪市立大学大学院医学研究科病理病態学　教授	
東　　幸仁	広島大学大学院医歯薬学総合研究科心臓血管生理医学　准教授/広島大学病院再生医療部　部長	
市来　正隆	JR仙台病院　病院長	
長谷川英之	東北大学大学院医工学研究科/工学研究科　准教授	
金井　　浩	東北大学大学院工学研究科/医工学研究科　教授	
小林　和人	川崎医科大学脳卒中医学教室　臨床助教	
芝﨑　謙作	川崎医科大学脳卒中医学教室　講師	
木村　和美	川崎医科大学脳卒中医学教室　教授	
堀江　信貴	長崎大学病院脳神経外科　助教	
永田　　泉	長崎大学病院脳神経外科　教授	
尾崎　俊也	医療法人財団幸循会　幸循会OBPクリニック臨床検査科　技師長	
徳竹　英一	徳竹医院　院長	
長束　一行	国立循環器病研究センター内科脳血管部門　医長	
濱口　浩敏	神戸大学医学部附属病院神経内科・SCU　特命講師	
大場　教子	石川県立中央病院医療技術部検査室	
浅野　竜太	榊原記念病院循環器内科　部長	
住吉　徹哉	榊原記念病院　副院長	
島田　健永	大阪掖済会病院内科系診療　医長	
水上　尚子	鹿児島大学医学部・歯学部附属病院臨床検査部検査部門	
村田　和也	山口大学医学部附属病院検査部　講師	
松﨑　益德	山口大学大学院器官病態内科学　教授	
村松　　誠	埼玉医科大学国際医療センター心臓内科　准教授	
田中　良一	岩手医科大学附属病院循環器医療センター循環器放射線科　講師	
吉岡　邦浩	岩手医科大学附属病院循環器医療センター循環器放射線科　准教授	
富田　文子	社会福祉法人恩賜財団済生会熊本病院検査部心エコー室	
宇津　　貴	滋賀医科大学糖尿病・腎臓・神経内科　講師	
横井　宏佳	小倉記念病院循環器科　診療部長	
久保田義則	国立循環病研究センター臨床検査部血管超音波検査　主任	
浦田　譲治	社会福祉法人恩賜財団済生会熊本病院中央放射線部　部長	
平井都始子	奈良県立医科大学附属病院中央内視鏡・超音波検査部　准教授	
佐藤　　洋	関西電力病院臨床検査部　主任技師	

動脈硬化を画像で診る

目次

序文 …………………………………………………………………………………………… iii
執筆者一覧 …………………………………………………………………………………… v

1　動脈硬化症の病理：マクロ ……………………………………………… 東條　美紗 他……*1*
　A　分類 ……………………………………………………………………………………… *1*
　B　動脈硬化の成り立ち …………………………………………………………………… *2*
　C　合併症 …………………………………………………………………………………… *4*
　D　検査法 …………………………………………………………………………………… *6*
　E　今日の方向 ……………………………………………………………………………… *8*

2　動脈硬化症の病理：ミクロ ……………………………………………… 杉岡　憲一 他……*9*
　A　冠動脈プラーク ………………………………………………………………………… *9*
　B　頸動脈プラーク ………………………………………………………………………… *12*
　C　大動脈プラーク ………………………………………………………………………… *13*
　D　脳内動脈プラーク ……………………………………………………………………… *14*
　E　おわりに ………………………………………………………………………………… *14*

3　動脈硬化画像診断の意義 ………………………………………………… 松尾　汎………*16*
　A　なぜ動脈硬化が重要か ………………………………………………………………… *16*
　B　生活習慣病とは ………………………………………………………………………… *16*
　C　動脈硬化診断法の概説 ………………………………………………………………… *16*
　D　まとめとして …………………………………………………………………………… *23*

4　画像と機能診断　A血管内皮機能 ……………………………………… 東　幸仁………*26*
　A　血管内皮機能測定の意義 ……………………………………………………………… *26*
　B　血管内皮機能の画像診断 ……………………………………………………………… *26*
　C　おわりに ………………………………………………………………………………… *29*

5　画像と機能診断　B動脈弾性 …………………………………………… 市来　正隆 他……*30*
　A　動脈弾性の数値化から画像化へ ……………………………………………………… *30*
　B　新しい超音波手法による動脈壁弾性評価の原理 …………………………………… *30*
　C　動脈壁の弾性率断層像による組織性状評価 ………………………………………… *32*
　D　動脈弾性を求める臨床的意義 ………………………………………………………… *32*
　E　おわりに ………………………………………………………………………………… *32*

6	**脳血管障害の画像診断―動脈硬化との関連から―** ……………………小林　和人 他……*34*
A	動脈硬化診断のための画像診断 ………………………………………………………*34*
B	おわりに ……………………………………………………………………………………*39*

7	**脳外科から診た脳血管障害と動脈硬化** ……………………………………堀江　信貴 他……*40*
A	プラークイメージング評価 …………………………………………………………*40*
B	脳血流評価 ……………………………………………………………………………*42*
C	全身血管病の合併 ……………………………………………………………………*43*
D	まとめ …………………………………………………………………………………*43*

Lesson　テクニック①

経頭蓋ドプラ ……………………………………………………………尾崎　俊也………*44*
　　A　経頭蓋ドプラの基礎 ……………………………………………………*44*
　　B　経頭蓋ドプラの検査手技 …………………………………………………*45*

8	**頸動脈硬化　A内膜中膜複合体厚** …………………………………………徳竹　英一………*55*
A	IMT 測定の意義 ………………………………………………………………………*55*
B	IMT 測定の方法 ………………………………………………………………………*56*
C	症例提示 …………………………………………………………………………………*57*
D	まとめ ……………………………………………………………………………………*59*

9	**頸動脈硬化　Bプラーク** ……………………………………………………長束　一行………*60*
A	頸動脈エコー検査 ………………………………………………………………………*60*
B	MRI ………………………………………………………………………………………*62*
C	ヘリカル CT ……………………………………………………………………………*64*

10	**頸動脈硬化　C狭窄病変** ……………………………………………………濱口　浩敏………*65*
A	狭窄度の評価 ……………………………………………………………………………*65*
B	頸動脈狭窄の治療 ………………………………………………………………………*66*
C	椎骨動脈狭窄 ……………………………………………………………………………*71*
D	その他の注意すべき頸動脈狭窄 ………………………………………………………*71*
E	おわりに …………………………………………………………………………………*72*

Lesson テクニック②		
頸動脈エコー	大場　教子	74
A　まず解剖学的基礎知識を習得しよう		74
B　検査前と検査中の注意点		74
C　頸動脈を診る装置の適正な設定や条件		75
D　画像の表示方法		76
E　検査手順		76
F　評価項目		77
G　報告書作成の注意点		80

11　冠動脈硬化の画像診断 …………………………… 浅野　竜太 他……81
A　定量的冠動脈造影（quantitative coronary angiography：QCA） …… 81
B　血管内イメージング …… 83
C　非侵襲的画像診断法 …… 86
D　まとめ …… 88

12　冠動脈のCT診断 ……………………………………… 島田　健永……89
A　MDCTによる冠動脈狭窄・プラーク性状診断と冠動脈造影の限界 …… 89
B　冠動脈石灰化の評価 …… 89
C　MDCTでみる不安定プラークの特徴，プラークラプチャーをみる …… 91
D　リングエンハンスメント …… 92
E　今後の展開 …… 95

Lesson テクニック③		
冠動脈エコー診断	水上　尚子	96
A　経胸壁エコー法による冠動脈の描出範囲		96
B　冠血流の描出方法		96
C　冠血流描出時のドプラ法の設定		96
D　左冠動脈の走行と描出断面		99
E　ドプラ法による冠血流の臨床的評価法		99
F　おわりに		103

13　大動脈の動脈硬化早期診断：経食道エコー ……… 村田　和也 他……105
A　大動脈の動脈硬化 …… 105
B　経食道エコー法による胸部大動脈粥状硬化病変の診断 …… 105
C　おわりに …… 107

14 大動脈動脈硬化病変の超音波診断 ···················村松　誠········109
- A 動脈硬化による大動脈壁の形態変化と疾患 ·················· 109
- B 超音波による大動脈動脈硬化病変の観察方法 ················ 109
- C 超音波診断と重症度分類 ·· 109
- D 大動脈アテローム硬化病変の超音波像 ·························· 111
- E 大動脈アテローム硬化複合病変の超音波像 ···················· 111
- F 脳梗塞例の血管イベントと関連する大動脈アテローム病変 ···· 114
- G 一般地域住民における大動脈アテローム病変の意義 ········· 115
- H 周術期の血管イベントと関連する大動脈アテローム病変 ···· 115
- I 可動病変の正体は ·· 115

15 大動脈のMR，CT ·······································田中　良一 他······117
- A 機器の特徴 ·· 117
- B 造影について ··· 118
- C CT，MRIを用いた動脈硬化疾患の実際 ························ 119
- D 大動脈における動脈硬化診断の展望 ···························· 122

Lesson　テクニック④
大動脈エコー ···富田　文子······124
- A 大動脈の走行 ·· 124
- B 使用装置および装置設定方法 ································ 125
- C 描出方法 ·· 125
- D まとめ ··· 129

16 腎動脈狭窄の画像診断 ····································宇津　貴········130
- A 腎動脈狭窄の原因疾患とその特徴 ································ 130
- B どのような患者に腎動脈狭窄を疑うか ·························· 130
- C 画像検査法の種類と特徴 ·· 131
- D 画像診断上の問題点 ··· 132
- E 解剖学的な問題 ··· 133
- F おわりに ··· 133

17 腎動脈狭窄の超音波検査 ·································横井　宏佳········135
- A 腎動脈狭窄症の臨床的意義 ·· 135
- B 腎動脈狭窄症の診断 ··· 135
- C 超音波検査の実際 ·· 136
- D まとめ ·· 138

Lesson	テクニック⑤

腎動脈エコー　　久保田義則……139
- A 腎動脈狭窄の病態……139
- B 解剖を理解する……139
- C 腎臓の機能と腎動脈狭窄……140
- D 検査の準備……140
- E 検査手順……140

18　末梢動脈硬化の画像診断　　浦田　譲治……145
- A 末梢動脈硬化における画像診断の役割……145
- B 末梢動脈硬化におけるCT，MR診断……145
- C PADにおけるCTとMRの使い分け……149
- D おわりに……150

19　末梢動脈硬化の超音波診断　　平井都始子……151
- A 末梢動脈閉塞性疾患の診断……151
- B 治療の術前・術後評価……152
- C 治療後経過観察……154
- D その他の動脈疾患……155
- E 新たな展開……155

Lesson	テクニック⑥

末梢動脈エコー　　佐藤　洋……157
- A 動脈触診部位からチェックする……157
- B 検査手技……157
- C プローブと条件設定……157
- D カラードプラを活かす……157
- E 病変長を計測する……159
- F 血流の左右差評価，条件を揃える……159
- G peak systolic velocity ratio（PSVR）……159

索　引……162

1 動脈硬化症の病理：マクロ

岡山理科大学理学部臨床生命科学科
東條美紗，由谷親夫

　動脈硬化症は，脳梗塞，心筋梗塞，狭心症，下肢閉塞動脈硬化症など多くの疾患の原因となる重大な疾患であり，その患者数は年々増加傾向にある．日本の死亡統計で死因の第1位は悪性腫瘍，第2位が心疾患，第3位が脳血管疾患であり，欧米のみならず日本でも死亡原因の上位を占め，臨床的に深刻な問題である[1]．

　動脈硬化とは，血管壁の肥厚・硬化など病理学的変化の発生により血管の弾力性，柔軟性が失われた状態をいう．動脈系にみられる一連の細胞性反応で，解剖学的局在性，年齢，性，様々な危険因子による動脈壁の傷害を修復する過程に生じる病的反応である．病変の進行により脂肪線条，線維斑，複合病変など多彩な形をとる[2]．動脈硬化による血管の機能低下によって引き起こされる病態を動脈硬化症という．

A 分類

　病態解明と検査法の著しい発展によりプラークの性状を読み取ることが可能となり，従来の分類では間に合わなくなったため[3,4]，1995年American Heart Association（AHA）から冠状動脈硬化症を中心にした新しい分類が提唱された[5]．この分類の特徴は進展様式と臨床病態を対応させ，さらに分子生物学的知見を導入，プラークとその破裂による血栓を結びつけた点にある（表1，表2，図1）．

表1　AHA分類

Terms for Atherosclerotic Lesions in Histological Classification		Other Terms for the Same Lesions Often Based on Appearance With the Unaided Eye	
Type I lesion	Initial lesion		Early lesions
Type IIa lesion	Progression-prone type II lesion	Fatty dot or streak	
IIb	Progression-resistant type II		
Type III lesion	Intermediate lesion (preatheroma)		
Type IV lesion	Atheroma	Atheromatous plaque	
Type Va lesion	Fibroatheroma (type V lesion)	fibrolipid plaque, fibrous plaque, plaque	
Vb	Calcific lesion (type VII lesion)	Calcified plaque	Advanced lesions
Vc	Fibrotic lesion (type VIII lesion)	Fibrous plaque	raised lesions
Type VI lesion	Lesion with surface defect, and/or hematoma-hemorrhage, and/or thrombotic deposit	Complicated lesion, complicated plaque	

表2 病変進行の流れ

Nomenclature and main histology	Sequences in progression	Main growth mechanism	Earliest onset	Clinical correlation
Type I (initial) lesion isolated macrophage foam cells	I	growth mainly by lipid accumulation	from first decade	clinically silent
Type II (fatty streak) lesion mainly intracellular lipid accumulation	II			
Type III (intermediate) lesion Type II changes & small extracellular lipid pools	III		from third decade	
Type IV (atheroma) lesion Type II changes & core of extracellular lipid	IV			clinically silent or overt
Type V (fibroatheroma) lesion lipid core & fibrotic layer, or multiple lipid cores & fibrotic layers, or mainly calcific, or mainly fibrotic	V	accelerated smooth muscle and collagen increase	from fourth decade	
Type VI (complicated) lesion surface defect, hematoma-hemorrhage, thrombus	VI	thrombosis, hematoma		

　Type Ⅰは初期病変であり生理的範囲内の内膜肥厚が認められるものの，肉眼的な特徴は特にみられない．Type Ⅱは平坦かわずかに盛り上がっている病変を指し，進行しやすい傾向があるType ⅡaとⅡ進行しにくい傾向のType Ⅱbに分けられる．Type Ⅱaでは動脈壁において境界が明瞭で黄色を帯びた脂肪線条が確認できる．中等度病変であるType Ⅲは粥腫の前段階で明らかに盛り上がった脂肪線条がみられる．このType Ⅰ，Ⅱ，Ⅲは動脈硬化巣の基礎となり年余にわたって形成される．

　脂質沈着が大きく塊となり脂肪斑が形成される時期をType Ⅳと呼ぶ．脂肪斑により盛り上がった病変を結合織性被膜が取り囲み線維斑を形成，この時期をType Vaとする．線維斑は肉眼的観察に基づくもので，真珠様の白から灰白色を呈する内膜における隆起性の病変である．Type ⅣとType Vaは破裂に引き続いて糜爛や血栓を作り結果急速に閉塞されるため，急性虚血性疾患を引き起こし心臓突然死に至ることから，最も重要な時期と考えられている．Type ⅣやType Vaの時点で死を免れ緩解・治癒機転に向かうとそのまま動脈硬化は進行していき，石灰化がみられるType Vb，線維化がみられるType Vcとなる．病変の進行により石灰化，潰瘍，プラーク破綻，血栓形成，出血などの病理学的変化が1つあるいは2つ以上積み重なると，Type Ⅵ型である複合病変が形成される[3]（図2）．

B　動脈硬化の成り立ち

　動脈硬化の発生機序においては，1976年にRossらが提唱した「傷害反応説」により，血管の細胞が危険因子に反応して起こる慢性炎症で，血管壁の損傷に対する防御・修復反応が過剰に発現した結果であると捉えられるようになった[6]．何らかの危険因子が血管壁に働き内皮細胞の傷害が起こることにより，血液と血管壁の間にあるバラ

1．動脈硬化症の病理：マクロ

ンスが壊れることにより生じるとされている．

血管壁の内皮傷害により内皮細胞の機能変化が生じ，血管表面に単球が接着する．単球は内皮下に侵入しマクロファージへと分化，内膜下で脂質を大量に取り込み泡沫細胞と化す．また平滑筋細胞も内膜へと遊走し泡沫化する．泡沫細胞や脂質が内膜に沈着すると動脈内膜の肥厚，動脈硬化初期の特徴である脂肪線条が形成される．

動脈硬化病変にはT細胞が存在し，免疫応答反応を介してマクロファージの細胞間相互作用で動脈硬化の進行に関与していると考えられており，変性脂質を細胞質内に取り込む過程でマクロファージがいったん活性化され，このマクロファージ活性化に免疫系が働いていると考えられている[7]．

プラークの不安定化

内膜下に侵入したマクロファージや内膜へと遊走してきた平滑筋細胞は脂質を取り込み泡沫細胞となる．多量の脂質で満たされた泡沫細胞は脂質の代謝が間に合わず壊死し取り込まれていた脂質は細胞外に放出，プラークの中心に堆積することになる．そのため線維斑のプラーク内は壊死崩壊

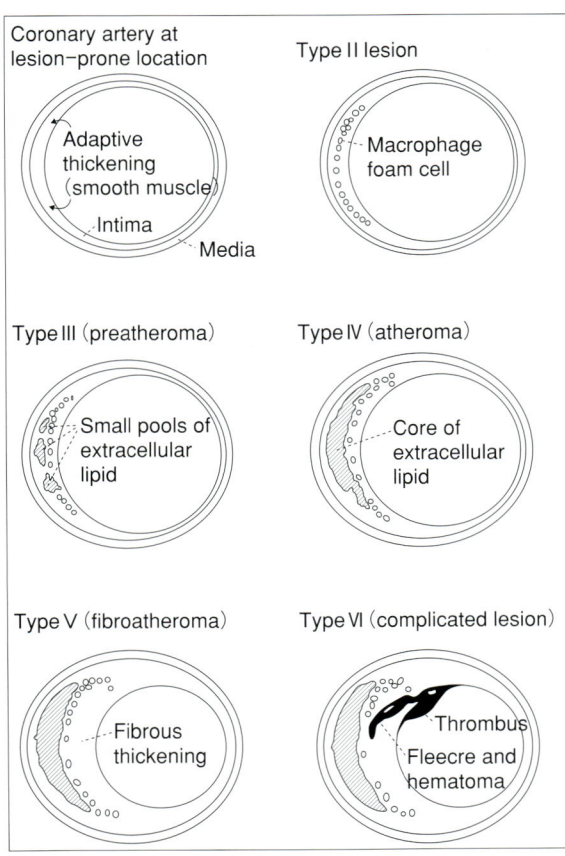

図1　冠状動脈断面図

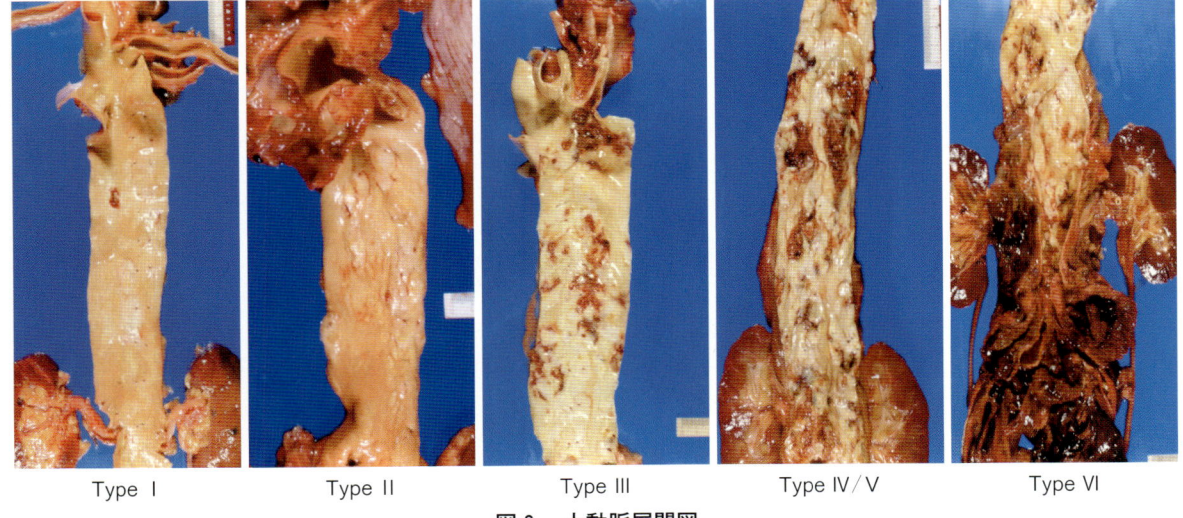

図2　大動脈展開図

Type Ⅰ：生理的範囲内の内膜肥厚．Type Ⅱ：脂肪線条．Type Ⅲ：盛り上がった脂肪線条．Type Ⅳ/Ⅴ：脂肪斑，線維斑．Type Ⅵ：複合病変．

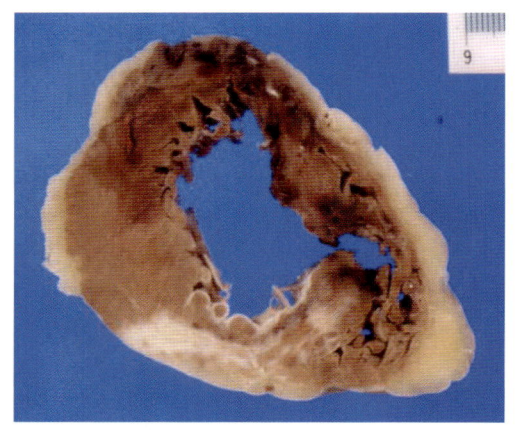

図3　心筋梗塞

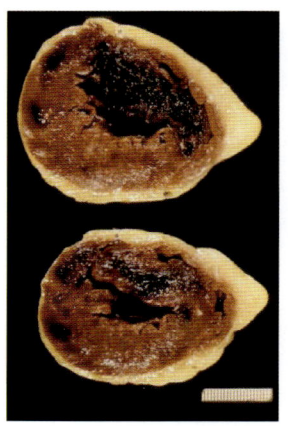

図4　出血性心筋梗塞

産物からなり中心の壊死層を伴う．線維斑が高度になり特に石灰化を伴うと機械的あるいは血行力学的原因により潰瘍が形成，それに伴いプラークから崩壊物質が放出され塞栓化することがある．また，表在性潰瘍を通ってプラークに侵入してきた新生血管や外膜の栄養血管から伸びた粥種内新生毛細血管の破綻が原因で出血が起こることもある．血流が乱れる動脈分枝部などでは血栓が付着し，いっそう複雑な病変となる[7]．

プラークは斑状，隆起性の局所的病変である．脂質を多量に含むもの，平滑筋細胞やコラーゲンなどが主体のものなど組織像は多彩で，特に脂質に富むプラークは破裂しやすく，不安定プラークと呼ばれている．

プラーク破裂の原因としては，プラーク側の要因と外的因子の関与が重要視されている．プラーク側の要因としてはプラークの大きさとその成分，線維性被膜の厚さ，被膜の平滑筋細胞数，被膜の炎症細胞浸潤の程度などが原因と考えられ，外的因子としては心拍動，動脈壁への張力などの関与が考えられるが，不明な点も多い[8]．

C　合併症

動脈硬化の進行とともにプラークは巨大化し，内腔狭窄，閉塞，動脈瘤，拡張症，解離，破裂につながる．その結果，組織や臓器全体への虚血を引き起こし，これによる症状が出現する．代表的な疾患について記載する．

1．冠状動脈

冠状動脈における循環障害により虚血性心疾患が発生する．心筋が虚血により酸素不足になると狭心症が，動脈閉塞による心筋の壊死で心筋梗塞が起こる．

a．狭心症

冠状動脈の一過性狭窄，攣縮による短時間の可逆性心筋虚血による心筋の相対的酸素不足に心筋の相対的酸素重要の増加が加わり，一過性に心筋虚血発作が発生，胸痛など特有の症状を呈する症候群．安静時に冠状動脈の痙攣により血流量が低下する場合を安静時狭心症または不安定性狭心症，冠状動脈の器質的狭窄が著しく労作時に心筋酸素重要に見合う十分な血流量が得られない場合を労作性狭心症または安定性狭心症という．不安定狭心症は心筋梗塞になりやすい．

b．心筋梗塞

冠状動脈の血流減少あるいは途絶による心筋の絶対的酸素不足により，広範囲の心筋が虚血性壊死に陥った状態をいう．好発部位は①左冠動脈前下降枝，②右冠動脈，③左冠動脈回旋枝である．虚血により壊死した心筋は正常に動かず，心臓から血液を駆出できない（図3）．また閉塞した血栓が何らかの機序で再灌流すると，梗塞領域内へ出血する出血性心筋梗塞が起こる（図4）．

2．大動脈瘤

動脈は年齢とともに拡張するが，何らかの要因

1．動脈硬化症の病理：マクロ

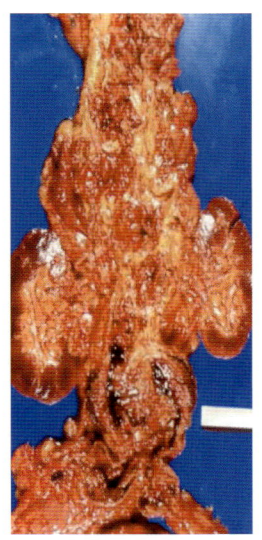

図5　未破裂腹部大動脈瘤

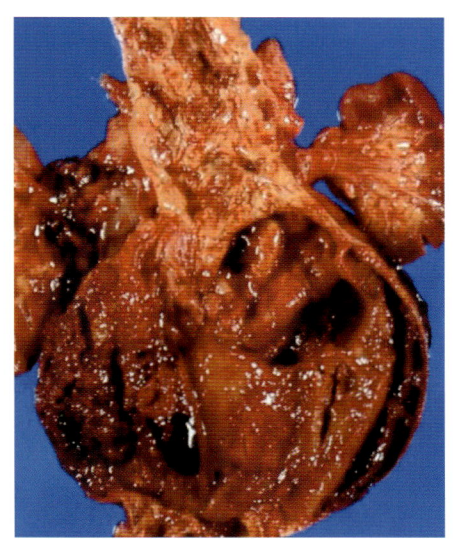

図6　腹部大動脈瘤破裂

により限度を超え必要以上に拡張することがある．例えば動脈硬化により内腔は狭窄するが，中膜はむしろ拡張しており内膜肥厚のために狭窄が生じている．このような生理的あるいは年齢的な動脈の拡張以上に動脈が拡張する状態を動脈瘤という．この場合動脈中膜の拡張であって，内腔は血栓や内膜の変化をみる（図5）．動脈硬化性大動脈瘤は頻繁に発生する動脈瘤であるが，原因不明で明らかな特徴的病変がみられず，一般的に動脈硬化でみられる所見と同じである．

次第に動脈瘤が拡大してきたり，血栓形成部位とそうでないところに力学的負荷がかかったり，あるいは内膜の糜爛が高度になってくると突然破裂することがある（図6）．近年，大動脈瘤破裂による突然死例が増加の傾向にある．

3．腎動脈

腎臓は他臓器と比較すると臓器重量に対する血流量が多い．これは腎臓が血管障害および血流障害に影響を受けやすいことを意味し，動脈硬化による血流障害は腎機能を損なう重要因子となる．腎外腎動脈に起こる動脈硬化により腎血管性高血圧が，腎実質内の細動脈に起こる細動脈硬化症により腎硬化症が引き起こされ，進行すると腎不全に陥る．

a．腎血管性高血圧

腎動脈の動脈硬化は狭窄による腎血流量の減少をきたしやすい．そのため傍糸球体装置からレニン分泌が亢進され，レニン-アンジオテンシン系活性化に基づき高血圧が引き起こされる．

b．腎硬化症

腎臓での細動脈硬化症は良性硬化症であり，糸球体細動脈内皮下に硝子様物質の沈着，内腔狭小化，時に壁全体が硝子化することもある．

細動脈硬化症は腎臓以外にも膵臓，脾臓，副腎でよくみられる．

4．末梢動脈（閉塞性動脈硬化症，atherosclerosis obliterans：ASO）

血液は動脈により末梢まで運ばれるが，動脈硬化による虚血があれば末梢まで酸素や栄養素を運べず障害が生じる．四肢，主に下肢動脈の狭窄，閉塞状態を閉塞性動脈硬化症という．閉塞性動脈硬化症は，手足，特に足の動脈が動脈硬化により狭窄，閉塞し血流が滞り手足に障害が現れる（図7）．進行すると組織の壊死にまで至る．病期と症状を結びつけたFontaine分類は，無症候，下肢の冷感，色調の変化がみられる最も軽度な1度から，壊死により温存不可能で切断と判断する末期の4度まで分類される．

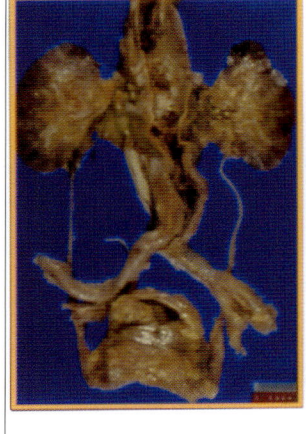
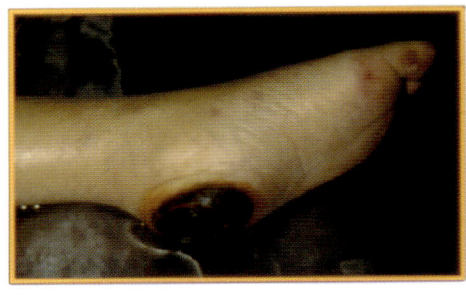
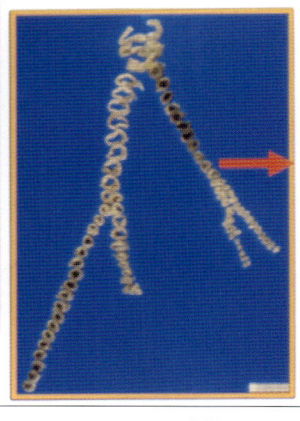
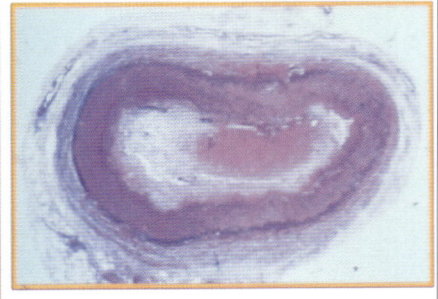

ASO剖検例

症例：82歳，男性
高血圧，喫煙あり．
6年前より間歇性跛行
死因：脳梗塞

Left common iliac arteryの
hard plaqueによる完全閉塞

図7　閉塞性動脈硬化症

D　検査法

1．画像診断

　動脈硬化は無症状のうちに進行していることが多く，血管内腔の狭窄やプラーク破綻による梗塞によって症状・徴候が出現する．発症した時点ですでに高度に進行しており，また突然死を引き起こす可能性もあるため画像診断による評価が必要となる．動脈硬化の画像診断における目的は，無症状の潜在性動脈硬化の検出と評価はもちろん，合併症の形態診断としても重要である．

　動脈硬化は全身性疾患であるため全身における進行度を把握しなければならない．心臓足首血管指数（cardio-ankle vascular index：CAVI）は心臓から足までの脈波速度により血圧に依存しない血管の硬さを示す指数である．また足関節上腕血圧比（ankle-brachial index：ABI）と血脈波伝播速度（pulse wave velocity：PWV）は近年同時に自動測定する機器が開発され，簡便に再現性よく測定可能となった．ABI は腕と足首の収縮期血圧の比から血管の狭窄程度を表し，その低下は末梢動脈疾患の存在を示唆するのみならず将来の脳卒中や認知症の発症リスクとなる[9]．PWV は心臓から拍出された拍動の伝播速度により血管の硬さを表す．

　比較的新しい概念である augmentation index（AI）は駆動圧波に対する反射圧波の占める割合で，心臓からの血液駆出によって生じた駆動圧とこの駆動圧波が心血管系を伝わり反射して戻ってきた反射圧波の比率であり，心血管リスクと相関する．心拍数，身長，心機能の影響を受けるが近年，比較的簡便に AI が測定できる機器が開発され，その臨床的意義が検討されつつある[10]．その他に CT，MRI，X 線，超音波検査などが行われることもある．

　頸動脈エコーでは内膜中膜複合体肥厚度（intima-medial complex thickness：IMT）や粥腫の存在・性状を調べる．IMT は高血圧，糖尿病，脂質異常の存在により増加し，その増加とともに脳血管障害や冠動脈疾患の発症リスクは直線的に増

表3 動脈の部位における特徴と特異的な所見

部位（サイズ順）	種類	直径（内径）	解剖学的特徴	病理学的特徴	原因，危険因子→病態（疾患）	検査（主に画像診断）	内科的治療（tPA）などに加えて代表的外科的治療
大動脈	弾性型	17〜25 mm	弾性線維が豊富　内膜の中膜化	アテローム性硬化症　腹部，胸部，弓部の順に起こりやすい	高血圧，脂質異常症，糖尿病（大動脈瘤）	血管造影，ヘリカルCT，MRI，DSA，PWV	ステントグラフト，人工血管置換術
頸動脈	弾性型	6〜8 mm	内膜，中膜が発達	アテローム性硬化症　低シェアー領域に好発	高血圧→狭窄→塞栓源	エコー，MRI	ステント，CEA
腎動脈	筋型	6 mm	複数本あることもある	アテローム性硬化症　FMDもある	高血圧→狭窄（慢性腎不全，腎血管性高血圧）	血管造影，エコー，MRI	ステント，PTCA，バイパス
脳動脈	筋型	5〜6 mm	内膜は薄い　内弾性板が発達　中膜の弾性線維少ない　外弾性板なく外膜薄い	平滑筋の遊走多くない	高血圧→塞栓の移動（脳梗塞・脳出血，心原性脳梗塞）	血管造影，MRA，MRI	バイパス，ステント，コイル塞栓術
冠状動脈	筋型	2〜5 mm	内膜，中膜，外膜の発達　内弾性板に開窓	アテローム性硬化症　平滑筋の内膜への遊走	脂質異常症，糖尿病→血栓（狭心症，心筋梗塞）	血管造影，(VH)-IVUS，OCT，血管内視鏡　MDCT	ステント，PTCA，バイパス
下肢動脈	筋型	1〜2 mm	石灰化を伴いやすい	アテローム性硬化症	高血圧，糖尿病，人工透析，タバコ（ASO，Burger病）	ABI，エコー，血管造影，サーモグラフィー	ステント，バイパス
各臓器の細動脈	細動脈	100〜200 μm	抵抗動脈	内膜の層状化　中膜の硝子化	高血圧，糖尿病	特にない	臓器移植

CT：computerized tomography
DSA：digital subtraction angiography
FMD：fibro muscular dysplasia
(VH)-IVUS：(virtual histology)-intravascular ultrasound
PWV：pulse wave velocity
MRI(A)：magnetic resonance imaging (angiography)
CEA：carotid endarterectomy
PTCA：percutaneous transluminal coronary angioplasty
OTC：optical coherence tomography

加する[11]．

2．血液検査

　動脈硬化による血中成分の変化と予防としての指標に欠かせない検査である．すべて空腹時血液において，T-Cho，TG，HDL-C，LDL-C，RLP-Cなど脂質に関する検査が重要であることは言うまでもない．ApoA1およびBは動脈硬化に関係があると言われ，LDLとApoAの結合体であるLp（a）も動脈硬化の指数として用いられることがある．UA上昇による高尿酸血症は動脈硬化を引き起こしやすく，FBS，IRI，HbA$_{1c}$からは糖尿病の危険性を考える．高インスリン血症の場合，インスリン抵抗性による一連の代謝異常の結果として脂質異常症，糖尿病，高血圧といった危険因子が重積し動脈硬化の危険が増す．

　動脈硬化の進行，プラークの形成，破綻には，損傷された組織および炎症部位に浸潤した白血球や肥満細胞，マクロファージなどから放出される

多くの炎症メディエーターが関与しており[12]，CRPやIL-6は炎症マーカーとして知られている．またPTX3もその一つである．PTX3は体内の炎症により現れる炎症性タンパク質でPentraxin familyのLong Pentraxinに分類される．CRPはShort Pentraxinに分類され肝臓で産生されるのに対し，PTX3はIL-1やTNF-αの刺激により動脈硬化と密接な関係をもつ血管内皮細胞，血管平滑筋，マクロファージ，好中球から短時間に直接産生される．よってCRPより特異的に冠動脈イベントや不安定プラークの存在を予測しうるとされており[13]，動脈硬化危険因子に影響を受けないこともわかっている．

E 今日の方向

　動脈硬化は虚血性疾患を発症するまで大部分が無症状であるが，年齢とともに確実に進行しており，さらに危険因子の存在により進行度が増す．発症に伴う虚血により組織の壊死は免れず，突然死のリスクも増す．今日では危険因子の存在や発生機序の解明が進み動脈硬化発症の予防も期待できる（表3）．動脈硬化の更なる病態解析と治療の発展が今後大きな課題となるであろう．

文　献

1) Shepherd J, Cobbe SM, Ford I, et al : Prevention of coronary heart disease with pravastatin in men with hypercholesterolemia. N Engl J Med 333 : 1301-1307, 1995
2) Imakita M, Yutani C, Strong JP, et al : Second nationwide study of atherosclerosis in infants, children and young adults in Japan. Atherosclerosis 155 : 487-497, 2001
3) Freeman MR, Williams AE, Chisholm RJ, et al : Intracoronary thrombus and complex morphology in unstable angina. Relationship to timing of angiography and in-hospital cardiac events. Circulation 80 : 17, 1989
4) Sherman CT, Litvack F, Grundfest W, et al : Coronary angioscopy in patients with unstable angina pectoris. N Engl J Med 315 : 913-919, 1986
5) Stary HC, Chandler AB, Dinsmore RE, et al : A definition of advanced types of atherosclerotic lesions and a histological classification of atherosclerosis. Circulation 92 : 1355-1374, 1995
6) Ross R : Atherosclerosis-an inflammatory disease. N Engl J Med 340 : 115-126, 1999
7) Libby P : Inflammation in atherosclerosis. Nature 420 : 868-874, 2002
8) Davies MJ : The contribution of thrombosis of the clinical expression of coronary atherosclerosis. Thromb Res 82 : 1-32, 1996
9) Murabito JM, Evans JC, Larson MG, et al : The ankle-brachial index in the elderly and risk of stroke, coronary disease, and death. Arch Intern Med 163 : 1939-1942, 2003
10) Takazawa K, Kobayashi H, Shindo N, et al : Relationship between radial and central arterial pulse wave and evaluation of central aortic pressure using the radial arterial pulse wave. Hypertens Res 30 : 219-228, 2007
11) 日本脳神経超音波学会・栓子検出と治療学会合同ガイドライン作成委員会：頸部血管超音波検査ガイドライン，頭蓋内超音波検査ガイドライン，塞栓源検索（心臓と下肢静脈）ガイドライン．Neurosonology 19 : 49-69, 2006
12) Lusis AJ : Atherosclerosis. Nature 407 : 233-241, 2000
13) Inoue K, Sugiyama A, Reid PC, et al : Establishment of a high sensitivity plasma assay for human pentraxin3 as a marker for unstable angina pectoris. Arterioscler Thromb Vasc Biol 27 : 161-167, 2007

2 動脈硬化症の病理：ミクロ

1) 大阪市立大学大学院医学研究科循環器病態内科学，2) 大阪市立総合医療センター循環器内科，
3) 大阪市立大学大学院医学研究科病理病態学

杉岡　憲一[1]，成子　隆彦[2]，上田真喜子[3]

　ライフスタイルの急速な欧米化のため，わが国においても肥満，高血糖，脂質異常症などのいわゆるメタボリックシンドロームが問題となってきている．さらに，これらを原因とする心血管疾患および脳血管障害などの動脈硬化性疾患の増加は著しく，動脈硬化性疾患に対する画像診断法が飛躍的進歩を遂げつつある．このような状況のもと，動脈硬化の進展・不安定化のメカニズムおよび病理像を正しく理解することは，画像診断法を用いて正確なプラーク診断を行ううえでもきわめて重要である．本稿では，冠動脈，頸動脈，大動脈および脳内動脈における動脈硬化病変の病理組織像を示すとともに，動脈硬化性プラークの形成・進展・不安定化に関連する諸因子や画像プラーク診断との関連性についても，我々の研究データを混じえながら概説する．

A　冠動脈プラーク

1．冠動脈硬化病変の形成・進展

　虚血性心疾患の基盤病変である冠動脈硬化は，病理学的には限局性の内膜肥厚として認められ，この内膜肥厚性病巣はプラーク（plaque）と呼称されている．プラークの形成・進展は次第に冠動脈内腔の狭窄をもたらすが，不安定化したプラークは内腔の血栓形成を引き起こして，急性冠症候群（acute coronary syndrome：ACS）の発症に密接に関与する．

　進行した冠動脈硬化病変（advanced atherosclerotic lesion）では，lipid-core を有する粥腫性プラーク（atheromatous plaque）が高頻度に認められる．粥腫性プラークでは，lipid-core の大きさと線維性キャップの厚さは多様であるが，そのうち，lipid-core が巨大で，線維性キャップがきわめて薄いものは「lipid-rich プラーク」と呼称されている（図1）．

2．冠動脈のプラーク不安定性とプラーク炎症，プラーク内出血

　ヒト冠動脈のプラーク不安定性と密接に関連する因子として，プラーク炎症やプラーク内出血などがあげられる．急性心筋梗塞（acute myocardial infarction：AMI），不安定狭心症（unstable angina pectoris：UAP）などのいわゆる ACS の発症には，冠動脈プラークの単純な進行による内腔狭窄ではなく，プラークの破裂あるいはびらんと，それに伴う内腔の血栓形成が関与することが明らかにされている（図2）[1,2]．破裂やびらんな

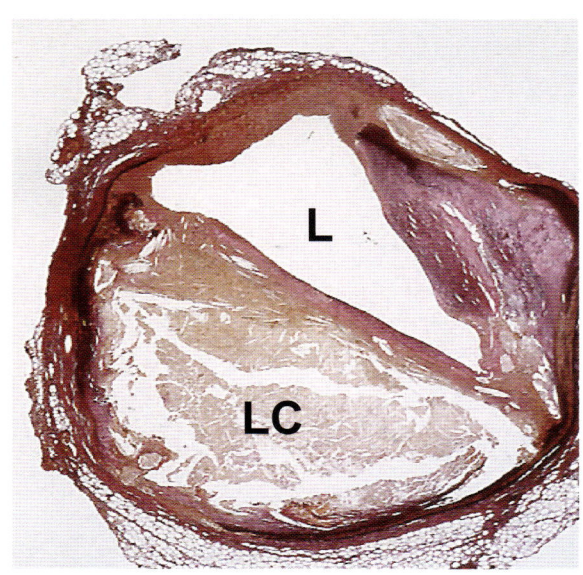

図1　lipid-rich プラーク
lipid-core（LC）が大きく，線維性キャップがきわめて薄い lipid-rich プラークが認められる．L＝内腔．
（エラスチカ・ワンギーソン染色）

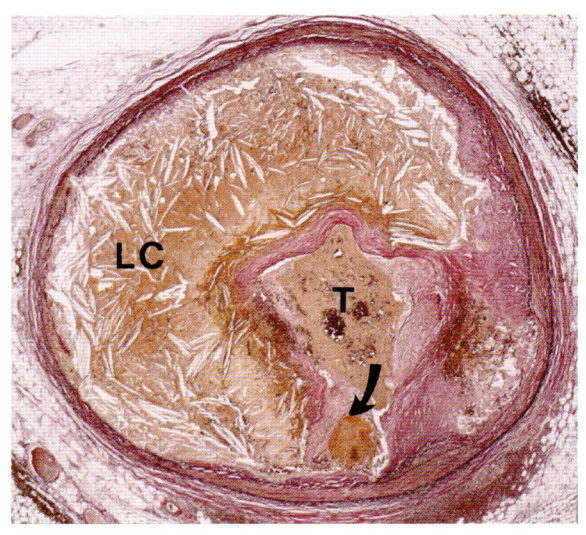

図2　プラーク破裂
大きな lipid-core（LC）を有する lipid-rich プラークの線維性キャップに破裂（→）が認められ，内腔には閉塞性血栓（T）の形成がみられる．
（エラスチカ・ワンギーソン染色）

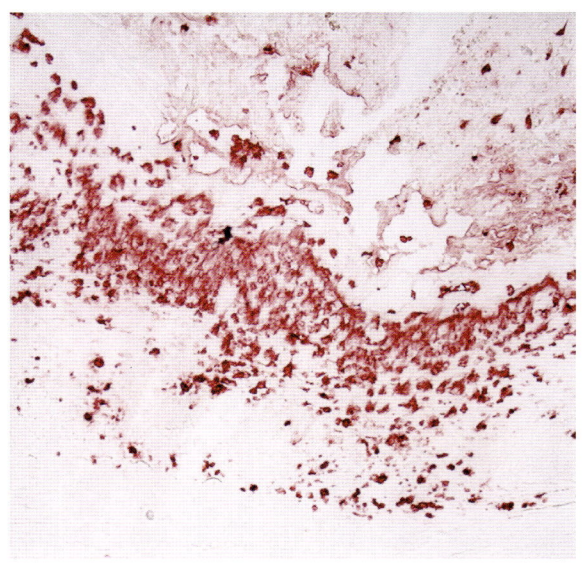

図3　プラーク破裂部位の好中球の浸潤
プラーク破裂部位には多数の好中球の浸潤が認められる．
（抗好中球エラスターゼ抗体を用いた免疫単染色）

どをひき起こすプラークは，"不安定プラーク（unstable plaque）"と呼称されており，また，不安定プラークは，"プラーク不安定性（plaque instability）"を有する動脈硬化病変とも表現される．

　我々の研究により，プラーク破裂やびらん部位ではマクロファージやTリンパ球などの慢性炎症細胞に加え，急性炎症細胞である好中球の浸潤も高度であることが明らかとなり[3]，プラーク不安定化とプラーク炎症の密接な関連性が示されている（図3）．浸潤好中球は強力な酸化酵素，ミエロペルオキシダーゼ（myeloperoxidase：MPO）を含有していることから，好中球や MPO が，プラーク炎症，特に酸化ストレスを介してプラーク不安定化に関与していることが強く示唆される．

　さらに最近，我々はヒト冠動脈のプラーク不安定性におけるプラーク内出血の意義についても明らかにし，不安定プラークでは，プラーク内出血やマクロファージにおけるヘモグロビンスカベンジャーレセプター CD163 発現の頻度が有意に高く，酸化ストレスの増強と密接に関連していることを報告している（図4）[4]．

3．冠動脈のプラーク不安定性とバイオマーカー

　これまでの我々の研究により，いくつかの血液バイオマーカーが冠動脈のプラーク不安定性と密接に関連していることが明らかとなっている[5〜11]．酸化低比重リポ蛋白（酸化LDL）は，実験的に血中単球の血管壁への流入，マクロファージの血管壁内集積およびその泡沫化を促進し，さらには血管内皮細胞傷害や T 細胞活性化などを促進する作用を有するため，動脈硬化性プラークの形成・不安定化に重要な役割を担っていることが示唆されてきている[12]．我々は，免疫組織化学的検討により，安定狭心症（stable angina pectoris：SAP）症例に比べて，UAP 症例の責任病変部位では泡沫化マクロファージに酸化 LDL が高度に局在することを明らかにし（図5），また，AMI の急性期には血漿中酸化 LDL 値が有意に高値であることを報告している[5,6]．ステント治療を行った AMI 症例においては，ステント留置6ヵ月後の再狭窄群では，非再狭窄群に比べて，退院時の血漿中酸化 LDL 値が有意に高値であることも明らかにしている[7]．

　すでに述べたように我々は，ACS 患者の冠動

2. 動脈硬化症の病理：ミクロ

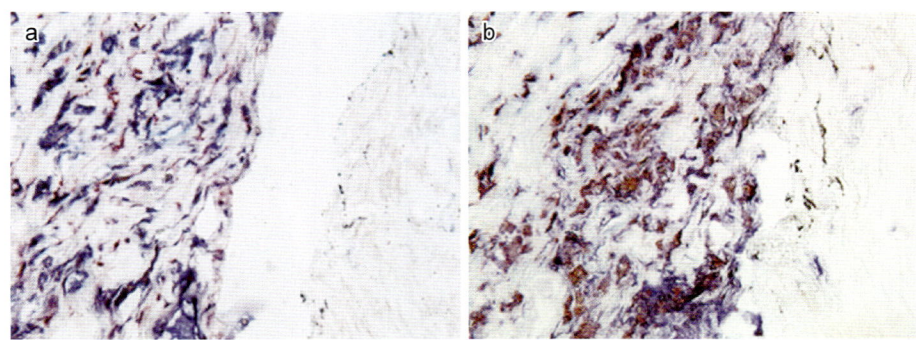

図4　プラーク内出血部位における CD163 の発現増強と酸化ストレス
a：プラーク内出血部位のマクロファージには，ヘモグロビンスカベンジャーレセプター CD163 の発現が認められる．
（マクロファージ（青）と CD163（赤）の免疫二重染色）
b：プラーク内出血部位のマクロファージには，4-HNE も高度に発現していることから，酸化ストレスが増強している．
（マクロファージ（青）と 4-HNE（赤）の免疫二重染色）

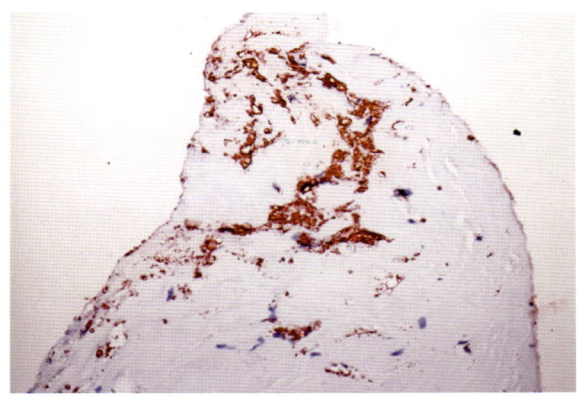

図5　不安定プラークにおける酸化 LDL の局在
UAP の冠動脈責任病変の泡沫化マクロファージには，酸化 LDL が高度に局在している．
（抗酸化 LDL 抗体を用いた免疫単染色）

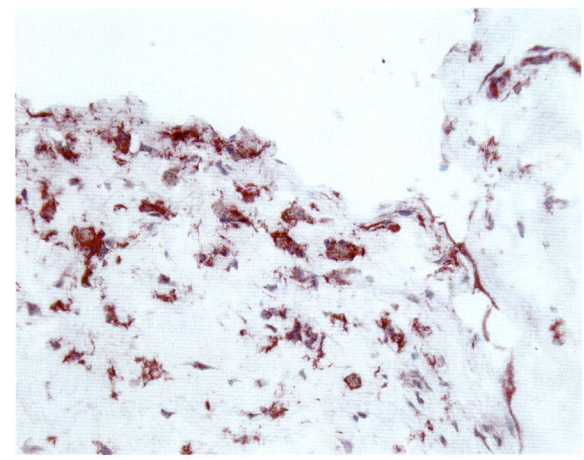

図6　不安定プラークにおけるネオプテリンの発現
UAP の冠動脈責任病変には，ネオプテリン陽性マクロファージが顕著に認められる．
（抗ネオプテリン抗体を用いた免疫単染色）

脈のプラーク破裂・びらん部位では，MPO 陽性好中球の浸潤が顕著に認められることも明らかにしている[3]．MPO の酸化能はきわめて強力で，抗酸化物質の多い組織中でも LDL の酸化をひき起こす能力があることから，プラーク炎症部位において，活性化好中球から放出される MPO は，プラーク不安定化に重要な役割を担っていると考えられる．我々は最近，AMI 群の血漿中 MPO は，SAP 群に比べ，有意に高値であることを報告している[11]．

ネオプテリンは，活性化 T リンパ球由来のインターフェロンγの刺激により活性化されたマクロファージから産生・分泌される 7,8-dihydro-neopterin の酸化産物であり，マクロファージ/単球系の活性化や酸化ストレス増強に関与すると考えられている[13]．我々は，ヒト冠動脈プラークを免疫組織化学的に検索して，UAP 症例の責任病変部位ではネオプテリン陽性マクロファージが有意に多く存在することを明らかにしている（図6）[8]．このように，ネオプテリンは冠動脈のプラーク不安定性と密接な関連を有することが示唆される．

骨髄関連蛋白複合体（myeloid-related protein

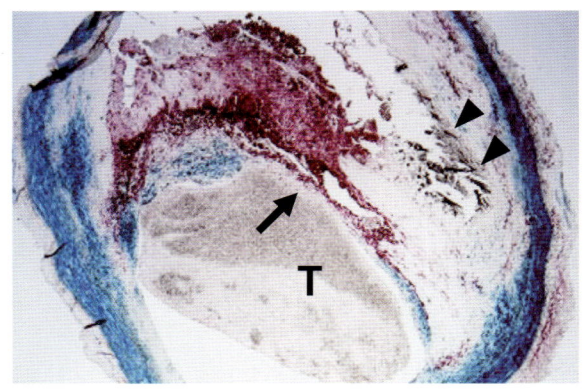

図7 プラーク破裂部位の小さい石灰沈着巣 "spotty calcification"

プラーク破裂（→）部位には，マクロファージ（赤）の多い lipid-core が認められ，その周囲には小さい石灰沈着巣（▲）が認められる．T＝血栓．
（平滑筋細胞（青）とマクロファージ（赤）の免疫二重染色）

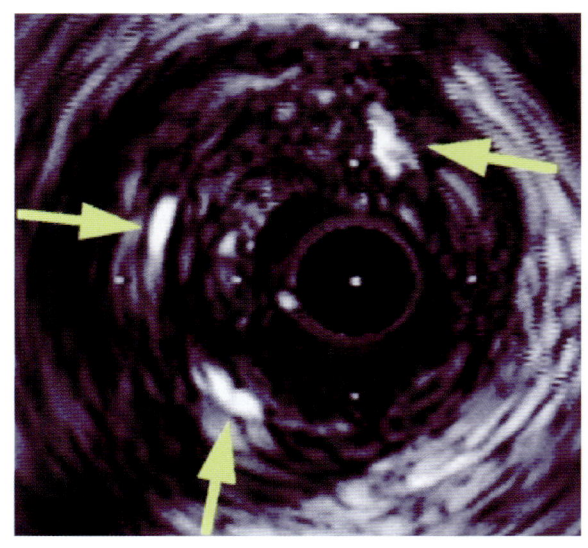

図8 AMI 患者の冠動脈責任病変の IVUS 像

小さい石灰沈着の多い spotty calcification pattern が認められる．

complex, MRP8/14）は，S100 ファミリーのサブタイプで，活性化したマクロファージや好中球に発現する[14]．我々は最近，この MRP8/14 の発現もヒト冠動脈のプラーク不安定性に関与していることを報告している[9,10]．

4．冠動脈のプラーク不安定性と spotty calcification

Farb らによる病理学的研究によると，心臓突然死をした症例のプラーク破裂部位には石灰化が69%に認められると報告されている[15]．これに対し，Cheng らの病理学的研究では，AMI 患者の冠動脈責任病変では SAP 患者の冠動脈責任病変と比較して，石灰化の頻度が少ないことが報告されており[16]，我々もヒト冠動脈のプラーク破裂部位には，小さい石灰沈着巣，いわゆる "spotty calcification" が多いとの病理学的所見を得ている（図7）．この仮説の検証の目的で，我々は，ACS 患者の冠動脈責任病変における石灰化の特徴を血管内超音波法（IVUS）を用いて詳細に解析し，ACS の冠動脈責任病変では90度以下の小さい石灰沈着が多い "spotty calcification pattern" が特徴的変化であることを明らかにした（図8）[17]．

B 頸動脈プラーク

1．内膜剝離術により得られた頸動脈硬化病変

脳梗塞の成因として，脳内動脈のアテローム血栓性閉塞に加え，頸動脈プラークの重要性が認識されてきている．頸動脈のプラーク破裂に伴う血栓の形成とその遊離は，脳内動脈血栓塞栓の原因となる．

我々は，脳梗塞や一過性脳虚血発作（transient cerebral ischemic attack：TIA）などの病態を呈する高度頸動脈狭窄症例に対する内膜剝離術（carotid endarterectomy：CEA）により得られた組織標本を免疫組織化学的に解析したところ，冠動脈硬化巣と同様に，頸動脈プラークには lipid-core や線維性キャップからなるプラークが認められた．また，lipid-core の辺縁部にはマクロファージ由来泡沫細胞の集積が認められ，これらのマクロファージ由来泡沫細胞は，冠動脈プラークと同様に，酸化 LDL 陽性であった（図9）．さらに，脳梗塞や TIA に関連した高度頸動脈狭窄病変では，プラーク炎症に加えて，プラーク内出血も高度に認められた．

2．頸動脈のプラーク不安定性とネオプテリン

冠動脈と同様に，頸動脈硬化の脳梗塞への危険

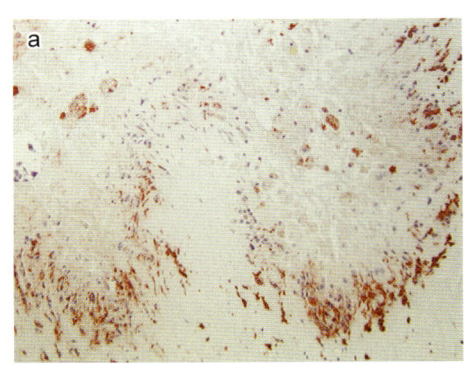 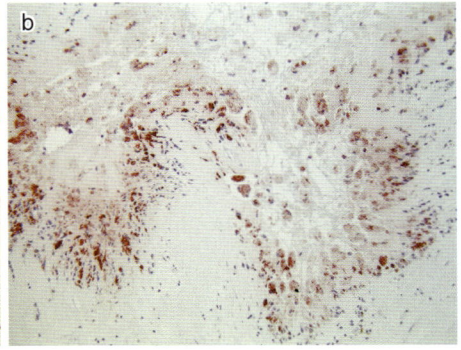

図9　頸動脈プラークにおける泡沫化マクロファージの集積と酸化 LDL の局在
　a：Lipid-core の辺縁部には，多数のマクロファージ由来泡沫細胞が認められる．
　　　（抗マクロファージ抗体を用いた免疫単染色）
　b：同部位の泡沫化マクロファージには，酸化 LDL の局在が認められる．
　　　（抗酸化 LDL 抗体を用いた免疫単染色）

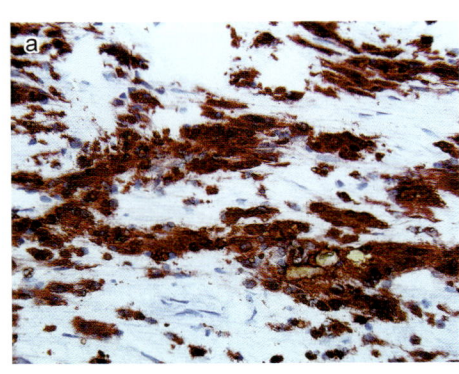 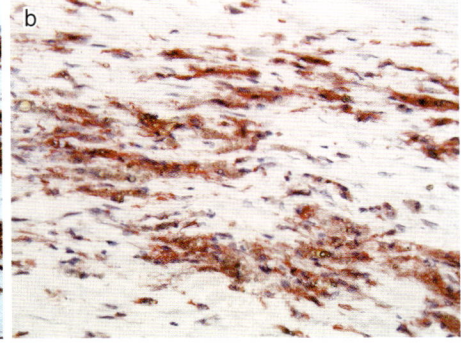

図10　頸動脈の複雑プラークにおけるネオプテリンの発現
　a：頸動脈の複雑プラークには，マクロファージの集積が高度に認められる．
　　　（抗マクロファージ抗体を用いた免疫単染色）
　b：同部のマクロファージには，ネオプテリンが高度に発現している．
　　　（抗ネオプテリン抗体を用いた免疫単染色）

性を考えるうえで，頸動脈狭窄の程度だけでなく，プラーク性状およびその不安定性の評価が重要視されている．

　最近，我々は免疫組織化学的検索により，頸動脈の複雑性プラークにはネオプテリン陽性マクロファージが多数存在することを明らかにした（**図10**）[18]．さらに，頸動脈エコーで複雑性プラークを検出した群では，プラークを有しない群や単純性プラーク群と比較して血漿中ネオプテリン値が有意に高値であり，頸動脈複雑性プラークの存在は血漿中ネオプテリン値の上昇と関連していることも報告した（**図11**）[18]．これらの所見より，頸動脈プラークにおけるネオプテリンの発現増強も，プラーク不安定性ときわめて密接に関連していると考えられる．

C　大動脈プラーク

　これまでの病理学的および臨床的研究により，大動脈プラーク，特に上行および大動脈弓プラークの存在は，頸動脈プラーク同様に脳梗塞および脳塞栓症の重要な危険因子として認識されている[19]．経食道心エコーで検出した大動脈弓の巨大プラークや，潰瘍性または可動性プラークなどの複雑性プラークは，脳塞栓症の危険性の高いプラークとされている（**図12**）．大動脈弓の潰瘍性プラークでは，lipid-core を被覆する線維性キャップが剥離しており，lipid-core が血管内腔

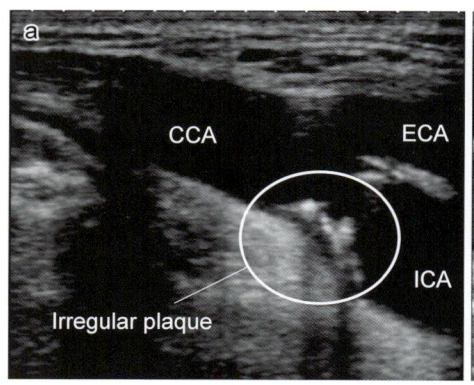
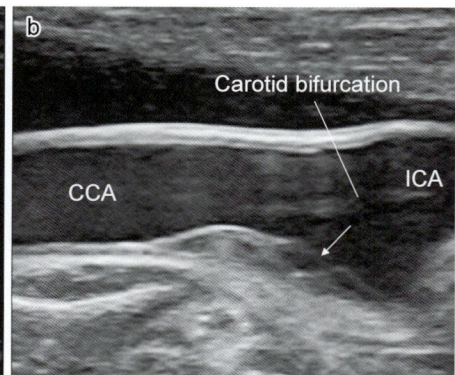

図11 頸動脈エコーによる頸動脈プラーク
a：不整プラーク，b：潰瘍性プラーク（→）．
CCA：総頸動脈，ICA：内頸動脈，ECA：外頸動脈．
Sugioka K, et al：Atherosclerosis 208：524-530, 2010[18] より改変引用．

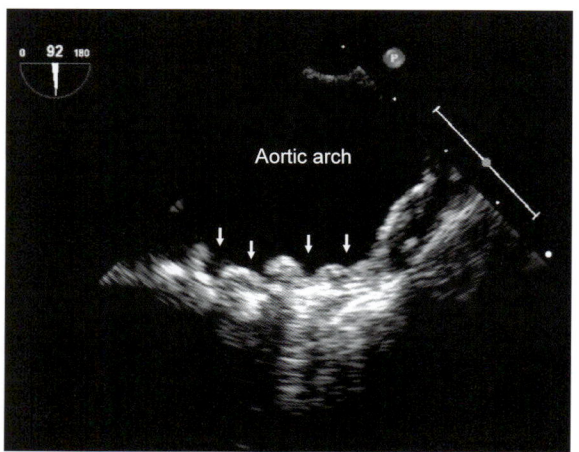

図12 経食道心エコーによる大動脈弓プラーク
潰瘍性プラーク（→）を認める．

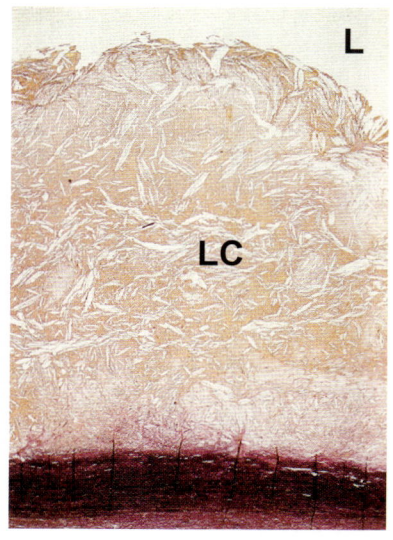

図13 大動脈弓の潰瘍性プラーク
巨大な lipid-core（LC）が認められ，この LC を被覆する線維性キャップが剝離して，LC が血管内腔（L）に露出している．
（エラスチカ・ワンギーソン染色）

に露出して認められる（図13）．

D 脳内動脈プラーク

　従来，脳内血管の動脈硬化性病変は比較的少ないとされてきた．しかしながら，生活習慣病やメタボリックシンドロームの増加に伴い，脳内動脈の動脈硬化性病変も高頻度に認められるようになってきており，脳底動脈や椎骨動脈などの動脈硬化性プラークにも，プラーク破裂やプラーク内出血などの急性変化が時に認められる（図14）．

E おわりに

　動脈硬化性疾患は全身疾患であり，これまで述べてきたように冠動脈，頸動脈，大動脈，脳内動脈などの多くの動脈において動脈硬化が起こりうる．また，いずれの動脈硬化巣においても，プラーク不安定化のメカニズムが重要視されるようになってきており，ますます画像診断やバイオマー

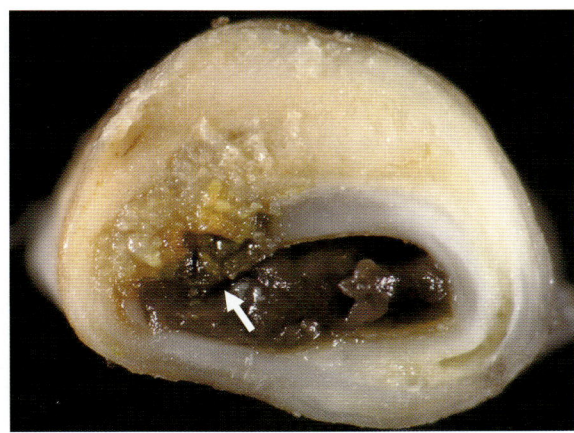

図 14　椎骨動脈の不安定プラークの肉眼像
部分的にプラーク破裂（→）の所見が認められる．

カーの意義の解明が望まれている．しかしながら，正確に画像診断やバイオマーカーの意義を明らかにするためには，病理所見の理解と裏づけが必要であることを忘れてはならない．

文　献

1) Davies MJ, Thomas AC：Plaque fissuring；the cause of acute myocardial infarction, sudden ischaemic death, and crescendo angina. Br Heart J **53**：363-373, 1985
2) van der Wal AC, Becker AE, van der Loos CM, et al：Site of intimal rupture or erosion of thrombosed coronary atherosclerotic plaques is characterized by an inflammatory process irrespective of the dominant plaque morphology. Circulation **89**：36-44, 1994
3) Naruko T, Ueda M, Haze K, et al：Neutrophil infiltration of culprit lesions in acute coronary syndromes. Circulation **106**：2894-2900, 2002
4) Yunoki K, Naruko T, Ueda M, et al：Enhanced expression of hemoglobin scavenger receptor in accumulated macrophages of culprit lesions in acute coronary syndromes. Eur Heart J **30**：1844-1852, 2009
5) Ehara S, Ueda M, Naruko T, et al：Elevated levels of oxidized low density lipoprotein show a positive relationship with the severity of acute coronary syndromes. Circulation **103**：955-1960, 2001
6) Kayo S, Ohsawa M, Ueda M, et al：Oxidized low-density lipoprotein levels circulating in plasma and deposited in the tissues；comparison between Helicobacter pylori-associated gastritis and acute myocardial infarction. Am Heart J **148**：818-825, 2004
7) Naruko T, Ueda M, Ehara S, et al：Persistent high levels of plasma oxidized low-density lipoprotein after acute myocardial infarction predict stent restenosis. Arterioscler Thromb Vasc Biol **26**：877-883, 2006
8) Adachi T, Naruko T, Ueda M, et al：Neopterin is associated with plaque inflammation and destabilisation in human coronary atherosclerotic lesions. Heart **93**：1537-1541, 2007
9) Miyamoto S, Ueda M, Ikemoto M, et al：Increased serum levels and expression of S100A8/A9 complex in infiltrated neutrophils in atherosclerotic plaque of unstable angina. Heart **94**：1002-1007, 2008
10) Katashima T, Naruko T, Terasaki F, et al：Enhanced expression of the S100A8/A9 complex in acute myocardial infarction patients. Circ J **74**：741-748, 2010
11) Yunoki K, Naruko T, Ueda M, et al：Relation of elevated levels of plasma myeloperoxidase to impaired myocardial microcirculation after reperfusion in patients with acute myocardial infarction. Am J Cardiol **105**：922-929, 2010
12) Steinberg D, Parthasarathy S, Carew TE, et al：Beyond cholesterol. Modifications of lowdensity lipoprotein that increase its atherogenicity. N Engl J Med **320**：915-924, 1989
13) Fuchs D, Weiss G, Wachter H：Neopterin, biochemistry and clinical use as a marker for cellular immune reactions. Int Arch Allergy Immunol **101**：1-6, 1993
14) Hessian PA, Edgeworth J, Hogg N：MRP-8 and MRP-14, two abundant Ca2+)-binding proteins of neutrophils and monocytes. J Leukoc Biol **53**：197-204, 1993
15) Farb A, Tang AL, Burke AP, et al：Sudden coronary death. Frequency of active coronary lesions, inactive coronary lesions, and myocardial infarction. Circulation **92**：1701-1709, 1995
16) Cheng GC, Loree HM, Kamm RD, et al：Distribution of circumferential stress in ruptured and stable atherosclerotic lesions. A structural analysis with histopathological correlation. Circulation **87**：1179-87, 1993
17) Ehara S, Kobayashi Y, Ueda M et al：Spotty calcification typifies the culprit plaque in patients with acute myocardial infarction：An intravascular ultrasound study. Circulation **110**：3424-3429, 2004
18) Sugioka K, Naruko T, Ueda M, et al：Elevated levels of neopterin are associated with carotid plaques with complex morphology in patients with stable angina pectoris. Atherosclerosis **208**：524-530, 2010
19) Kronzon I, Tunick PA：Aortic atherosclerotic disease and stroke. Circulation **114**：63-75, 2006

3 動脈硬化画像診断の意義

松尾クリニック・血管超音波研究室
松尾 汎

 わが国の死亡原因をみると悪性腫瘍が最も多いが，近年は循環器疾患（心疾患や脳卒中）の割合が高く（両方併せると悪性腫瘍と同等），さらにQuality of life（QOL）などへの影響も考慮すると，循環器疾患の重要性は極めて高い．一旦発症すると致死的で，患者のQOLを著しく低下させる循環器疾患の原因は，近年では主に「動脈硬化性」である．

A なぜ動脈硬化が重要か

 前章の病理でも述べられているが，動脈硬化とは，動脈壁の肥厚，硬化，改築を示す限局性病変を称し，動脈壁の弾性が低下する（硬くなる）状態を言う．病理学で言うところの「粥状硬化」が臨床的には重要で，それには内膜の線維性肥厚，脂質沈着（fatty streak），線維性硬化巣（fibrous plaque），アテローム（atheroma）へと進展し，さらに石灰沈着，潰瘍，血栓などの複合病変が認められる．動脈硬化の病変が進行していくと，動脈内腔の狭窄や閉塞（plaque rupture に伴う急性血栓性閉塞も含め）によって「循環障害」，または動脈壁の脆弱化による「瘤形成」等をきたして病的な状態となる（図1）．それら病態は動脈硬化の発生した動脈の部位により脳（頸）動脈硬化，冠動脈硬化，大動脈硬化などとも称するが，動脈硬化によって循環障害を生じた臓器（その末梢の臓器が虚血に陥る）の病態（例えば脳梗塞，狭心症や心筋梗塞症など．図2）が知られ，その診療（薬物療法や再灌流療法も含む）が注目されている（図3）．しかし，それら臓器障害をきたすまでに動脈硬化自体を対処できれば，すなわち動脈硬化の発症・進展を予防・阻止，または早期から動脈硬化を診断して治療（進展予防）することができれば臓器虚血に至ることを阻止しうることとなり，その意義は極めて大きいと考えられる．

B 生活習慣病とは

 従来から心筋梗塞や脳卒中など循環器系の重篤な疾病は，「中年以降に発症する頻度が高かった」ことから，それら疾患との関連が深い（誘因・原因とも言える）糖尿病，脂質異常症，高血圧症などを「成人病」と総称していた．しかし，これら疾患は家族性のものや病態が不明なものもあるが，生活習慣との関連が深く，生活習慣によって発症を免れたり，改善したり，また逆に重症化することから，「生活習慣病」とも称されている．それらの因子の中には，糖尿病や高血圧症などの疾患や，ストレスや不眠などの生活因子，喫煙や運動などの個人的な習慣なども含まれている．それらが重篤な循環器疾患，とりわけ近年増加している「動脈硬化性」の循環器疾患と関連して「動脈硬化性危険因子」として注目されるようになった（図3）．

C 動脈硬化診断法の概説

 一般に診断法には，臓器や動脈（血管）の形やサイズをみる「形態診断」と，その臓器や血管の働きや機能を評価する「機能診断」とがある．動脈硬化性疾患である心臓においても，拡張，肥大などの形態の評価，そして弁機能，駆出率やasynergyなどの機能評価などが診断に有用であるように，動脈自体の評価においても，その機能，形態の評価が必要かつ有用である．

3．動脈硬化画像診断の意義

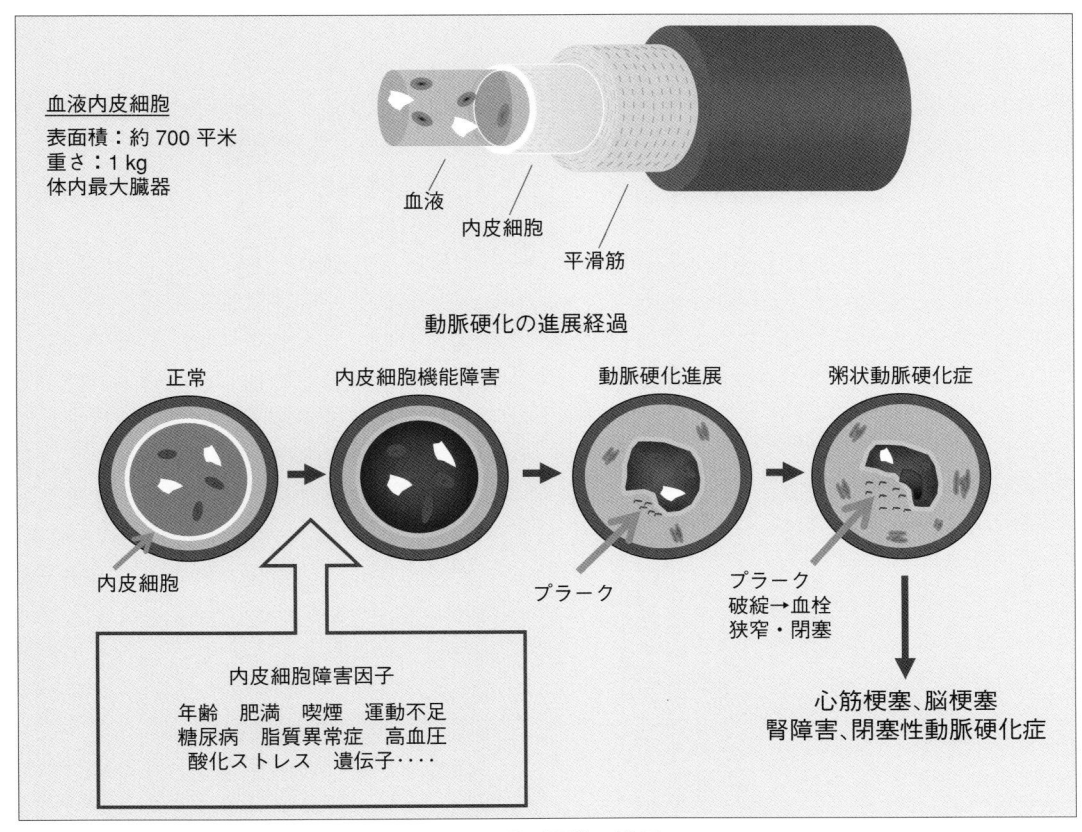

図1　動脈硬化の進展

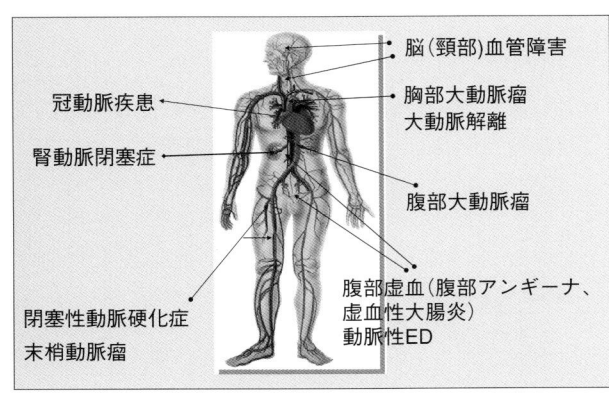

図2　代表的な動脈硬化性疾患

　動脈硬化の診断とは，脳梗塞や心筋梗塞の診断などのように「臓器の虚血や障害」（循環器疾患）を診断することも意味しており，また生活習慣病自体（糖尿病診断，高血圧診断など）も診断の対象であるが，近年ではいくつかの無（低）侵襲診断法によって「動脈自体の病変」を観察できるようになり，前二者に加えて，動脈硬化性疾患の予防（早期診断）という観点からも「動脈硬化を診る」ことが注目されるようになってきた（**表1**，**図3**）．

1．動脈の評価法

　動脈硬化にも機能的側面と形態的側面がある（**表1**）．最も早期に起こる変化としては「内皮機能の障害」がある．次いで，壁の硬化（硬くなること：sclerosis）などで評価できる機能障害となり，さらに壁が肥厚（atherosis）し，狭小化・狭窄・閉塞へと進む進行過程を診ることが，種々の無侵襲診断法により可能となった（**図4**）．

　まず，内皮機能の評価法には，flow mediated dilation（FMD）検査がある．次いで，動脈壁の硬化度を判定する検査法としては，脈波伝搬速度（pulse wave velocity：PWV），stiffness parameterβ（β値），augmentation index（AI）などが応用されている．これらは機能の評価法ではあるが，後に述べるように超音波検査などの画像診断法を用いても評価できる指標である．

さらに動脈硬化が進展すると，動脈壁の形態変化を対象にした検査法が応用できる．これらでは肥厚等の初期病変から，石灰化，狭窄，閉塞等の高度病変に至るまでの「動脈硬化の形態変化」を，主に画像診断法を用いて評価することができる．観察・判定の対象となる動脈部位により，超音波検査，CT検査（CTA, MDCT），MR動脈造影検査（MRA），血管造影検査（angiography）など種々の画像診断法が診断に応用できる．angiography, MRAなどの造影検査は末梢を含めた動脈全体の把握には有効であるが，動脈壁の一部位を詳細に評価するには高解像度の超音波検査（周波数7.5 MHz〜10 MHz）が有用である．

2．機能検査の特徴

a．FMD検査

　FMDは，動脈の内皮機能がどの程度障害されているのかを評価する検査法である．上腕動脈を脈波法または超音波法（最近ではエコートラッキング法により血管壁の自動追従が可能となり，精度よく，より正確な血管径の計測が可能となったため後者が汎用されている．図5）で観察し，駆血前後での血流量・動脈径の反応性変化（post-ischemic dilatation）を観察して，内皮機能の低下の有無を評価する方法である．喫煙や高血圧などの危険因子を有する例では，血管反応性が低下していることなどが報告されている．

b．動脈壁硬化度の評価

　動脈壁の硬さの判定法には，PWVやβ値を測定した検討がある．動脈硬化が進行し「硬化」した動脈は，弾性の低下により内腔を流れる「血流の低下」を招くことが知られている（Windkessel効果の喪失）．脈波を用いた指標であるPWVは硬いものほど速くなる指標で，生活習慣病の存在や年齢の増加に比例して動脈の硬さ（硬度）が進行しPWVが速く（高値に）なると報告されている．PWVは動脈硬化の進行度を

表1　動脈硬化の診断

動脈硬化の診断
① 形態診断：肥厚，血栓，アテローム，石灰化等 　超音波検査，CTスキャン，MRI，血管造影検査 ② 機能診断 　内皮機能検査 　　flow mediated dilation（FMD） 　壁硬化度：動脈壁硬化の判定 　　大動脈脈波速度（PWV），Stiffness parameter β
動脈硬化による臓器異常の診断
① 動脈の脆弱化＝瘤状拡大（形態異常の評価） 　腹部腫瘤触知，超音波検査，X線写真，CT，MRI ② 臓器障害の評価＝臓器循環障害による形態・機能の評価 　身体所見（皮膚温，色調，脈拍，静脈怒張，神経障害など） 　サーモグラフィー，脈波検査，皮膚灌流圧，経皮酸素分圧 　超音波検査（心臓超音波も含む），CT，MRI（MRA） 　心臓・血管造影検査（血流評価・血圧測定も含む） 　脳，心臓，腎臓などの核医学検査 　各種運動・薬物負荷による機能検査

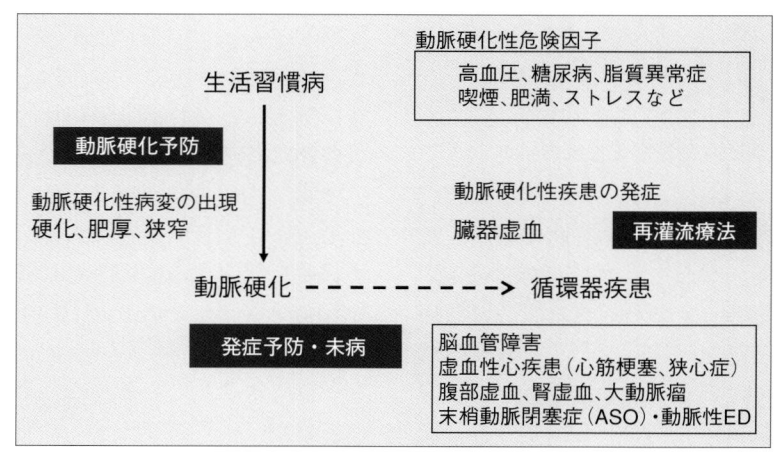

図3　動脈硬化と動脈硬化性疾患

3．動脈硬化画像診断の意義

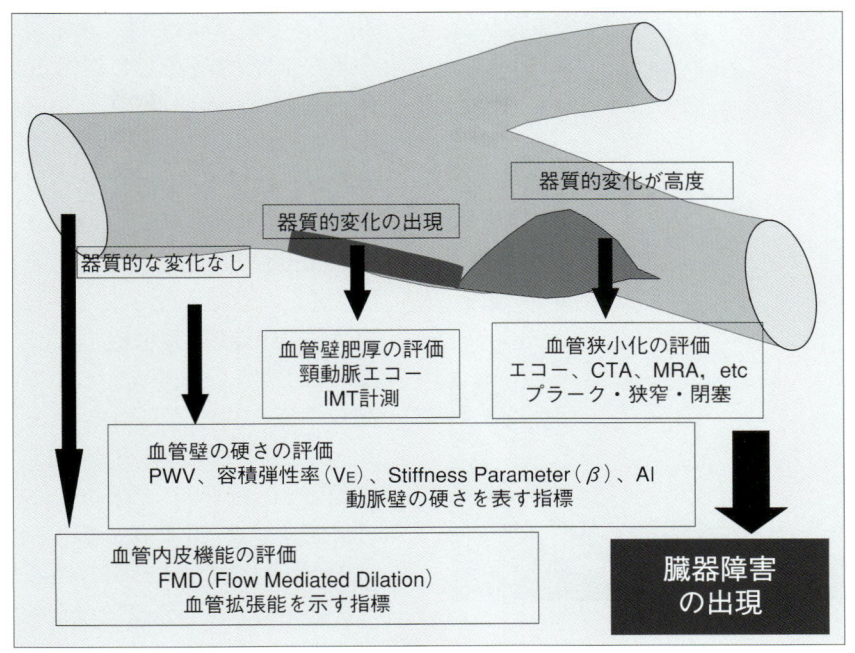

図4　動脈硬化の評価法

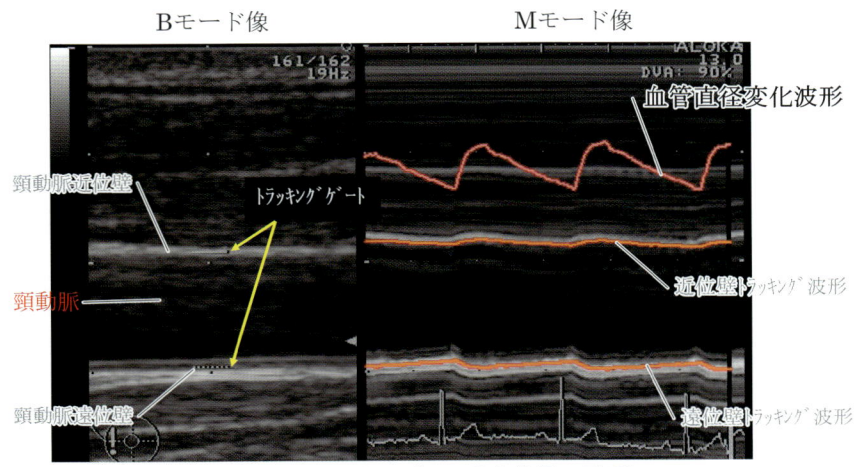

エコートラッキングによる血管径の計測

図5　eTRACKING動作画面

示す，大動脈全体の平均的，空間的硬度の指標として応用されている．

　超音波を用いて頸動脈や大腿動脈壁を画像で表示し，その動脈径の変位を計測することによって，観察部位局所の硬化度β値を測定しようとする試みもある．β値は血圧に依存しない，動脈壁の「硬さ」を示す指標の一つ（動脈弾性機能の一指標）である．エコートラッキング法では血管壁の自動追従ができるため，動脈径を正確かつ経時的に計測できることから，観察動脈部位のβ値の計測が可能となった．β値は病理所見との対比で13が正常参考値とされ，「糖尿病や高血圧といった生活習慣病（動脈硬化のリスクファクター）や加齢で上昇する」という報告や「運動により低下する」という糖尿病例での報告もある．このように可逆的変化を

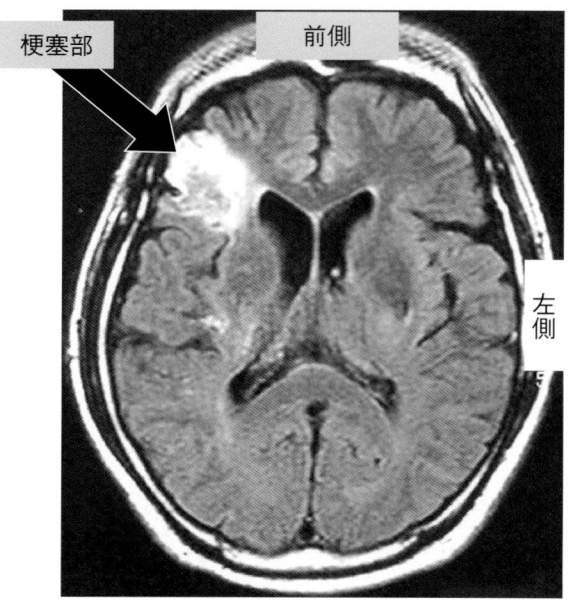

図6　脳梗塞 MRI 像

示すβ値は，動脈硬化の予防だけでなく治療効果をみる機能的指標としても有用である．

3．動脈硬化の形態評価と臓器虚血

動脈壁の肥厚等の初期病変から石灰化，狭窄，閉塞等の高度病変に至るまでの動脈硬化の変化を，画像診断法を用いた「形態診断」が臨床に応用されている．また動脈硬化によって動脈内腔が狭小化または閉塞して循環障害をきたしたために，臓器の機能低下や形態異常を生じることもある．生じた「臓器循環障害の存在」や「形態の異常」を判定することで，目的臓器（脳，心臓，腎臓，大動脈，末梢動脈等）によりそれぞれ種々の診断手段が用いられる．

a．脳動脈硬化の画像診断

脳梗塞などの診断には CT，MRI などが有用である（図6）．脳循環障害の判定には，ダイアモックス負荷検査などが用いられる．MRA の進歩により，頭蓋内の動脈病変も詳細に評価することが可能となった．

b．頸動脈疾患の画像診断

動脈壁の詳細な評価には高解像超音波検査（周波数 7.5 MHz〜10 MHz）が有用で，観察の容易な「頸動脈」を対象にその有用性が検討されている．頸動脈の動脈壁は，血管腔側から輝度の高い層，輝度が低く薄い層，輝度の高い厚い層の3層構造として描出される．超音波では，内膜（intima）と中膜（media）を分離できないため内中膜が一体となり，複合体（intima-media complex：IMC）として描出される．頸動脈エコーでは，IMC の厚さとしての（intima-media thickness：IMT）を計測する．頸動脈 IMT の計測で最も広く用いられている計測値は，総頸動脈「遠位壁」の IMT の最大値，すなわち IMT-Cmax-far wall である．ほかに，測定精度を高めるために max-IMT 付近の複数（3点以上）ポイントで IMT を測定し，その平均値 mean IMT を求めることもある．IMT の計測精度は，0.1 mm であるが，mean-IMT はその平均値なので 0.01 mm までは計算値として応用できる．IMT の計測値は，年齢によって異なることが知られ，一般的には50歳台の平均的計測値 1.0 mm を超えない．頸動脈エコーでは，動脈硬化が進展していくと IMT の肥厚が進行し，限局して突出した肥厚（プラーク：plaque）を形成し，さらに血管内腔が狭窄化および閉塞した状態を詳細に評価することが可能である（図4）．

生活習慣病の存在によって IMT は肥厚し，限局性の隆起病変となり，1.1 mm 以上の隆起をプラークと称している．エコーの利点は，継続して無侵襲にフォローできることである．また，生活習慣病の高血圧，糖尿病，脂質異常症などがあると，IMT は厚くなり，脳血管障害，冠動脈疾患があっても IMT は厚い．その他に頸動脈を評価する意義としては，脳卒中発症の予測，冠動脈疾患との関連性，さらには予後予測因子としての意義なども報告されている（図7）．海外のデータでも，頸動脈 IMT 肥厚，プラーク，閉塞と病変が進行するに伴って，冠動脈疾患の危険率も上昇すると報告されている（図8）．

また，IMT は種々の薬物治療（抗血小板薬，血糖降下薬，脂質改善薬：図9，降圧薬など）による治療効果の判定に，surrogate marker としての応用が試みられている．すなわち動脈硬化病変は生活習慣病の治療に応じて変化が生じ

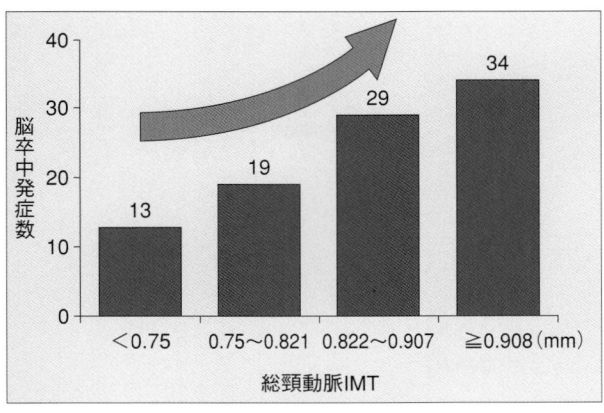

図7　頸動脈 IMT と脳卒中
Bots ML, et al：Circulation 96（5）：1432, 1997

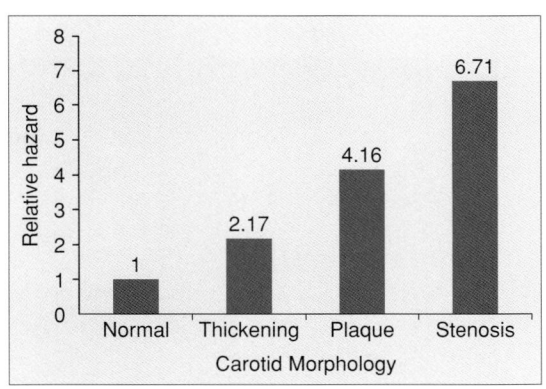

図8　頸動脈病変と冠動脈疾患の危険率
Salonen JT, et al：Arteriosclerosis Thromb 11：1245, 1991

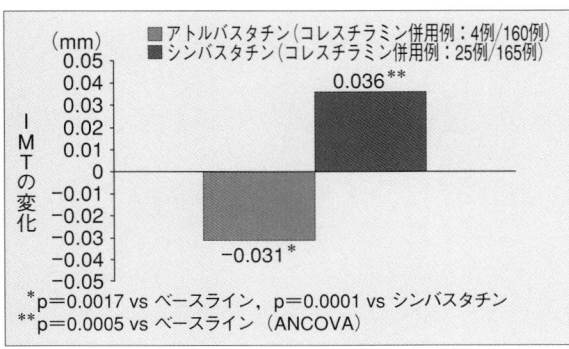

図9　ASAP：頸動脈 IMT の平均変化値（2年後）
（Atorvastatin vs Simvastatin on Atherosclerosis Progression）
Smilde TJ, et al：Lancet 357：577-581, 2001

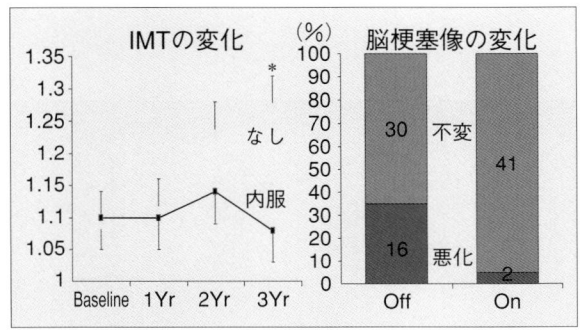

図10　シロスタゾール内服別にみた IMT 変化と脳梗塞像
Tagawa-Shinoda T, et al：Diabetologia, 2002

るが，その変化を超音波検査で捉えることが可能である．今までは，脳血管障害，心筋梗塞などのイベントをエンドポイントとしていたが，今はエコーによる評価結果を代替マーカーとして使っており，抗血小板療法（**図10**）や脂質異常症の治療効果をみた検討がある．

また頸動脈に生じた血栓や狭窄が脳循環に障害をもたらす可能性がある場合には治療（血栓内膜摘除術など）の対象となる．その他に頸部では，MR によるプラークの評価がある．これは粥状硬化に伴うプラークの性状診断に迫るものとして関心を集めている．

c．動脈硬化の画像診断

冠動脈硬化を検査する方法としては，冠動脈造影法が唯一かつ最も有効な検査法であったが，低侵襲的に検査できる手段として CT の応用が報告されている．これは粥状硬化における「石灰化」と CT の優れた石灰化検出精度に関連したものであったが，最近の MDCT の開発により冠動脈が詳細に評価できるようになり，近年では冠動脈硬化のスクリーニングのみならず精査としても応用されるようになった（**図11**）．

次いで心筋虚血の有無を判定する方法には，運動や薬物による負荷を併用した負荷心電図，負荷心エコー，負荷 RI 検査が応用されている．

d．大動脈疾患の画像診断

大動脈瘤は部位や原因によって分類されており，部位では胸部（**図12**）と腹部および胸腹部

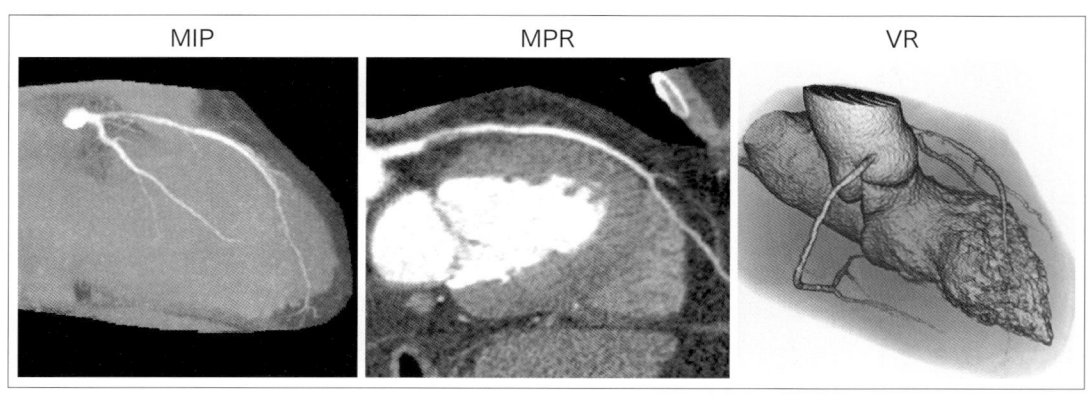

図11 冠動脈MDCT

症例：66歳，男性
既往歴：高血圧症，喫煙歴：BI 800
左冠動脈：#6 75%
冠動脈CT：MIP, MPR, VR
使用CT装置：東芝メディカルシステムズ　Aquilion One（320列）
（岩手医科大学　新沼廣幸先生よりご提供）

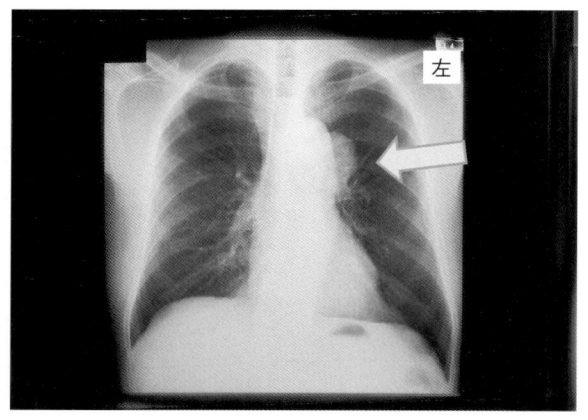

図12 胸部単純X線写真

に分類される．原因では，大動脈瘤は動脈硬化性の真性腹部大動脈瘤（AAA）の頻度が最も高く，AAAは無症状のことが多く検診や他疾患の検査時に発見されることが多い（**図13**）．大動脈瘤は大動脈壁の脆弱化に伴って形成されるため，高齢者や高血圧例などとの関連が深い．

瘤の確定診断には画像診断法が用いられるが，主には無侵襲な超音波検査（上行大動脈，腹部大動脈），CT（大動脈全域で可能），MRI（全域で可能）等が応用されている．胸部瘤は胸部単純X線写真（**図12**）で疑われることが多く，腹部瘤では腹部の触診や検診で行った腹部超音波（腹部エコー）検査（**図13**）で発見される．瘤径の計測は治療方針の決定に際して重要な指標となるため，標準化された計測法にて経過観察をする必要がある（**図13a**）．また，マントルサインなど特徴的な所見が治療方針に有用な情報を提供することもある（**図13b**）．

大動脈瘤では外科治療（ステントグラフト内挿術も含む）が基本であり，その治療方針を決定するために，瘤の存在部位，サイズ（胸部6cm以上，腹部4cm以上が目安），形状（嚢状で注意）などの判定が必要である．大動脈壁の剥離によって大動脈解離（**図14**）が生じるが，解離部分がこぶ状になった場合（瘤化した例）にのみ「解離性大動脈瘤」と称されることになる．両者の違いは治療方針に関連するため知っておく必要がある．

e．腎動脈狭窄の診断

二次性高血圧の内，数％で腎血管性高血圧があり，その原因として動脈硬化性が増加している．その診断には「腎動脈の狭窄」を画像診断で証明する必要があり，それには腎動脈エコー検査が最も簡便である．簡単には血漿レニン活性・動脈雑音などが参考になるが，疑わしい場合（血圧コントロール不良，抵抗性など）にはまず腎動脈エコーによるスクリーニングを行う（**表2**）．腎動脈エコーは現在，無侵襲で検査できる検査法の中で，最も信頼できる有用な検査

3．動脈硬化画像診断の意義

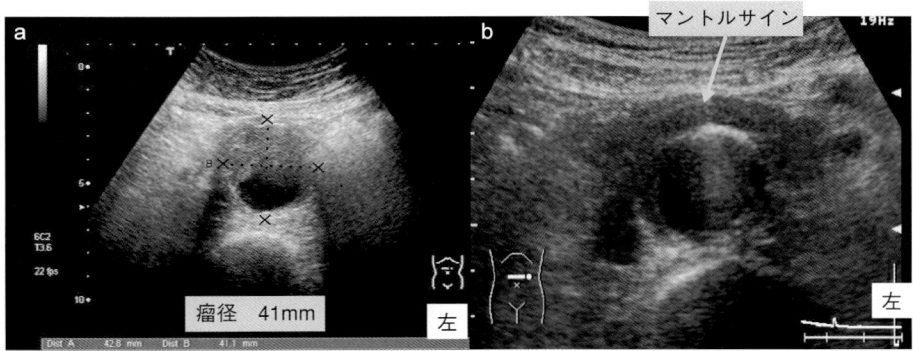

a：瘤径の計測法　　　　　b：瘤周囲の所見
図13　腹部大動脈瘤の超音波像

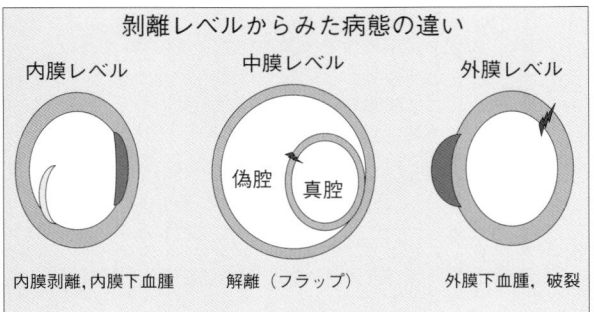

図14　大動脈解離：病態の理解

法である．

　その他には，腎レノグラムによる腎血流の評価が応用されたり，他の狭窄評価法としてMRAやMDCTなどの画像診断も応用されている．

f．末梢動脈閉塞症の診断

　末梢動脈閉塞症は下肢に多く，軽いうちは無症状（代償されている状態）であり，増悪進行して運動時の疼痛（間欠性跛行：運動時には代償できない状態）が出現する．さらに重症になると，安静時の疼痛および虚血性潰瘍や壊疽（非代償状態）が生じる．

　下肢虚血の証明は，身体所見では脈拍触知（虚血で減弱），色調変化（虚血で蒼白），皮膚温（虚血で温度低下），血管雑音（聴診で動脈病変の手がかりとなる）などがあるが，血圧測定（虚血で低下）が最も有効である．血圧は足関節部の血圧（ankle pressure：AP）が有用で，APと上腕血圧の比をABPI（ankle-brachial pressure index：API，ABIとも言う）として「下肢血流状態の客観的指標」として汎用されている．正常値は「0.9〜1.3」で，0.9未満および1.4以上は異常である．虚血が重症化すると，ABPIはより低下する．その他に，脈波検査での評価や超音波検査でも画像診断と半定量的な機能評価（波形の評価による）が可能である．なお，跛行例での重要な検査法は，「跛行距離の測定」（機能検査）で，トレッドミルを用いて，虚血性心疾患の評価と共に，疼痛出現距離や最大歩行距離を測定する．これら機能診断は，薬物療法や種々の治療効果の判定に欠かせない．

　虚血の存在を確認した後は，「病変部位の確認」が必要となり，その段階で，特に血管内治療や外科的治療を計画する（重症例では優先される）場合には，画像診断法（表3）によりその病変部位や分布を検討して方針を立てる．その際に用いられる検査法は，血管エコー（図15），CT（図16），MRAが用いられ，動脈造影検査は血管内治療や手術などの侵襲的治療の適応となった場合にのみ実施（動脈造影も侵襲的なため）されている．

D　まとめとして

　生活習慣病と動脈硬化性疾患は，ともに臨床で

表2 Clinical Clues to the Diagnosis of Renal Artery Stenosis

1. Onset of hypertension before the age of 30 years or severe hypertension after the age of 55.* (Class Ⅰ；LOE B)
2. Accelerated, resistant, or malignant hypertension.* (Class Ⅰ；LOE C)
3. Development of new azotemia or worsening renal function after administration of an ACE inhibitor or ARB agent. (Class Ⅰ；LOE B)
4. Unexplained atrophic kidney or size discrepancy between kidneys of greater than 1.5 cm.† (Class Ⅰ；LOE B)
5. Sudden, unexplained pulmonary edema. (Class Ⅰ；LOE B)
6. Unexplained renal dysfunction, including individuals starting renal replacement therapy. (Class Ⅱa；LOE B)
7. Multi-vessel coronary artery disease. (Class Ⅱb；LOE B)
8. Unexplained congestive heart failure. (Class Ⅱb；LOE C)
9. Refractory angina. (Class Ⅱb；LOE C)

LOE：level of evidence. ACC/AHA guideline

表3 様々な画像診断法の比較

種類	利用可能性	相対危険度および合併症	長所	短所	禁忌
X線血管造影	広く普及	高いカテーテル挿入部位合併症造影剤腎症放射線被曝	「確立した診断手法」	二次元画像，撮影方向の制限，足部の血管や閉塞病変がある場合の側副路の描出には，撮影時間が長くなり放射線被曝も多くなる．	腎不全造影剤アレルギー
MDCTA	中等度	中等度造影剤腎症放射線被曝	高速撮像．1mm未満のボクセル分解能．軸位断から三次元ボリューム情報プラーク形態	石灰化による「ブルーミングアーチファクト」が生じる．ステント留置部分の描出が難しい．	腎不全造影剤アレルギー
MRA	中等度	なし注：腎障害例で，造影剤による全身の皮膚障害が報告された．	真の三次元画像診断手法：任意の平面および方向で再構成できる．シーケンスの追加による近位部のプラーク形態石灰化によるアーチファクトがない．	ステントはアーチファクトを引き起こすが，ニチノールのような合金では最小限に抑えられる．＊腎障害例は造影剤使用での腎性全身性線維症に注意	頭蓋内器具，脊髄刺激装置，ペースメーカ，人工内耳ならびに頭蓋内クリップおよびシャントは絶対的禁忌
デュプレックス超音波検査法	広く普及	なし	血行動態的情報	術者の技量に左右され，両下肢のイメージングには時間がかかる．石灰化部分の評価が難しい．	なし

MDCTA：マルチディテクターコンピュータ断層血管撮影，MRA：磁気共鳴血管撮影
TASC Ⅱ Working Group/日本脈管学会訳：下肢閉塞性動脈硬化症の診断・治療指針Ⅱ（日本脈管学会編）．メディカルトリビューン社，2007，pp1-109 より引用．

重要な診療対象である．可能な限り早期に診断し，それが伸展することを阻止できれば，臨床上，極めて有用と考えられる．最近は画像診断によって動脈の機能面の評価も可能となり，種々の画像診断法を駆使すれば動脈の機能と形態を，ともに効率よく且つ精度高く評価できるようになった．それら画像診断によって動脈硬化の進展度を評価しうるようになり，治療の効果指標としても活用できるようになった．近年の薬物療法や侵襲的治療（血管内治療や外科手術）による循環器疾患への取組みの進歩は目覚ましいが，加えてその予防・伸展阻止という視点も加われば，さらなる飛躍的進歩が期待しうる．

3．動脈硬化画像診断の意義

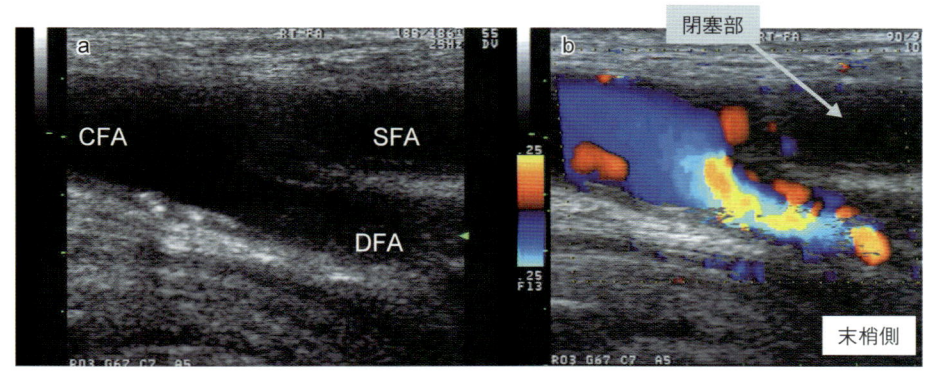

図 15　大腿動脈の超音波断層像（長軸縦断面）
浅大腿動脈（SFA）は閉塞し，総大腿 CFA から深大腿動脈 DFA への血流を確認できる．
a：断層像，b：カラードプラ断層像．

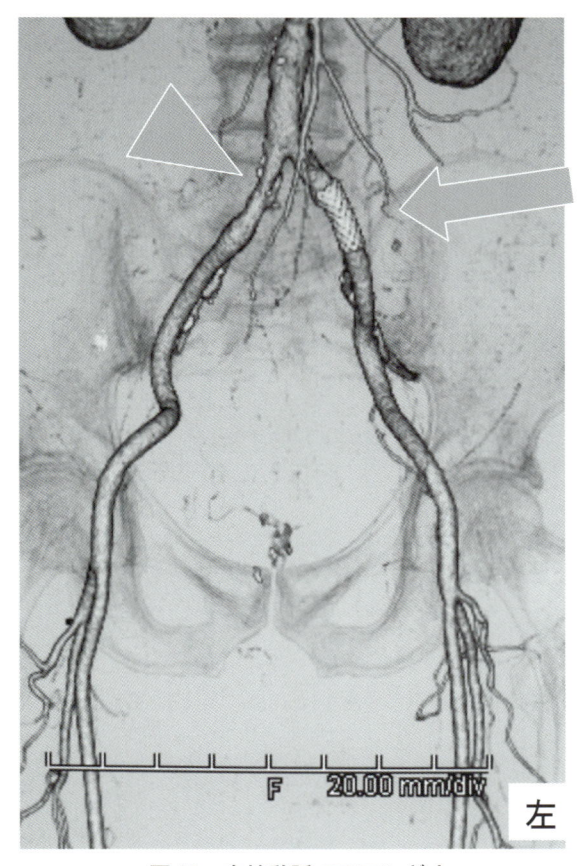

図 16　末梢動脈 CT アンギオ
右総腸骨動脈狭窄（矢頭）
左総腸骨動脈ステント内挿術後（矢印）

4 画像と機能診断　A 血管内皮機能

広島大学大学院医歯薬学総合研究科心臓血管生理医学
広島大学病院再生医療部　東　幸仁

　動脈硬化の発症，進展への関与，治療方針の決定や予後規定因子として血管内皮機能の臨床的意義が明らかとなってきた．ヒトにおける血管内皮機能を正確に測定することは重要であるが，標準化された測定方法が確立されていない．最近，血管エコーにより血流依存性血管拡張反応（flow-mediated vasodilation：FMD）を測定することで，血管内皮機能を画像診断することが可能となっている．

A 血管内皮機能測定の意義

　血管内皮は解剖学的には血管の最も内層に位置しており，一層の細胞層よりなっている．血管内皮は血管内腔と血管壁を隔てるバリアーのようなものと考えられていたが，1980年代に入って血管内皮より血管拡張因子として一酸化窒素（nitric oxide：NO），プロスタグランジンI_2，ナトリウム利尿ペプチド，内皮由来血管過分極因子，さらに血管収縮因子としてエンドセリン，アンジオテンシンⅡ，プロスタグランジンH_2，トロンボキサンA_2といった様々な生理活性物質を産生・分泌することが明らかとなった[1,2]．特に，NO は動脈硬化において重要な役割を果たしている．正常な血管内皮は血管の拡張と収縮，血管平滑筋の増殖と抗増殖，凝固と抗凝固作用，炎症と抗炎症作用，酸化と抗酸化作用を有し，これらのバランスにより血管トーヌスや血管構造の調節・維持に働いている．血管内皮が障害されるとこれらのバランスが崩れ血管トーヌスや血管構造の破綻へとつながる．高血圧，脂質異常症，糖尿病などの病態，肥満，運動不足，喫煙，塩分の過剰摂取，閉経などの因子が血管内皮を障害する．動脈硬化は血管内皮機能傷害を第一段階として発症し，進展する．さらに進行すれば心血管合併症を惹起する．

　最近，血管内皮機能が予後を規定する因子であることも確認されている．さらに，血管内皮機能を動脈硬化の治療ターゲットとしても捉えることができる．血管内皮機能異常は不可逆的なものではなく降圧薬などの薬物療法，補充療法，生活習慣の改善といった適切なインターベンションにより改善可能である．血管内皮機能障害は動脈硬化発症の端緒であることが指摘されており，かかる障害を改善することは将来的に心，脳血管障害発症を抑制し，生命予後を改善する可能性があり，臨床上意義深い．

B 血管内皮機能の画像診断

1．FMD
a．FMD は何を評価しているのか
　血管エコーを用いての方法は四肢の虚血反応性充血後の FMD を血管径の変化で評価するものであり，導管血管（太い動脈）レベルでの血管内皮機能を反映している．簡便かつ非侵襲的で，検査時間も比較的短時間であり，被検者への負担も少ないがやや特異性に欠ける．

b．FMD の成因
　血管を一過性の虚血にすると血管内皮細胞から NO をはじめとした様々な生理活性物質が放出される．FMD は主に NO 産生に伴う血管径の増加を評価している．駆血解除時のシェアストレス（ずり応力）の増加が NO の産生増加を惹起しているが，その詳細な機序は不明である．駆血解除直後から数十秒の超急性期には Ca-activated K チャンネルの解放に伴う Ca の

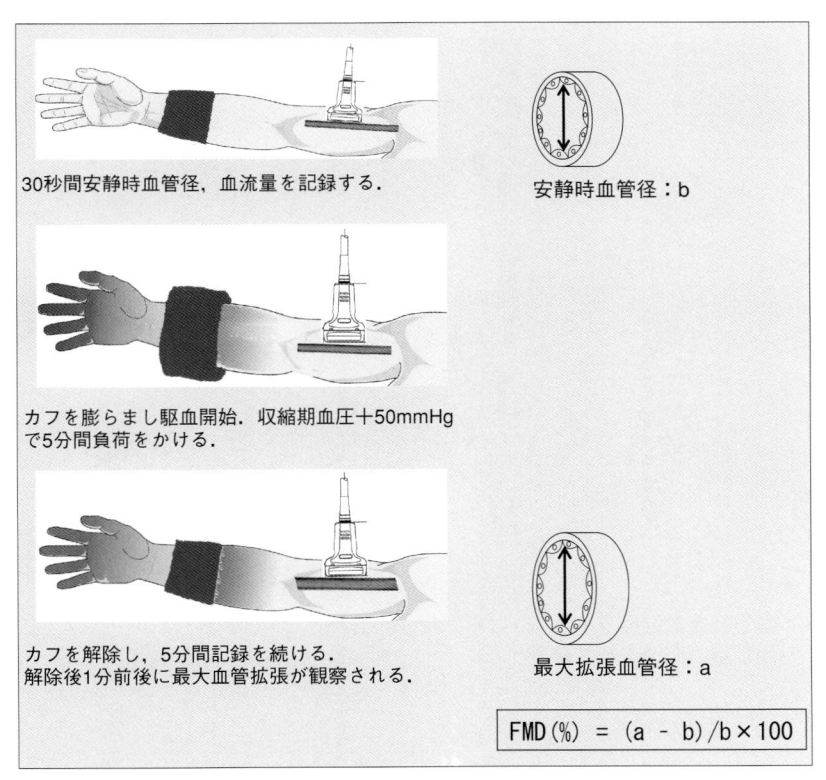

図1 FMD測定の概要ならびにFMD算出法

細胞内への流入による細胞内Ca濃度上昇が起こり，内皮型NO合成酵素の活性化からNO産生増加に至ると考えられる．駆血解除後の分単位ではCa非依存性にAkt/PKBを介した内皮型NO合成酵素のリン酸化による内皮型NO合成酵素活性化機構が働いている．

前腕血流量は駆血解除後5〜10秒程度で最大値を示し，前腕血管径はそれに遅れて駆血解除45〜60秒後に最大値となる．この現象はヒトにおいても駆血解除による一過性の血流量増加（シェアストレスの増加）によるNO放出が，それに続く血管径の増加に関与していることを強く示唆している．事実，この一連の反応において，NO合成酵素阻害薬であるL-NMMAを前投与すると，血流量増加率は変化しないが，血管径増加が著明に抑制されることが示されている．したがって，NOは駆血解除後の血流増加には関与せず，その後の血管径の増加に関与していると考えられる．L-NMMAで抑制されなかった血管拡張に関してはNO以外の内皮依存性血管拡張物質であるプロスタグランジン，アデノシンや血管内皮依存性過分極因子などが関与していると推測される．

c．FMD測定の実際

2002年にCorrettiらを中心に欧米の主だった研究者たちが大まかなFMD測定ガイドラインを提唱しており，2005年にはDeanfieldらが欧州版の血管内皮機能測定ガイドラインを示している[3,4]．現状では，大半の研究者が同ガイドラインに沿ってFMDを測定していることが最近の発表論文より推察される．ただし，FMD測定のための一定のマニュアルは存在しておらず，施設によって方法が異なっている．FMDの正常値も報告により5〜15%，ニトログリセリンによる血管拡張の正常値も7〜20%とバラツキがある．FMD測定の標準化により，血管内皮機能の評価は病態の解明，治療効果の評価，大規模臨床試験でのサロゲートエンドポイントとして利用可能となってくる．図1に当施設で行っているFMD測定の概略を示した．

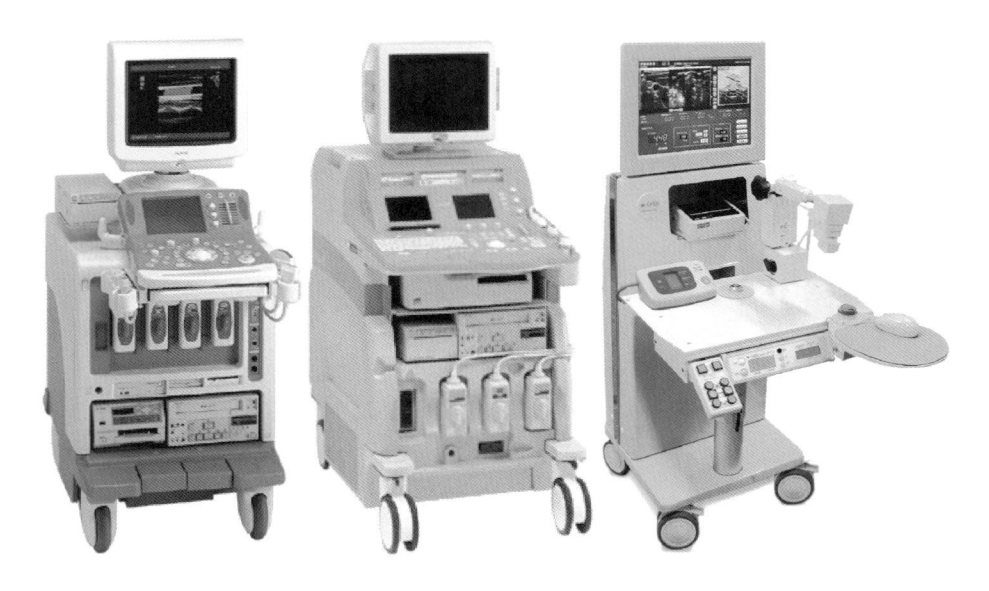

A 10（アロカ）　　　SSD-6500SV（アロカ）　　UNEXEF（ユネクス）

図2　血管径自動追随ソフト（e-Tracking system）を搭載したエコー装置とFMD測定用に開発された装置

（写真はアロカ社，ユネクス社よりご提供）

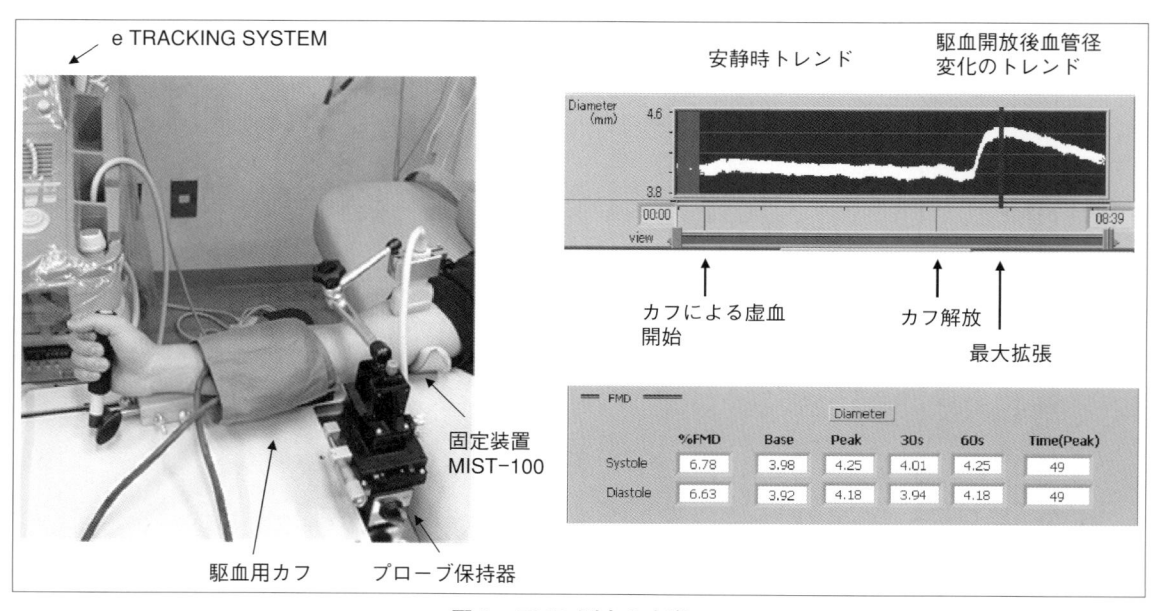

図3　FMD測定の実際1

　2Dイメージ，カラードプラを装備しているエコーであれば使用可能である．プローブに関しては7MHz以上の周波数が必要である．12MHz以上になるとむしろ観察深度の関係上推奨されない．筆者らは，自動トラッキングシステム（e-TRACKING, AROKA Co.）と上腕固定装置（MIST-100, Saraya Co.）を組み合わせたシステム（図2，図3）あるいはFMD測定に特化したディバイス（UNEXEF, UNEX Co.）を用いてFMDを測定している（図2，図4）[5]．

　血管径の計測はlumen-intima, media-adventitiaで行う．

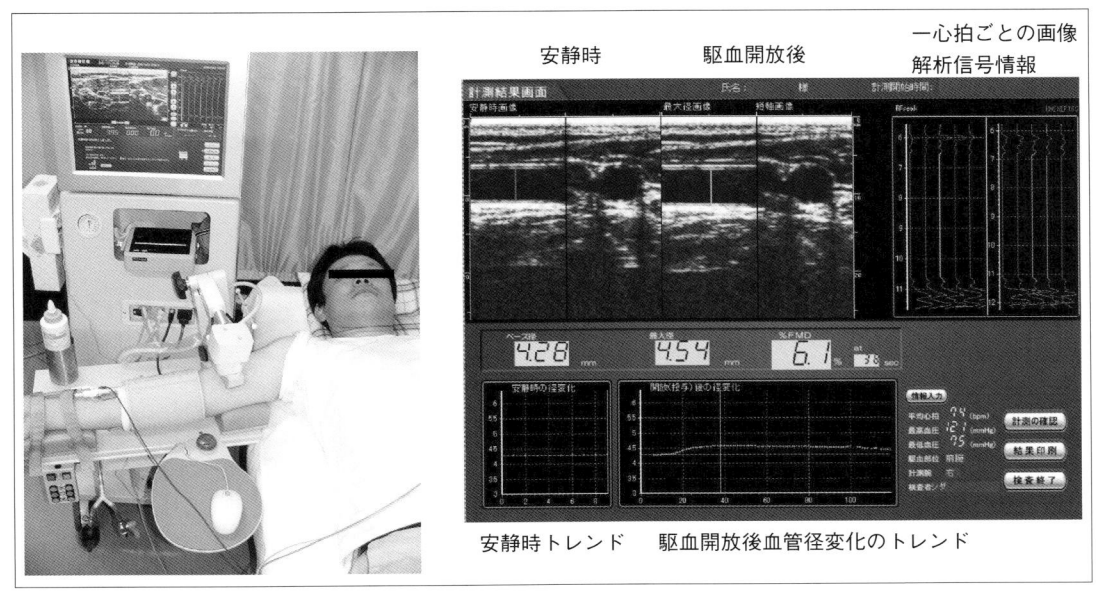

図4　FMD測定の実際2

血管内皮非依存性拡張の指標として亜硝酸薬（ニトログリセリン）による反応性を測定する必要がある．内因性であれ外因性に投与されたNOであれ，作用の場は同じ血管平滑筋である．FMDが障害されているかどうかの評価のためにはニトログリセリンによる血管平滑筋機能の評価が必要である．FMDとニトログリセリンによる血管拡張反応測定は無作為に行う．それぞれ血管径が測定前値に戻ったことを確認してから行う．

Baselineおよび駆血解除後の血流量の測定も重要である．前述のように，FMDは血管内皮にシェアストレスがかかることにより産生されるNOに依存する．したがって，シェアストレス（駆血解除後の血流量）が変化すればFMDの値も違ってくる．健常人と疾患群あるいは治療前後でのFMDを比較検討する際には，駆血解除後の血流量が同等であることを担保する必要がある．実際には，血流量測定を駆血解除後すぐに計測したい．

C　おわりに

血管内皮機能測定は病態の解明，治療効果の評価，サロゲートエンドポイントとしての利用の可能性を示した臨床データも蓄積されつつある．FMDを用いた画像診断が可能となってきたが，FMDの測定限界，再現性の問題等々も理解して，有効に利用したい．今後，FMD測定の世界的な標準化やさらなる血管内皮機能測定ディバイスの開発も望まれる．

文　献

1) Vanhoutte PM：Endothelium and control of vascular function. Hypertension **13**：658-667, 1989
2) Lucher TF：Imbalance of endothelium-derived relaxing and contracting factors. Am J Hypertens **3**：317-330, 1990
3) Corretti MC, et al：Guidelines for the ultrasound assessment of endothelial-dependent flow-mediated vasodilation of the brachial artery：a report of the International Brachial Artery Reactivity Task Force. J Am Coll Cardiol **39**：257-265, 2002
4) Deanfield J, et al：Endothelial function and dysfunction. Part Ⅰ：Methodological issues for assessment in the different vascular beds：a statement by the Working Group on Endothelin and Endothelial Factors of the European Society of Hypertension. J Hypertens **23**：7-17, 2005
5) Soga J, et al：Measurement of flow-mediated vasodilation of the brachial artery：a comparison of measurements in the sitting and supine positions. Circ J **71**：736-740, 2007

5 画像と機能診断　B 動脈弾性

1) JR仙台病院血管診療センター　2) 東北大学大学院医工学研究科/工学研究科　3) 東北大学大学院工学研究科/医工学研究科

市来正隆[1]，**長谷川英之**[2]，**金井　浩**[3]

　現在では，動脈硬化の早期診断や治療効果判定に超音波検査を中心とした形態的評価が主流であることに異論はない．一方，動脈硬化の形態的異常を画像で検出できる前段階として動脈壁の内皮や中膜平滑筋の機能的劣化が生じ，動脈弾性が低下するという過程を観察する機能的評価法の研究も注目されている[1]．初期の動脈硬化性病変の検出に内皮依存性拡張反応を利用する血管内皮機能検査がその一つである．また動脈硬化が進行して形態的異常を示す症例は，必ずしも機能面においても低下しているというわけではない．すなわち動脈硬化を形態面と機能面で評価する場合，病変を局在として捉えるのか，全体的に観察するかで双方の評価に不一致が生じるのは不思議でない．今後，動脈硬化の病態を的確に捉えるために，画像と機能の両面から総合評価することの臨床的意義が増すと考えられる．

A 動脈弾性の数値化から画像化へ

　動脈弾性の研究は1970年代に大動脈脈波伝播速度測定が行われ，1980年代に超音波検査機器の進歩により総頸動脈の評価が行われるようになった．この超音波機器を使用して血管径，拍動幅，血圧から動脈弾性を算出する方法がいくつか考案されたが，その中で最も血圧依存が少ないstiffness parameter β（表1）が臨床上では動脈弾性

表1　stiffness parameter β の算出法

stiffness parameter β = [log$_e$Ps/Pd] × Dd/(Ds − Dd)

Ps：systolic pressure．Pd：diastolic pressure．Ds：inner diameter at systole．Dd：inner diameter at diastole．Ds − Dd = 内径の変化．

の有用な指標とされた[2]．動脈壁の物性は粘弾性特性を有しているが，単純にこの動脈壁の物性を弾性特性におけるHookeの法則で示される応力─歪み関係に近似し，さらに動脈壁の非線形性を考慮して算出されるものである．しかし，stiffness parameter β は動脈壁の一断面のみを数値化して評価するため広範に病巣を有する中等度から高度の動脈硬化では計測値にばらつきを生じるという弱点があった．近年の超音波検査機器の進歩により，高精細な画像とともに容易に血流波形，血流速度，血流量，血管径，血管壁拍動波形，そして血管壁厚みの心拍動による微小変化などの血管壁物性の高精度計測が行えるようになった．ここでは数十μmの動脈壁の厚み変化（1心周期内の）を検出して壁内の局所弾性値を求め，その弾性値の違いを色分けして画像化する機能的評価の医工学研究を紹介する．

B 新しい超音波手法による動脈壁弾性評価の原理

　stiffness parameter β のように拍動幅が数ミリメータ単位の計測であれば従来のエコー法でも問題はないが，プラークの内部性状や壁局在の病変を評価しようとすれば数ミクロンという単位で高精度に壁変位の微小変化を検出する必要がある．しかし，壁の拍動自体の大きな変位が影響して計測不可能であった．この問題を解決するため新しく開発された「位相差トラッキング法」では心臓や動脈壁内の数百ミクロンの厚さの層ごとの瞬時的厚み変化を高精度で計測でき，壁にかかる脈圧から壁の局所弾性値を算出可能とした．位相差トラッキング法の原理の詳細は原著[3,4]に譲るが，そ

5．画像と機能診断　B 動脈弾性

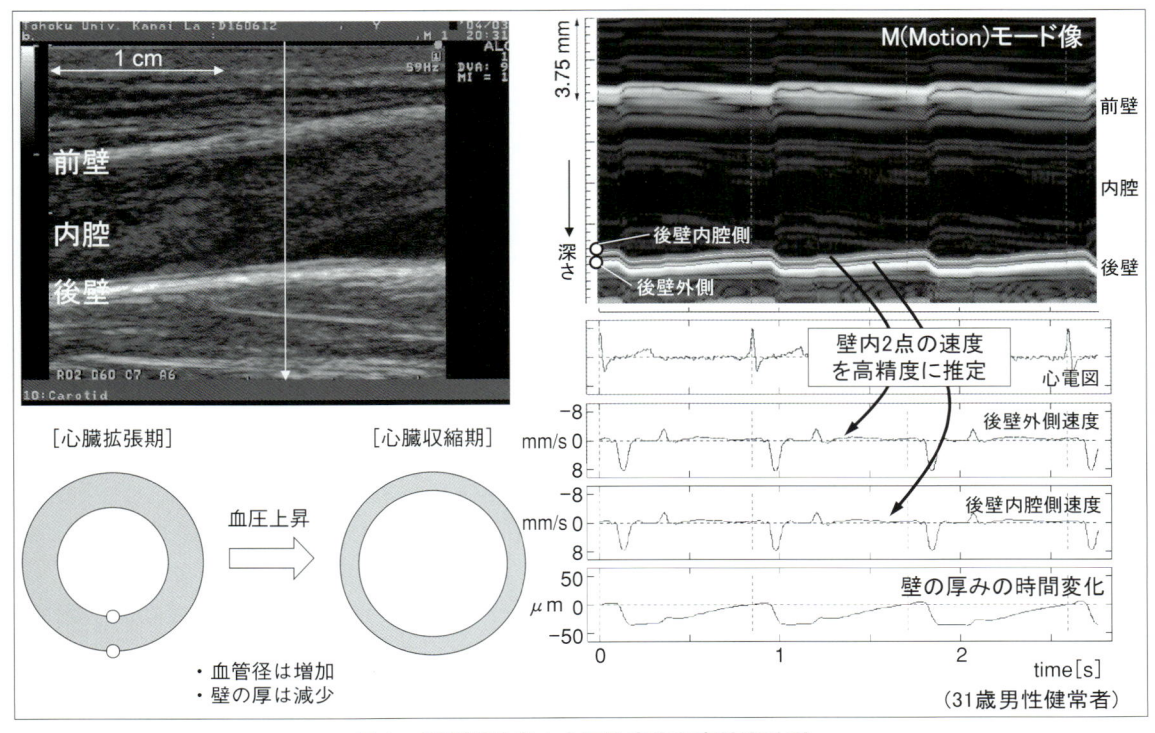

図1　動脈壁の微小な厚み変化の高精度計測

の要点は体表から送信したパルス状超音波の壁内部の多数の測定点からの反射波の位相遅れを高精度に検出し，これによって各測定点の変位をサブミクロンオーダでトラッキングして変位計測を行うというものである．計測された各点の速度波形を時間積分して得られる変位波形や2点間の変位の差から厚さ数百ミクロンの壁内局所ごとの厚み変化波形を求めることができる（**図1**）．これと同時に計測した上腕動脈の脈圧やポアソン比=0.5および弾性特性を壁内等方性と仮定することで壁内各微小領域の弾性率（円周方向）が算出できることになる[5]．このように求められた各微小領域の弾性率の値を段階ごとに色調分けして画像化して弾性率断層像を得るものである．総頸動脈の弾性率断層像と弾性率分布の計測例を**図2**に示した．プローブは通常のリニア型超音波プローブ（中心周波数10 MHz）を用いる（**図3**）．

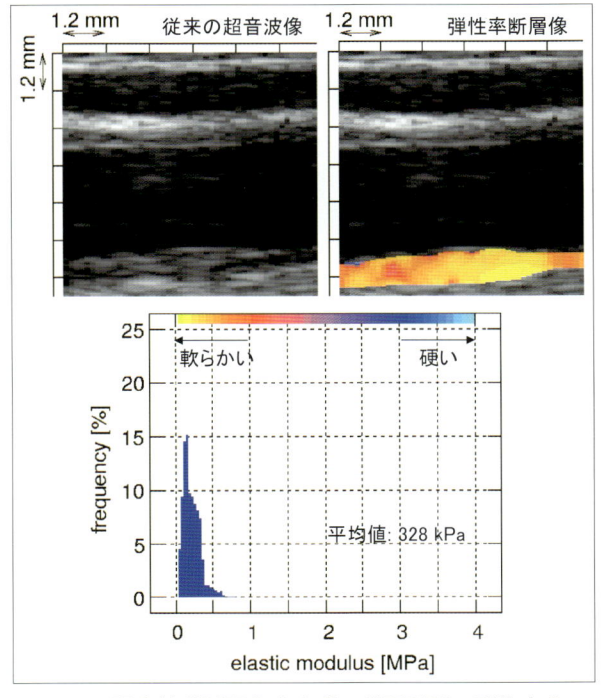

図2　閉塞性動脈硬化症患者の総頸動脈の弾性率分布と断層像

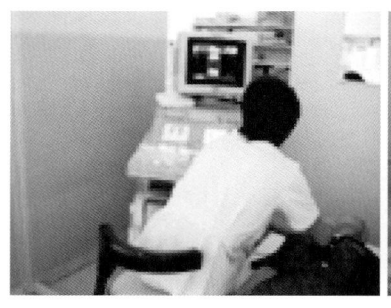

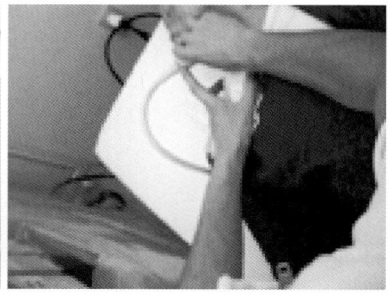

図3　検査風景
　通常の超音波エコー装置のリニア型プローブ（中心周波数7.5〜10 MHz）を用いる．
　位相差トラッキング法を用いて，血管壁の内部数百ミクロンメートルの厚さごとの瞬時的厚み変化を経時的に高精度に計測できる．
　壁にかかる脈圧を考慮することで血管壁の層別の弾性率を描出できる．

C　動脈壁の弾性率断層像による組織性状評価

　超音波検査機器を使用して組織性状を画像化する方法としてエコー輝度をいくつかの段階分けして，それぞれを色調化する，いわゆるバーチャルヒストロジーがある．これはエコー輝度が高いほど組織性状も硬いであろうという考えで数種類の色で大雑把に画像化されているため，精細な組織物性を表現しているとは言いがたい．一方，組織性状の主となるものがそれぞれ細胞成分によるもの，線維成分によるもの，そして石灰化しているものでは大きく弾性値が異なり，組織性状と弾性値には密接な関係があることが知られている[6]．閉塞性動脈硬化症患者の血行再建術の際に採取された動脈標本の弾性率断層像を in vitro の系において本手法により計測し，病理組織像と比較した結果を図4（従来の超音波像およびひずみ（壁の厚み変化）像）および図5（病理組織像および弾性率断層像）に示した[7]．石灰化した領域は線維組織に比べ硬い（弾性率が高い）結果が得られており，本手法により得られた弾性分布は組織性状をよく反映している．このように各微小領域の弾性の違いを視覚で捕らえられるだけでなく，弾性値分布や平均値から弾性特性を定量化できる[8]．

D　動脈弾性を求める臨床的意義

　動脈は心臓からの血液の拍出によって生じる血圧や流れをダイナミックに感受して血液を末梢組織に搬出する，いわば機能的管腔臓器といってもよい．冒頭でも述べたように，動脈硬化は形態的異常だけでなく機能的変性状態でもある．この機能的変性を動脈弾性の観点から捉える研究をさらに微小領域の弾性変化に焦点をあてることで，プラークの質的変化を精細に観察できるようになった．近年では粥状動脈硬化である心筋梗塞や脳梗塞，そして閉塞性動脈硬化症などは発症機転が同じであるという考えからアテローム血栓症として呼称されているが，その経過においてプラークが安定であるか否かということが問題となっている．従来法ではエコー輝度から類推して線維成分や石灰化成分が多いと安定したプラークと評価されてきた．プラークの各微小領域の弾性変化を検出できる本法では，その脆弱性を客観的に画像でも数値でも検出できるためプラークの質的診断が向上した．通常のプラーク形状評価に加えて，その弾性値を客観的に機能評価できることはアテローム血栓症の一次予防ばかりでなく，二次予防としての抗血小板薬や降圧薬などの薬物選択の参考になると考えられる．さらにはプラーク退縮に対する効果判定や将来の心血管イベント発症のサロゲートマーカとしての役割も期待できる．

E　おわりに

　最近の放射線医学の驚異的な進歩により動脈硬化の画像診断は容易となったが，動脈壁局所の弾性評価やベッドサイドでの検査の簡便性，コスト面においては超音波検査の優位性は揺るいでいない．また，その将来性についても画像面や機能診断面で超音波技術が進歩することで期待できる．本稿では，新たに開発された高精度超音波計測法によりプラーク内部の機械的特性を非侵襲的に計

5．画像と機能診断　B 動脈弾性

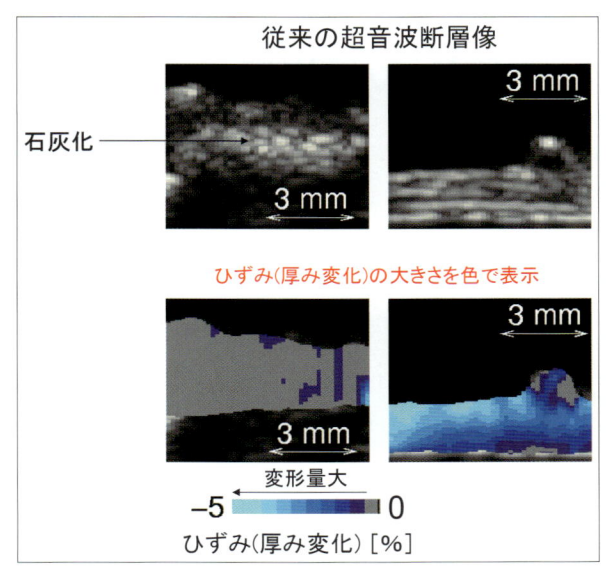

図4　閉塞性動脈硬化症患者の総大腿動脈の超音波断層像とひずみ（壁の厚み変化）像

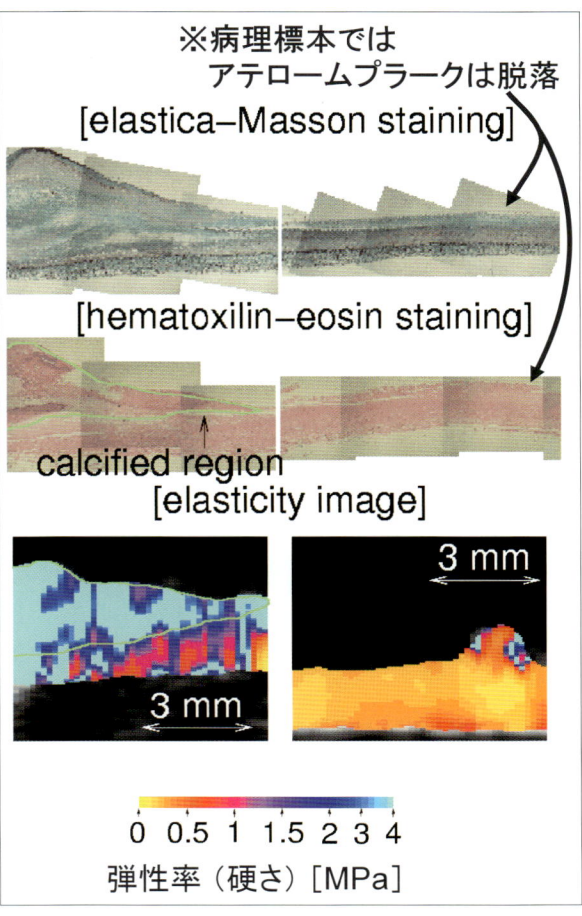

図5　閉塞性動脈硬化症患者の総大腿動脈の病理組織像と弾性率断層像

測し，組織同定を行う方法を紹介した．

文　献

1) Inoue T, Matuoka H, Higashi Y, et al：Flow-Mediated Vasodilation as a Diagnostic Modality for Vascular Failure. Hypertension Res **31**：2105-2113, 2008
2) 和田高士，岡村哲夫：血管弾性；動脈硬化の診断のガイドライン．非侵襲的動脈硬化診断研究会編，共立出版社，東京，pp87-92, 1999
3) Kanai H, Sato M, Koiwa Y, et al：Transcutaneous Measurement and Spectorum Analysis of Heart Wall Vibration. IEEE Trans. UFFC **43**：791-810, 1996
4) Kanai H, Hasegawa H, Chubachi N, et al：Noninvasive Evaluation of Local Myocardial Thickening and Its Color-Coded Imaging. IEEE Trans. UFFC **44**：752-768, 1997
5) Hasegawa H, Kanai H, Hoshimiya N, et al：Evaluating Regional Elastic Modulus of a Cylindrical Shell witl Nonuniform Wall Thickness. J. Med. Ultrason **31**：81-90, 2004
6) Lee R. T, Grodzinsky A. J, Frank E. H, et al：Structure-Dependent Dynamic Mechanical Behavior of Fibrous Caps from Atherosclerotic Plaques. Circulation **83**：1764-1770, 1991
7) Hasegawa H, Kanai H：Reduction of Influence of Variation in Center Frequencies of RF Echoes on Estimation of Artery-Wall Strain. IEEE Trans. UFFC **55**：1921-1934, 2008
8) Kanai H, Hasegawa H, Ichiki M, et al：Elasticity Imaging of Atheroma with Transcutaneous Ultrasound. Circulation **107**：3018-3021, 2003

6 脳血管障害の画像診断—動脈硬化との関連から—

川崎医科大学脳卒中医学教室
小林和人,芝﨑謙作,木村和美

脳梗塞は national institute of neurological disorders and stroke (NINDS)[1]の分類で「アテローム血栓性脳梗塞」,「心原性脳塞栓症」,「ラクナ梗塞」,「その他」に分けられる.そのうちわが国ではアテローム血栓性脳梗塞が 33.9%,ラクナ梗塞が 31.9% を占めており[2],近年,アテローム血栓性脳梗塞の患者数は高齢化や食生活の欧米化に伴い急激に増加している.虚血性脳血管障害のうちアテローム血栓性脳梗塞,ラクナ梗塞や一過性脳虚血発作の一部は動脈硬化病変が関連している.これを正しく早期より診断することは他の病型と治療方針が異なるため重要である.

A 動脈硬化診断のための画像診断

1. 超音波

超音波の利点は低侵襲で簡便であり,リアルタイムにベッドサイドで繰り返し評価できることにある.脳血管障害,特に動脈硬化病変に関する超音波は頸動脈超音波,経頭蓋ドプラ超音波,経食道心臓超音波が使用される.超音波では狭窄率,動脈硬化病変の性状の評価が可能である.

a. 頸動脈超音波

B モード法により動脈硬化病変を直接的に描出する.動脈壁は①外膜,②内中膜複合体厚 (intima-media thickness:IMT) として描出され内中膜の厚さで動脈硬化病変の有無を判断する.IMT の厚みは脳梗塞の危険因子であると考えられており[3],IMT 1.1 mm 以上をプラークと定義する.プラークはそのエコー輝度,内部・表面の性状,可動性の有無,潰瘍形成有無によって評価される(表1).輝度は高輝度・等輝度・低輝度に分類され,高輝度は骨,等輝度は筋肉,低輝度は血液と同程度の輝度をもっているものと定義される(図1).輝度の低い病変は血腫や粥腫によるものであり脆弱で塞栓源になりやすいと考えられている[4].カラードプラやパワードプラを使用することで輝度の低いプラークが診断しやすくなり(図2),乱流による色の変化や血流速度を測定することで狭窄の有無や狭窄率を予測することができる.また,潰瘍は 2 mm 以上の陥凹であると定義される(図3).狭窄病変の評価は north american symptomatic carotid endarterectomy (NASCET) 法や european carotid surgery trial (ECST) 法,面積狭窄度を使用する(図4).頸部超音波の血流速度と脳血管造影検査との関係はドプラ法で最大収縮期血流速度が 200 cm/sec 以上であった場合 NASCET 法で 70% 以上の狭窄があると考えられる(図5)[5].検査時にはどの手法を用いたか明記しておく.

b. 経食道心臓超音波

非侵襲的な超音波検査の中では比較的患者の負担が大きく,急性期に行うことは難しいことがある.しかし,虚血性脳血管障害において経

表1 頸動脈超音波によるプラーク評価

プラークの性状表現	
① 輝度	・高輝度 ・等輝度 ・低輝度
② 表面性状	・平滑 ・不整 ・潰瘍の有無
③ 均一性	・均一 ・不均一

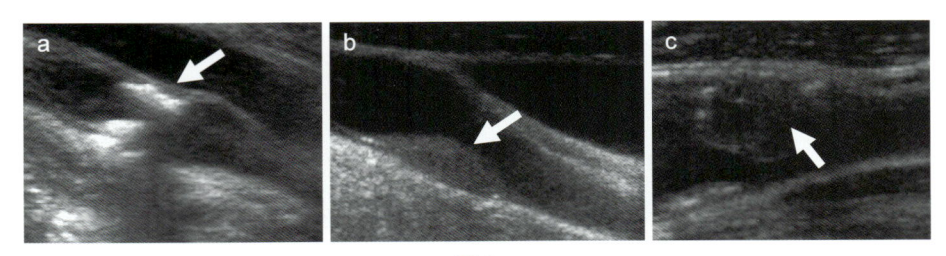

6．脳血管障害の画像診断―動脈硬化との関連から―

図1
a：高輝度プラーク．b：等輝度プラーク．c：低輝度プラーク．

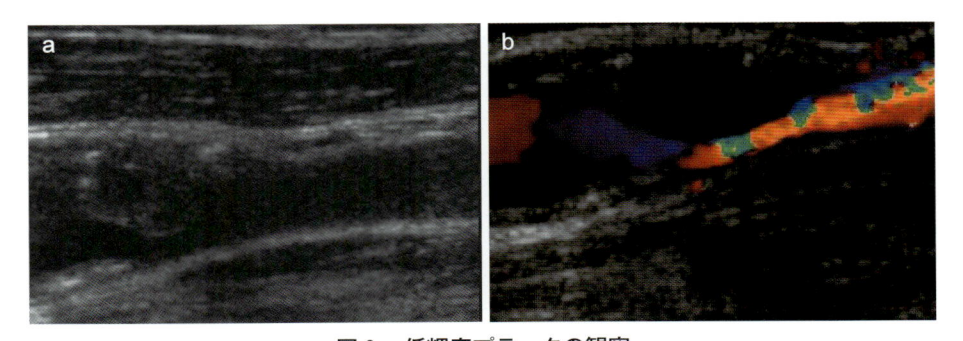

図2　低輝度プラークの観察
a：Bモード法による低輝度プラークの観察．b：カラードプラを使用することで低輝度プラークが観察しやすくなる．

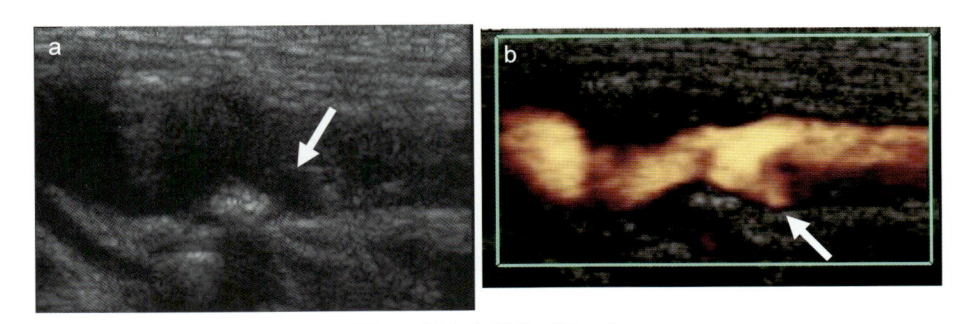

図3　潰瘍を伴うプラーク
a：Bモード法で潰瘍が観察される（矢印）．b：パワードプラ法で潰瘍に流入する血流を認める（矢印）．

食道心臓超音波で得られる情報は心内血栓の有無のみならず，大動脈硬化病変の評価も重要である．大動脈の壁厚が4mm以上の場合や可動性病変，潰瘍形成のある場合は脳梗塞の発症危険率は高い（**図6**)[6,7]．

c．経頭蓋超音波ドプラ法（transcranial doppler ultrasonography：TCD)，経頭蓋超音波カラードプラ法（transcranial color flow imaging：TC-CFI)

超音波による頭蓋内病変の評価はTCD，TC-CFIを使用する．TCDによる観察は①側頭窓より中大脳動脈，前大脳動脈，後大脳動脈，遠位内頸動脈端，②眼窩窓より眼動脈，内頸動脈，③大後頭孔窓より椎骨動脈，脳底動脈

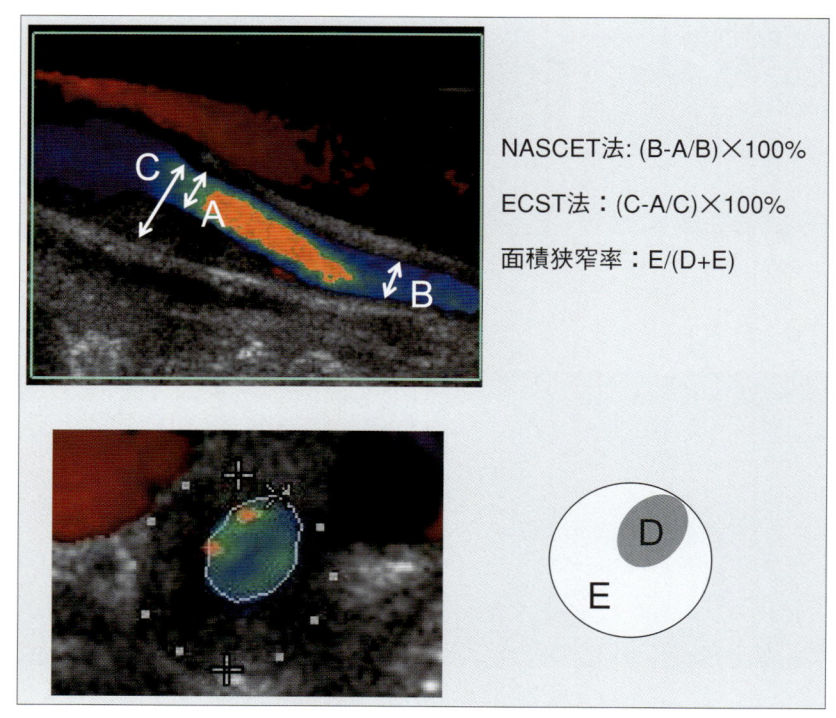

図4　頸部血管超音波による狭窄病変の計測方法

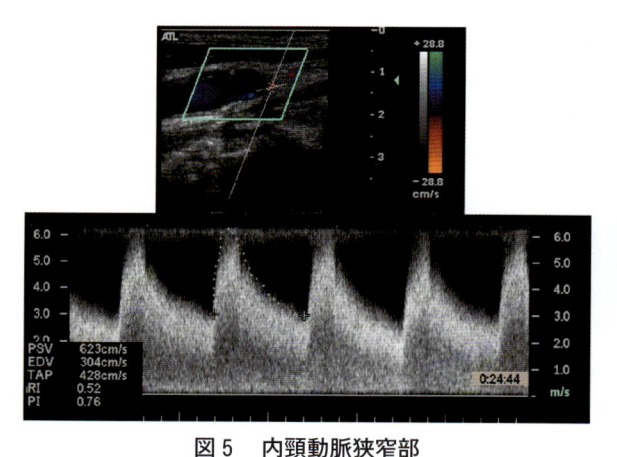

図5　内頸動脈狭窄部
収縮期血流速度が 623 cm/sec であり NACET 法で 70% 以上の狭窄が疑われる．

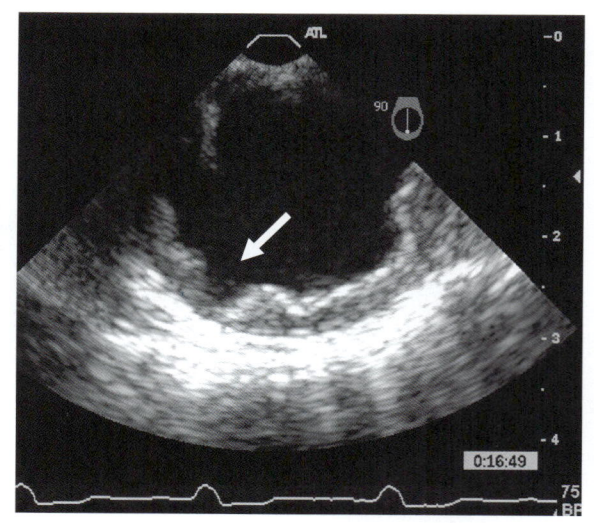

図6　経食道心臓超音波による動脈硬化病変の診断
大動脈弓部に 7.7 mm のプラークがあり潰瘍病変を認める．

が観察可能である．TCD は頭蓋内血管から血流波形を計測することができ血流速度により狭窄の有無を診断することができる（表2，図7）[8]．TCD では盲目的に頭蓋内血管を探索するのに対して TC-CFI は血流をカラーイメージで表すことができ血管走行を確認することができる．

2．単純 CT，3D-CT Angiography

単純 CT では動脈壁の石灰化を知ることができる．またヨード造影剤を使用することで血管腔の狭窄の有無，粥腫形状の評価も可能である（図8）．脳血管造影検査が困難な症例において代替可

能であり，頸部血管あるいは頭蓋内血管の狭窄，プラーク性状，血管病変の高さ等を評価できる．

3．Magnetic resonance imaging（MRI）

a．Magnetic resonance angiography（MRA）

頭蓋内血管病変，頸部血管の狭窄病変の評価に有用である．ただし，血流速度により血管描出が左右されるため，血流速度が遅い場合は見かけ上血管の描出が不良となり狭窄病変を過大評価することがある．

b．black-blood MRI（BB-MRI）

血流信号がゼロとなる反復回転時間で撮影することで血流信号をなくし血管の内腔を黒く表す撮影方法であり，頸動脈の狭窄病変，プラーク性状の評価ができる．狭窄病変の信号は顎下腺や胸鎖乳突筋を基準とし①高輝度，②等輝度，③低輝度と評価する．それぞれの信号によるプラーク性状の評価は①T1強調画像等信号かつT2強調画像高信号の場合は脂肪成分，②T1強調画像高信号かつT2強調画像等信号でプラーク内血腫，③T1/T2強調画像ともに等信号～低信号の場合は線維性で，④T1/T2強調画像ともに低信号の場合は石灰化であるとされている[9]．**表3**にBB-MRIのそれぞれの輝度，病理所見，頸部エコー所見を示す（**図9**）．

c．Basiparallel Anatomic Scanning-MR imaging（BPAS-MR）

椎骨脳底動脈の評価に関しての報告がなされている．BPAS-MRは椎骨脳底動脈の輪郭を描出しMR angiographyと併用することでより効果的に血管性状の評価が可能である．例えばMRAで椎骨動脈の描出が不良であり，BPAS-MRでも描出されない場合は血管低形成であり，BPAS-MRで描出良好な場合は血管内腔の狭窄病変が考えられる[10]（**表4**）．

d．High resolution black-blood MRI

Changらによると，high resolution black-blood MRIを使用することで頭蓋内血管の内腔のプラーク評価や狭窄度が評価できる可能性を示唆している[11]．今後臨床での使用が期待される．

表2　TCDによって描出される血管とその深度，狭窄が疑われる平均血流速度[8]

血管	深度（mm）	狭窄が疑われる平均血流速度（cm/s）
中大脳動脈（M1-M2）	30～65	≥80
前大脳動脈（A1）	60～75	≥80
内頸動脈（サイフォン部）	60～65	≥70
後大脳動脈	60～72	≥50
脳底動脈	80～100	≥60
椎骨動脈	40～80	≥50

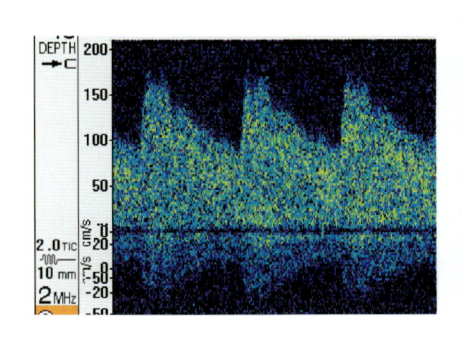

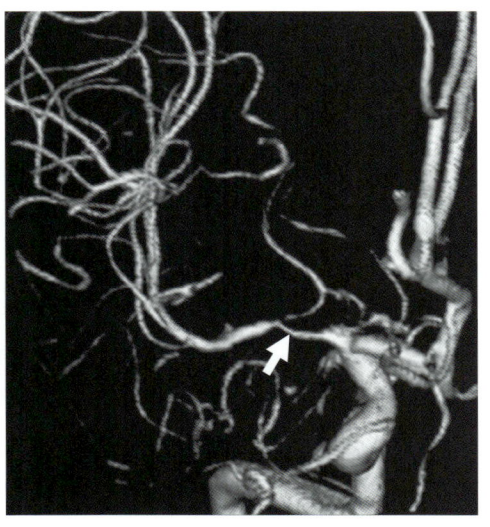

図7　TCDによる右中大脳動脈狭窄部の診断
脳血管造影検査で認められた狭窄部位（矢印）の血流波形の上昇を認める．

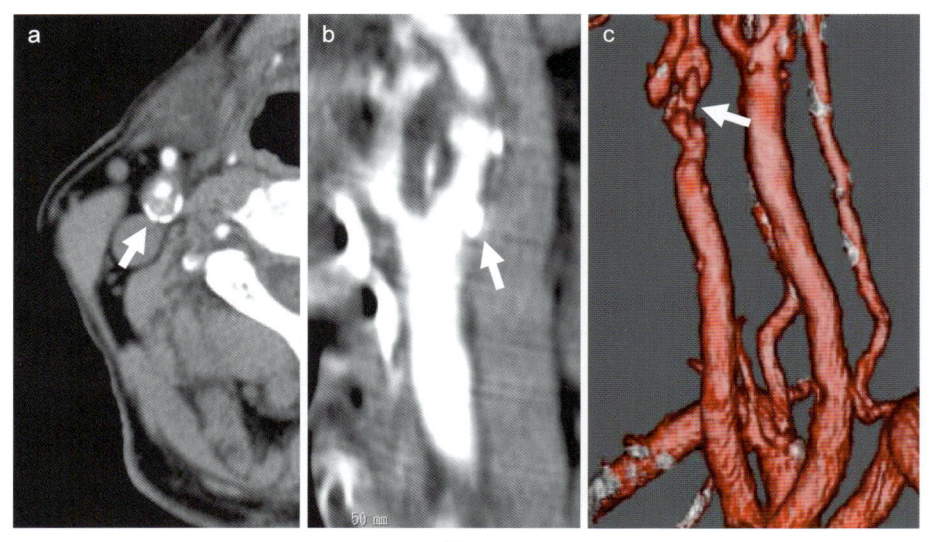

図 8
a：造影 CT（冠状断）．右内頸動脈血管壁に沿って石灰化を認める（矢印）．b：造影 CT（矢状断）．内頸動脈に潰瘍を伴うプラークを認める．c：3D-CTA．同部位に血管壁の不整を認める（矢印）．

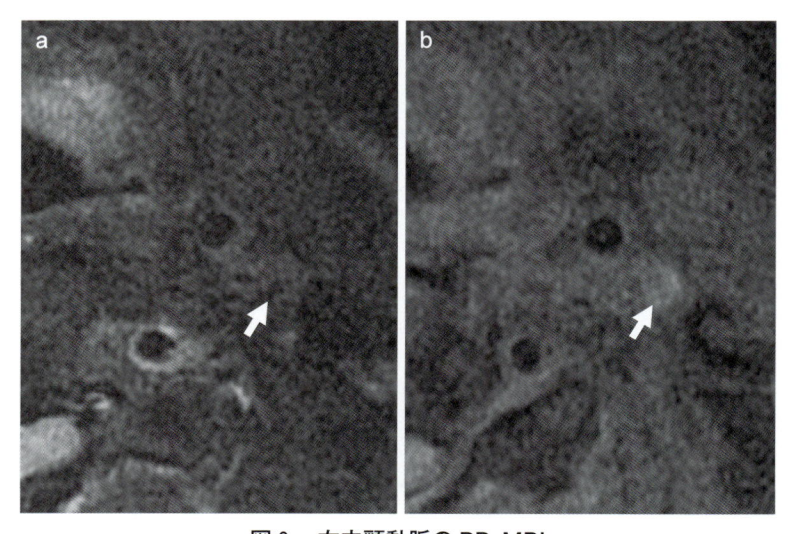

図 9　右内頸動脈の BB-MRI
a：T1 fat-sat で iso intensity（矢印），b：T2 fat-sat で high intensity（矢印）であり脂肪成分と考えられる．

表 3　BB-MRI の所見と頸部超音波所見

	T1	T2	頸部超音波所見
脂肪沈着	Iso	High	低輝度
プラーク内出血	High	Iso	低輝度
繊維成分	low-iso	low-iso	高輝度
石灰化	Low	Low	高輝度

表 4　BPAS-MR を使用した血管評価

	MR Angiography 所見	BPAS-MR 所見
アテローム硬化性病変	不整もしくは狭窄	正常
閉塞	描出困難もしくは描出されない	正常
血管低形成	描出困難もしくは描出されない	狭窄もしくは描出されない

表5　画像検査とそれぞれの使用部位, 評価項目

		超音波			CT		MRI				DSA
		頸部超音波	経食道超音波	経頭蓋ドプラ法, 経頭蓋超音波カラードプラ法	単純	3D-CTA	MRA	BB-MRI	BPAS-MRI	high resolution MRI	
動脈硬化病変の部位	頭蓋内			○		○	○		○	○	○
	頸部	○				○	○	○			○
	大動脈		○			○					○
動脈硬化病変	狭窄病変評価	○		○	△	○	○	○	○	○	○
	表面性状	○			△	○	△	○		○	○
	内部性状	○			△			○		○	

○：有用である, あるいは使用される. △使用されることがある.

4. Digital subtraction angiography (DSA)

血管情報の獲得に最も優れており血管の狭窄度, プラークの表面性状の評価に gold standard として扱われる. また, 狭窄病変より末端の血行動態を知るのに優れている. しかし血管壁の動脈硬化病変の性状を直接観察するには劣るため, 頸動脈ステント術施行時などに性状の情報が必要な場合は血管内エコー法 (intravascular ultrasound：IVUS) を使用したりする.

B おわりに

動脈硬化性病変による脳血管障害は今後高齢化社会においてますます増加するものと考えられる. 急性期脳血管障害治療においてはそれぞれの画像診断法の利点を理解し, より素早く正確に診断し治療につなげる必要がある.

また, 近年各々の画像検査・診断技術の進歩により一概にどの検査が一番有用であるということがいえなくなってきている. 今後は検査部位, 目的に応じて画像検査を選択, あるいは複数の検査により比較検討する必要がある (表5).

文献

1) Special report from the National Institute of Neurological Disorders and Stroke. Classification of cerebrovascular diseases III. Stroke 21：637-676, 1990
2) Kimura K, Kazui S, Minematsu K, et al：Analysis of 16,922 patients with acute ischemic stroke and transient ischemic attack in japan. A hospital-based prospective registration study. Cerebrovasc Dis 18：47-56, 2004
3) Hollander M, Hak AE, Koudstaal PJ, et al：Comparison between measures of atherosclerosis and risk of stroke：the Rotterdam study. Stroke 34：2367-2372, 2003
4) Bock RW, Gray-Weale AC, Mock PA, et al：The natural history of asymptomatic carotid artery disease. J Vasc Surg 17：160-169；discussion 170-171, 1993
5) Koga M, Kimura K, Minematsu K, et al：Diagnosis of internal carotid artery stenosis greater than 70% with power doppler duplex sonography. AJNR Am J Neuroradiol 22：413-417, 2001
6) Amarenco P, Cohen A, Tzourio C, et al：Atherosclerotic disease of the aortic arch and the risk of ischemic stroke. N Engl J Med 331：1474-1479, 1994
7) Amarenco P, Duyckaerts C, Tzourio C, et al：The prevalence of ulcerated plaques in the aortic arch in patients with stroke. N Engl J Med 326：221-225, 1992
8) Alexandrov AV：Cerebrovascular ultrasound in stroke prevention and treatment. 2004.
9) 吉田和道, 後藤正憲, 土井大輔, 他：Black-Blood MRI による非侵襲的頸動脈プラーク性状評価. 日本血管内治療学会誌 6：235-241, 2005
10) Nagahata M, Abe Y, Ono S, et al：Surface appearance of the vertebrobasilar artery revealed on basiparallel anatomic scanning (BPAS)-MR imaging：its role for brain mr examination. AJNR Am J Neuroradiol 26：2508-2513, 2005
11) Ryu CW, Jahng GH, Kim EJ, et al：High resolution wall and lumen MRI of the middle cerebral arteries at 3 tesla. Cerebrovasc Dis 27：433-442, 2009

7 脳外科から診た脳血管障害と動脈硬化

長崎大学病院脳神経外科
堀江信貴,永田 泉

近年,わが国では生活様式の欧米化に伴い肥満,脂質代謝異常,耐糖能異常,高血圧などメタボリックシンドロームを構成する代謝性疾患が大幅に増加し,今後ますます動脈硬化性病変を主体とする虚血性心疾患,脳卒中の発症増加が予想される.中でも脳梗塞は従来のラクナ梗塞主体からアテローム血栓性脳梗塞や branch atheromatous disease(BAD)へと疾病構造の変化が表れており,このようなアテローム血栓性脳梗塞に対する治療戦略,特に外科的治療の適応を決定する判断材料として画像診断の重要性は高い.近年,様々な画像診断モダリティーの発展により詳細な情報が得られるようになった.本稿では脳神経外科から診た頸動脈狭窄,頭蓋内狭窄病変における外科的介入に特に重要である,①プラークイメージング評価,②脳血流評価,③合併する全身血管病の評価および管理について概説する.

A プラークイメージング評価

頸部頸動脈狭窄症において,症候性の中等度~高度狭窄病変では大規模臨床試験によって頸動脈内膜剥離術(carotid endarterectomy:CEA)の有効性が実証され,今日では脳梗塞発症予防のための外科的治療法として確立している[1](図1).また,本疾患はプラーク破綻に伴う artery-to-artery embolism をきたす危険性があるため,狭窄率に加えてプラークの組織性状,いわゆる不安定プラークをいかに正確に診断するかが極めて重要である.

不安定プラークとは豊富な脂質コア,薄い線維性被膜,著明な炎症細胞浸潤の存在が認められるものを言い,最近は新生血管の存在や樹状細胞などの免疫細胞の関与も解明されている.このような不安定プラークは必ずしも狭窄度と相関せず,

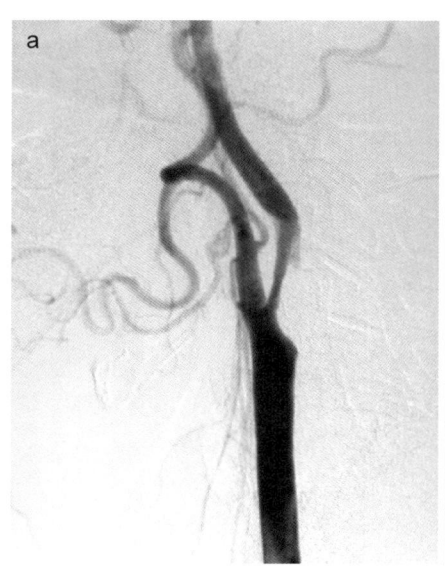

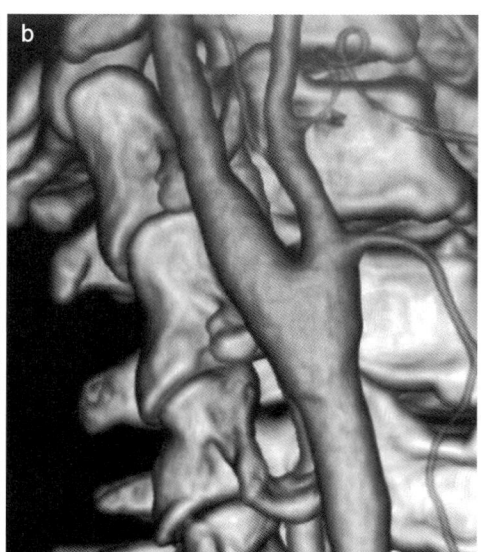

図1 内頸動脈剥離術前(a:脳血管造影)と術後(b:CT アンギオ)

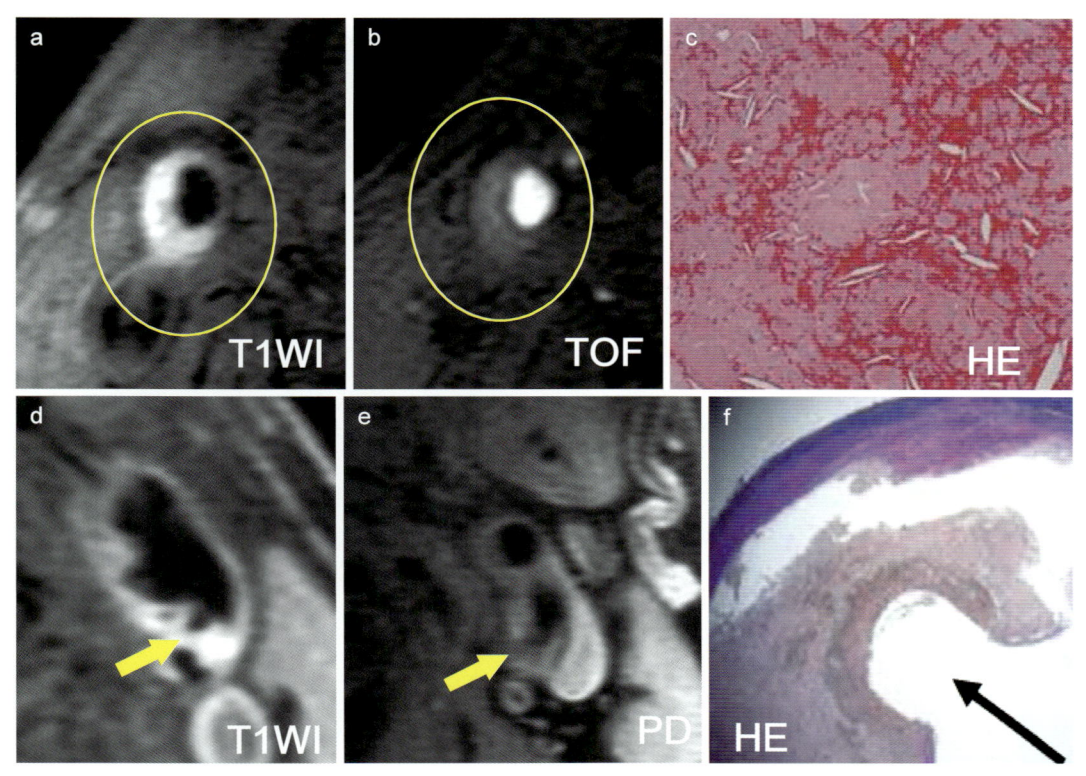

図2　MRIによるプラーク組織性状の評価
a〜c：Lipid rich プラーク，d〜f：潰瘍を伴うプラーク（矢印）．

表1　プラーク組織性状とMR信号強度との関係

	TOF	T1WI	PD	T2WI
脂質コア（出血あり）	高	高	高	高
脂質コア（出血なし）	等〜軽度高	等〜高	等〜高	等〜高
新鮮出血	高	高	低〜等	低〜等
線維性被膜	低	等〜軽度高	等〜軽度高	等〜軽度高
石灰化	低	低	低	低
線維組織	等〜低	等〜軽度高	等〜軽度高	等〜軽度高

狭窄率が低い病変においても十分念頭に置いておくことが肝要である．近年，プラーク性状診断においてはMRIが目覚ましい進歩を遂げており，その有用性が報告されている．血管内腔の血流信号を無信号化し，良好な血管壁の組織学的評価が可能となる（Black-Blood 法）．また，magnetization-prepared rapid acquisition gradient echo（MPRAGE）と呼ばれる高速3次元T1WIを用いても評価可能である．具体的には，豊富な脂質コアを有する不安定プラークはT1WIにて等〜高信号を呈し，比較的新しいプラーク内出血を伴っている病変はTOFにおいても高信号を呈する（図2）．一方，線維性成分は通常T1WIやTOFにて等信号を呈する（表1）[2)]．最近では，プラークを分子レベルまで評価した機能的な面からの可視化が試みられており，炎症細胞や新生血管，フィブリン血栓など超微小常磁性酸化鉄造影剤，ガドリニウム造影剤を用いた研究が注目されている．しかし，プラーク自体，複雑な免疫炎症反応が関与しており，また経時的変化をきたすもので

あるため，一つの診断機器に頼ることなく，超音波エコーやCTアンギオなどの情報を元に総合的に評価することが望ましい．

さて，症候性内頸動脈狭窄症は50％以上の高度狭窄の場合，手術および周術期管理に熟達した施設においてCEAが推奨され，通常は症状が落ち着いた慢性期に施行されることが多い．しかし，不安定プラークを有する症例で内科治療に抵抗性である場合，その至適時期，安全性については現在のところコンセンサスが得られていない．一般的に症候性病変に対する予防効果については女性より男性に，65歳以下より75歳以上に，最終発作から12週以上より2週以内において，より有効であることが示されている[3]．内科治療にもかかわらず頸動脈エコーにて浮遊血栓，可動性プラーク，あるいは経頭蓋ドプラにて多発するhigh intensity thanscient signal（HITS）を認める場合は，急性期CEAを検討する必要があり，その場合はより安全かつ慎重な操作が必要であることは言うまでもない．

では無症候性頸動脈狭窄の場合についての外科的適応はどうであろうか？　これまでの様々なエビデンスから，無症候性狭窄症例は症候性にくらべてCEAの恩恵が小さいことが示されている．よって，プラーク性状，脳循環予備能，全身合併症などを考慮に入れ，その手術適応には慎重であるべきである．

頸動脈ステント術（carotid arterial stenting：CAS）についてはSAPPHIRE trialにて症候性50％以上，無症候性80％以上の頸動脈狭窄を有するCEA高リスクの症例に対してその有効性が示された[4]．CASは低侵襲であり，デバイスの改良により今後さらなる有効性が期待されるが，デブリスによる末梢塞栓など改善すべき課題もあり，現時点においては内科的治療，CEA，CASを個々の症例にて検討することが肝要である．

頭蓋内狭窄病変については，脳卒中急性期患者データベースによると約3割の症例に認められた．さらにこれらの病変は有意に狭窄率が進行し，年間再発率が約10〜20％と高率である[5]ため，特に症候性の場合は，内科治療を含め積極的な治療が望まれる．頭蓋内狭窄病変においても頸動脈

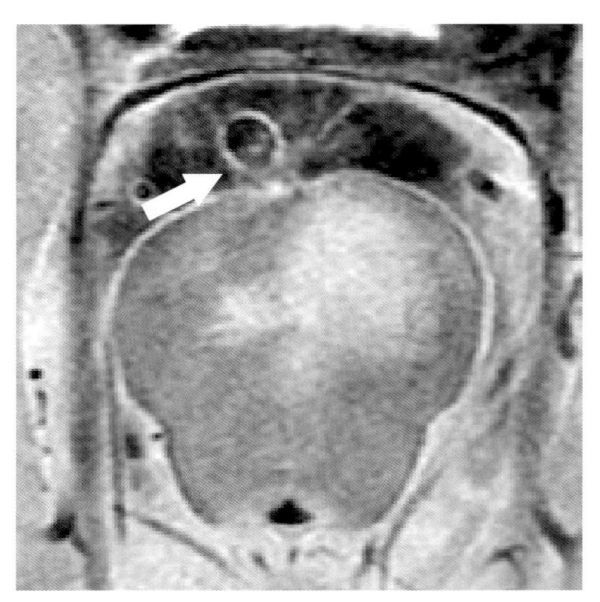

図3　脳底動脈プラークに起因したと思われる脳幹梗塞（T2WI）

病変と同様に狭窄部のプラークが注目されている．このような頭蓋内狭窄にも少なからずMRI高信号を呈するプラークが存在することが報告され（図3），頸動脈病変と同様の評価が可能か現時点では不明であるが，今後の診断技術の発達により解明されるものと思われる．治療法においては，未だその自然歴や内科治療の有効性，外科的再建術の適応や効果についての知見は十分でない．ここ数年，血管内治療の有効性が報告されており，症例によっては有効な結果が期待される．

B 脳血流評価

わが国の多施設共同研究であるJapanese EC-IC Bypass Trial（JET）Studyにて，脳主幹動脈の慢性閉塞あるいは高度狭窄があり，「病側中大脳動脈灌流領域の安静時血流量が正常値の80％未満，かつ脳循環予備能が10％未満」の症例においては，バイパス術により将来のmajor strokeを有意に予防することが示されたことは記憶に新しい[6]．しかし，このstudyは血行力学的脳虚血StageⅡを対象とした有効性を示しており，より軽症の血行力学的脳虚血に対する有効性は確立していない．したがって，安易な手術適応の拡大解

釈は慎まなければならない．今後は脳血流定量法の標準化，判定精度の向上が課題である．評価法としてはSPECTは装置が簡便であり，操作も比較的単純であるため広く用いられている．さらにアセタゾラミドを用いて脳血流の変化を測定し，脳循環予備能を評価する．この手法も広く用いられており，血行再建術後の過灌流出現の予測因子として注目されている．一方，PETは脳循環動態を代謝も含めての評価が可能であるが，設備や費用などの問題もあり，施行できる施設は限られている．

C 全身血管病の合併

動脈硬化に起因する脳血管障害は全身血管病の一病態であり，心筋梗塞を主体とする冠動脈疾患，また慢性腎臓病，末梢血管病変の合併もまれではない．これまでの報告ではCEA適応例の30～40％は冠動脈疾患を合併し，逆に冠動脈疾患で頸動脈高度狭窄を合併する頻度は10％である．このように，動脈硬化性病変を全身に認める症例においては手術前のプラークの安定性を期待してスタチン製剤の投与が望ましい．

手術に際しては冠動脈バイパス術（CABG）適応のある頸動脈狭窄例，あるいは腎不全と頸動脈の合併例などハイリスク症例においては十分な評価を行い，周術期合併症をきたさないようにしなければならない．一般的には頸動脈高度狭窄と冠動脈高度狭窄を合併する例ではCABGを先行させた場合の脳梗塞合併率が10～20％と報告され，逆にCEAを先行させた場合の心筋梗塞合併率が10％と報告されている．そのようなハイリスク症例に対してはSAPPHIRE studyによってCASの非劣性が証明され，症例によってはCASを行った後にCABGを行うことが望ましい．

慢性腎臓病においては長期透析を受けている患者が多く，二次性副甲状腺機能亢進症，高血圧，糖尿病などの因子が多数関与し動脈硬化が進行する．頸動脈においては石灰化を伴う狭窄病変が特徴的であり，手術時に剝離が困難である場合がある．周術期には，いわゆる不均衡症候群と言われる電解質バランスの崩壊，起立性低血圧，覚醒遅延，創部出血などに注意する必要がある．このような合併症を防ぐためにも脳外科医，内科医との十分な協力体制が必要であることは言うまでもない．

D まとめ

動脈硬化を基盤とするアテローム性脳血管障害は全身脈管病の一病態であることを十分認識する必要がある．したがって，個々の症例について冠疾患，腎疾患，末梢血管の評価を十分行い，総合的に評価し治療方法を検討することが肝要である．

文 献

1) Sacco RL, Adams R, Albers G, et al : Guidelines for prevention of stroke in patients with ischemic stroke or transient ischemic attack : a statement for healthcare professionals from the American Heart Association/American Stroke Association Council on Stroke : co-sponsored by the Council on Cardiovascular Radiology and Intervention : the American Academy of Neurology affirms the value of this guideline. Stroke **37** : 577-617, 2006
2) Honda M, Kitagawa N, Tsutsumi K, et al : High-resolution magnetic resonance imaging for detection of carotid plaques. Neurosurgery **58** : 338-346, 2006
3) Rothwell PM, Eliasziw M, Gutnikov SA, et al : Endarterectomy for symptomatic carotid stenosis in relation to clinical subgroups and timing of surgery. Lancet **363** : 915-924, 2004
4) Yadav JS, Wholey MH, Kuntz RE, et al : Protected carotid-artery stenting versus endarterectomy in high-risk patients. N. Engl. J. Med **351** : 1493-1501, 2004
5) Chimowitz MI, Lynn MJ, Howlett-Smith H, et al : Comparison of warfarin and aspirin for symptomatic intracranial arterial stenosis. N. Engl. J. Med **352** : 1305-1316, 2005
6) Ogasawara K, Ogawa A. : JET study（Japanese EC-IC Bypass Trial）.日本臨牀 **64**（増刊号7）: 524-527, 2006

① 経頭蓋ドプラ

幸循会 OBP クリニック臨床検査科
尾崎俊也

A 経頭蓋ドプラの基礎

1．経頭蓋ドプラとは

経頭蓋ドプラには，経頭蓋超音波ドプラ法（transcranial doppler sonography：TCD）と経頭蓋カラーフローイメージング法（transcranial-color flow imaging：TC-CFI）があり，さらにTCDやTC-CFIを用いた微小栓子シグナル（microembolic signal：MES）の検出も含まれる．しかし，本稿では紙面の関係で，経頭蓋カラーフローイメージング法（TC-CFI）の基本テクニックに焦点を合わせて解説する．

TC-CFIは，頭蓋内2D断層像上にカラードプラ法を用いて脳動脈をカラー血流表示する．また，その血流表示をガイドにドプラ血流波形を記録し，血管病変を診断する検査でTCDS（transcranial color duplex sonogrphy）とも呼ばれている．

2．経頭蓋超音波検査の目的

TC-CFIの対象血管は，頭蓋内の主動脈である前大脳動脈（anterior cerebral artery：ACA），中大脳動脈（middle cerebral artery：MCA），後大脳動脈（posterior cerebral artery：PCA），椎骨動脈（vertebral artery：VA），脳底動脈（basilar artery：BA），および，ウイリス動脈輪を構成する前交通動脈（anterior communicating artery：Acom）や後交通動脈（posterior communicating artery：Pcom）が中心となる．また，検出される病変としては，狭窄および閉塞病変から，脳動脈瘤，脳動静脈奇形，モヤモヤ病，さらに閉塞病変に伴う側副血行路の検出などに及ぶ．

3．患者の体位と検者の位置

患者の体位は，仰臥位が基本となるが，後方の大後頭孔アプローチは，側臥位，腹臥位，または坐位とそれぞれの施設で異なる．

頭部の超音波検査では，検者が仰臥位の被検者に対して頭側に座って行うと，プローブの操作および固定が容易に行える（図1a）．ただし，ルーチン検査では，頸動脈エコーなど他の領域も同時に行うことが多く，検者は仰臥位の被検者に対して右側に位置して行う施設が多い（図1b）．

4．プローブの選択

プローブの中心周波数は，経頭蓋であること，さらに観察深度が5〜8cm程度と深部であるため，3MHz以下の低周波プローブが必須となる．また，狭いエコーウインドウから広範囲な領域を観察するため，セクタ型プローブが第一選択とされる．メーカーによっては，頭蓋内ドプラ専用のセクタ型プローブも用意されているが，ルーチン検査においては，心エコー検査用の低周波セクタ型プローブが用いられている．

5．経頭蓋ウインドウの検出

経頭蓋ウインドウの検出は，ドプラ検出感度がポイントとなるため，他の領域とやや異なりアプローチは基本操作が重要となる．

【経頭蓋アプローチの基本操作】
①毛髪や皮膚の凹凸に空気層ができないようにエコーゼリーを多めに塗布すること．
②プローブを頭蓋骨に対して垂直に保持すること．
③やや強くプローブを押し付けて観察すること．
④プローブの移動は体表面への圧迫を緩めずにゆっくりと行うこと．

6．カラードプラの検出感度

TC-CFIは，ドプラビームの透過性と低流速の

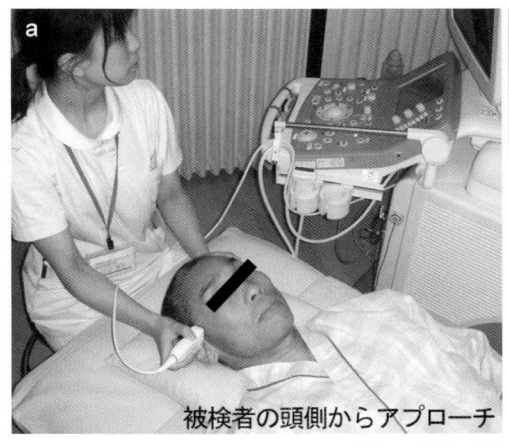

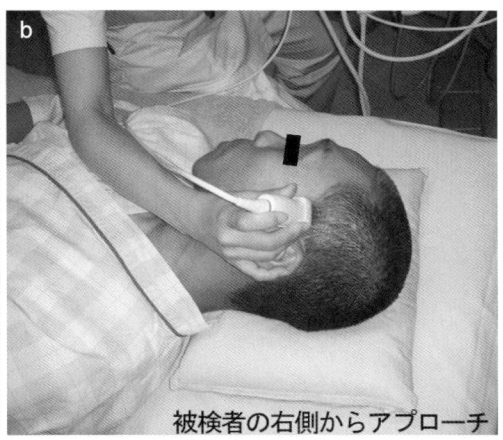

図1　患者の体位と検者の位置
a：検者が仰臥位の被検者に対して頭側に座って行う場合．b：検者が仰臥位の被検者に対して右側に位置して行う場合．

検出感度を重視して装置の条件が設定されている．しかし，頸動脈血流などと異なり，すべての症例で頭蓋内動脈の血流表示が可能ではない．検出率は，エコーウインドウである頭蓋骨の厚みが大きく影響し，特に，高齢の女性で検出率の低下が報告されている．そのため，検出困難な症例には，侵襲性やコスト面で問題はあるが，レボビスト®などの経静脈投与による超音波造影剤が用いられている．

7．カラードプラの条件設定

カラードプラでの血流検出の条件設定は，感度重視の設定となり，信号とノイズの鑑別（S/N比）が重要となる．そこで次に，筆者が推奨する条件設定を記載する．

【カラードプラの条件設定】
① カラードプラは流速表示を用い，流速レンジは30 cm/sec 前後でドプラフィルターを低く設定する．
② フレームレートを考慮して，カラーロイは関心領域に限定して狭く調整する．
③ カラーゲインは目的血管の検索時はオーバーゲインに設定し，画像記録時に適正ゲインに調節する．
④ 良好なドプラ入射角が得られない領域のカラー表示には，パワードプラ法などを用いる．

B　経頭蓋ドプラの検査手技

1．側頭骨アプローチ

a．アプローチが可能な血管領域

側頭骨アプローチでは，内頸動脈末梢（C1，C2），前大脳動脈（A1），中大脳動脈（M1），前交通動脈（Acom），後交通動脈（Pcom），および後大脳動脈（P1，P2）の検出が可能．

b．側頭骨ウインドウの検出

アプローチのスタートは，頭蓋骨が薄く超音波ドプラビームの透過性が良好なエコーウインドウを得ることである．

【側頭骨ウインドウ検出の操作手順】
① まず，側頭部で頭蓋骨が薄いとされている頬骨弓の上方で耳介前方の側頭窩，いわゆる"こめかみ"付近で，頭蓋内の 2D 水平断層像の描出を試みる．
② 引き続き，プローブを前方の眼窩付近に移動させ，さらに，耳介の上方から後方へ広範囲にプローブを移動し（図2），頭蓋内の 2D 断層像が最も明瞭に描出されるエコーウインドウを検索する（図3）．
③ 最後に，わずかにプローブを傾斜および回転させ，目的血管の領域が 2D 断層像でより鮮明に描出されるアプローチを得る．

c．2D 断層像による中脳の描出

良好な側頭骨ウインドウが得られたら，次に，

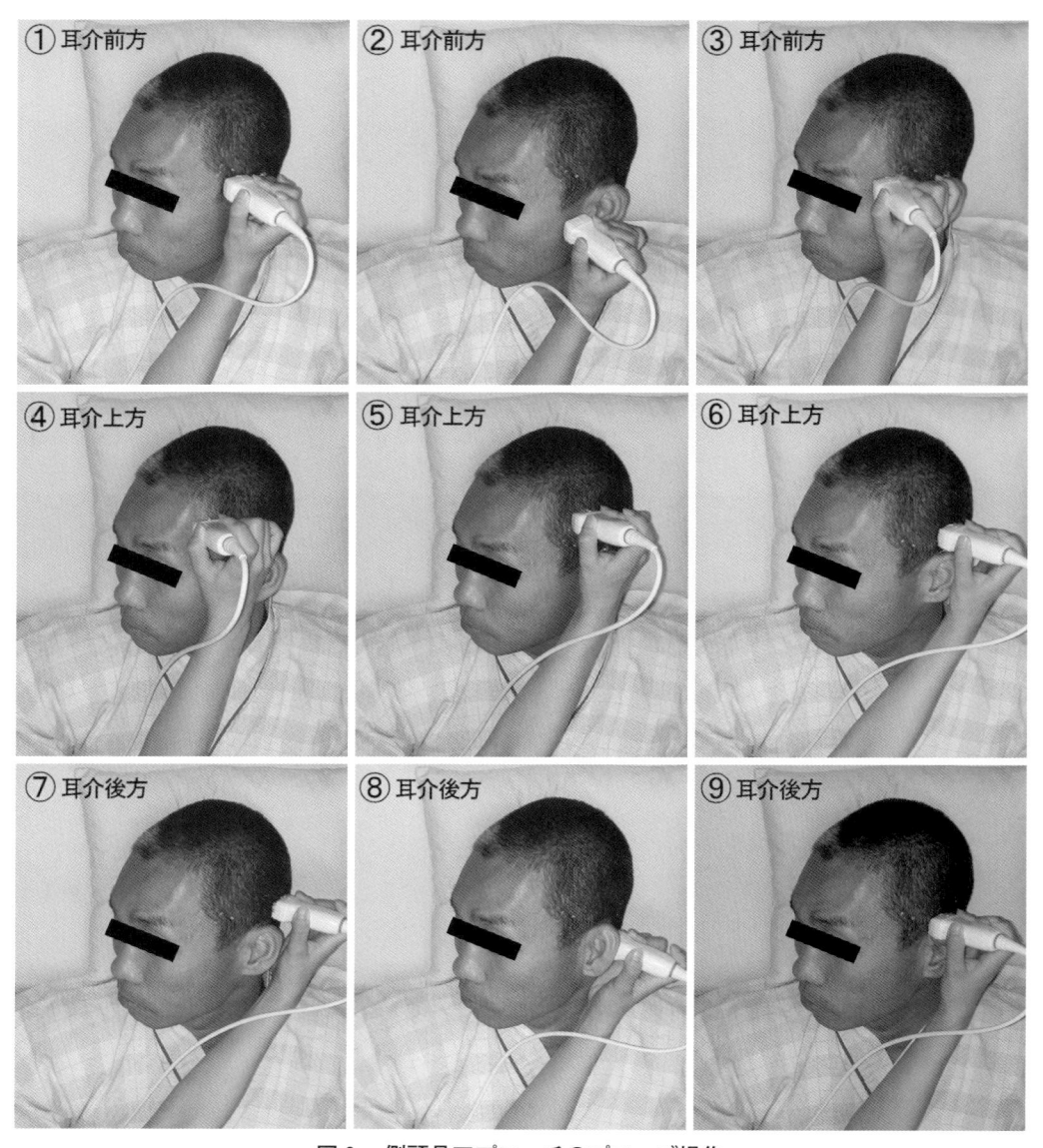

図 2　側頭骨アプローチのプローブ操作
頬骨弓の上方で耳介前方の側頭窩，いわゆる"こめかみ"付近（①〜②）をスタートに，プローブを前方の眼窩付近（③〜④）に移動させ，さらに，耳介の上方（⑤〜⑦）から後方（⑧〜⑨）へ広範囲にプローブを移動させる．

目的血管を同定するためにウイリス動脈輪を描出する．そのためには，まずガイドとなるウイリス動脈輪後方の中脳を 2D 断層像で描出する．

【中脳（2D 断層像）描出の操作手順】
①側頭骨ウインドウから良好な頭蓋内の水平断面を描出する（図 4a）．
②深度 14 cm 前後に観察される対側の側頭骨を検出する（図 4b）．
③両側頭骨の中央部付近を観察し，頭蓋内の中央線である高輝度のミッドラインを検出する（図 4c）．
④眼窩と外耳道を結ぶラインよりやや頭側レベルにビームを向け，耳介前方の深部方向のミッドライン上に，境界明瞭で内部が均一低エコーでハート型の中脳水平断面を描出する（図 4d）．

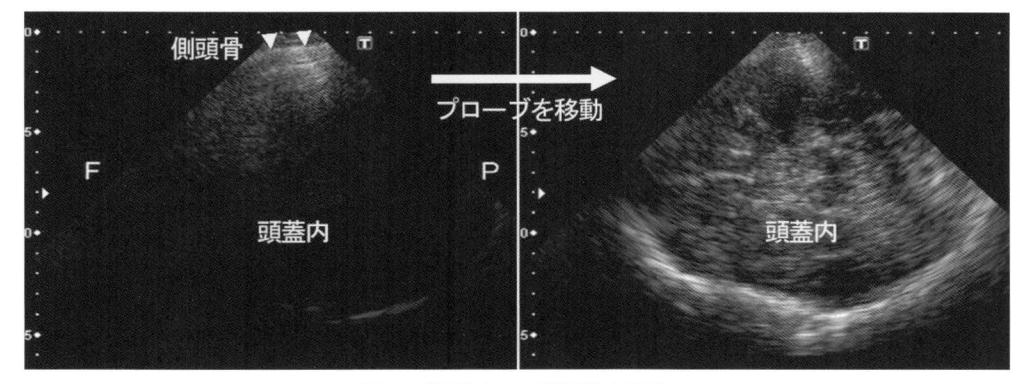

図3　頭蓋内2D断層像の変化
左の頭蓋内無エコー像に対して，側頭骨ウインドウでは，右のように頭蓋内2D断層像が得られる．

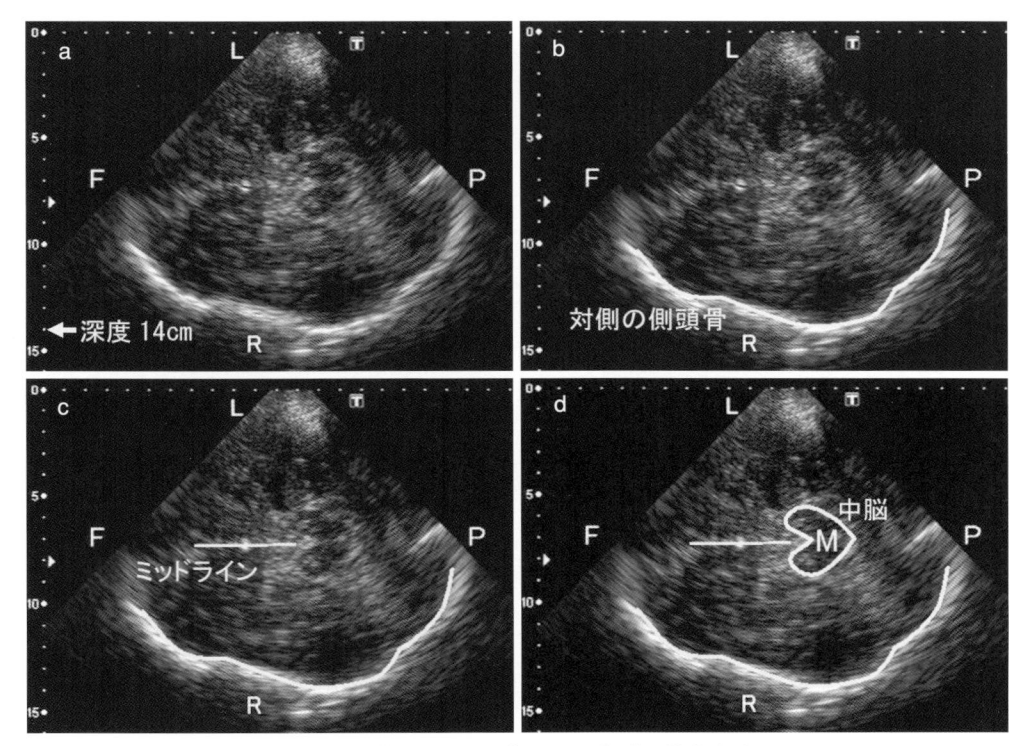

図4　頭蓋内2D断層像による中脳の描出方法
a：側頭骨ウインドウから頭蓋内の水平断面．b：深度14cm前後に観察される対側の側頭骨（白色ライン）．c：両側頭骨の中央部付近を観察される高輝度のミッドライン（直線）．d：ミッドライン上で境界明瞭，内部が均一低エコーなハート型の中脳（M）．

d．ウイリス動脈輪の描出

ウイリス動脈輪は，中脳の前方で血管性の拍動を2D断層像で確認しながら，カラードプラ表示に切り替えアプローチする．ただし，リング状のウイリス動脈輪を一断面で描出することは困難な場合があり，プローブの傾斜や回転操作を加えながら連続するリング状の血流表示を確認する（図5）．

e．前大脳動脈および中大脳動脈の描出

ウイリス動脈輪をガイドに内頸動脈末梢端から連続スキャンで観察し，後交通動脈分岐直後の前大脳動脈（A1）と中大脳動脈（M1）の分岐

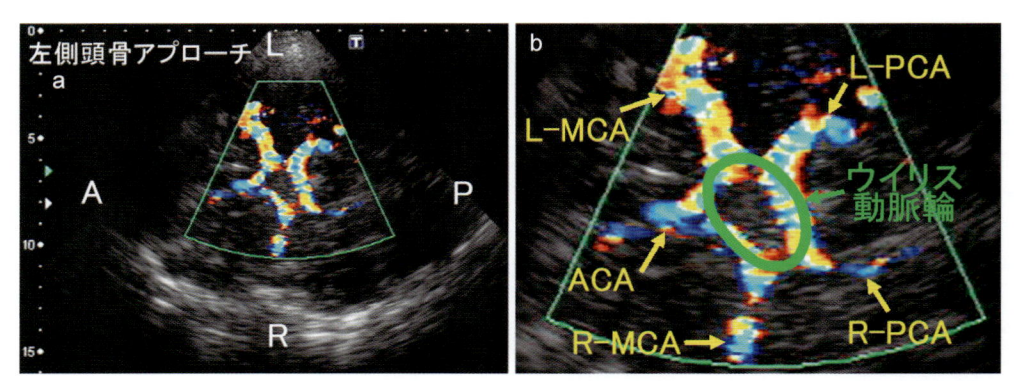

図5 ウイリス動脈輪のカラードプラ血流表示
a：頭蓋内脳動脈のカラードプラ血流表示．b：主要脳動脈で形成されるウイリス動脈輪の拡大像．

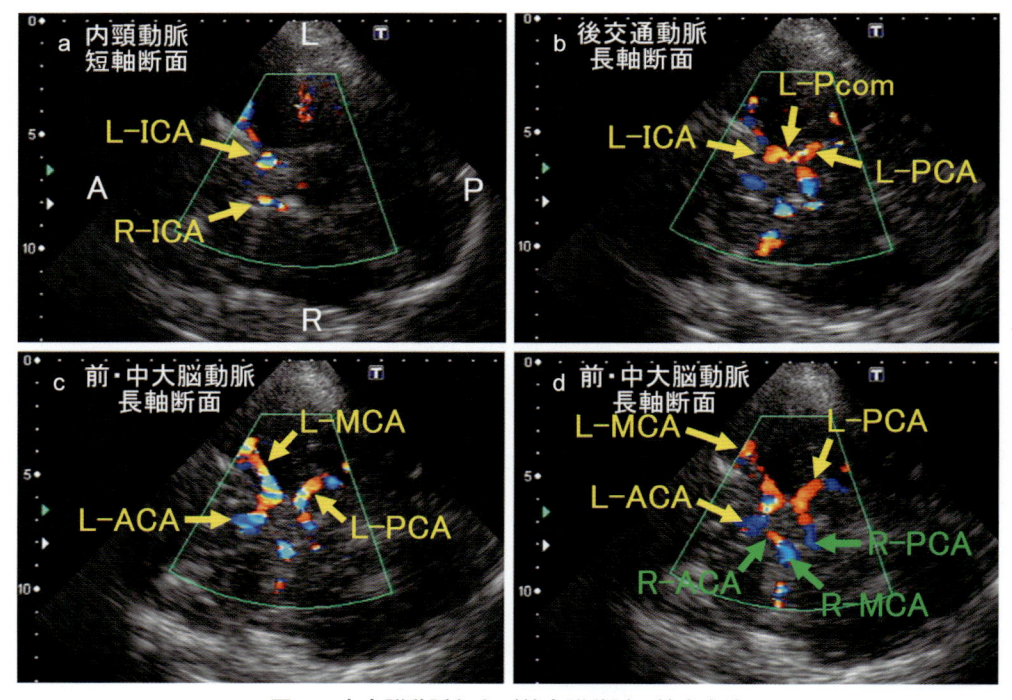

図6 中大脳動脈および前大脳動脈の検出方法
a：内頸動脈末端部の短軸カラードプラ像．b：内頸動脈から分岐し後大脳動脈と吻合する後交通動脈．c：前大脳動脈と中大脳動脈が連続した長軸カラードプラ像．d：プローブから遠ざかる前大脳動脈と，プローブに近づく中大脳動脈の分岐部のカラードプラ血流像．

部を同定する．ただし，中大脳動脈の水平部（M1）末梢側と前大脳動脈の遠位部（A2）は，ドプラ入射角が大きくなり描出可能な症例は限定される．

【前および中大脳動脈描出の操作手順】
①まず，ウイリス動脈輪の描出断面からドプラビームを徐々に尾側方向に向け，ウイリス動脈輪の消失と同時に，カラー血流短軸断面として描出される内頸動脈を確認する（図6a）．
②次に，ドプラビームをゆっくりと頭側方向に戻し，内頸動脈から頭部後方に分岐する後交通動脈を同定する（図6b）．
③さらにビームを傾け，内頸動脈からプローブに対して遠ざかる方向（前大脳動脈）と，近

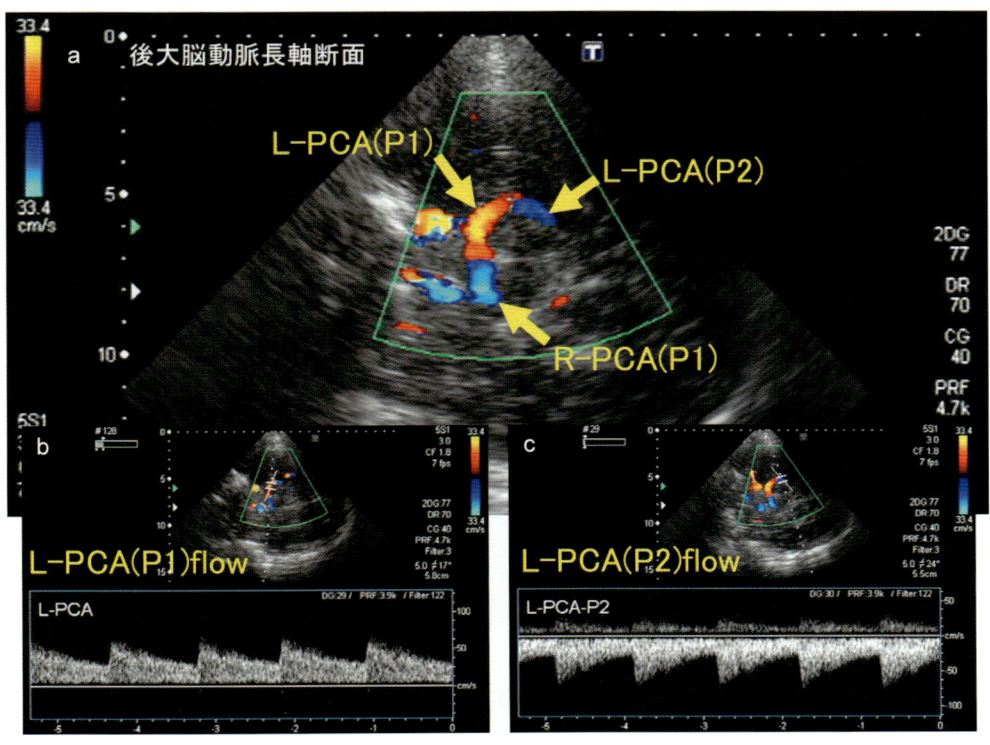

図7 後大脳動脈のカラードプラ血流像とパルスドプラ血流波形
a：ミッドラインより中脳の前縁に沿ってプローブに近づく後大脳動脈近位部（P1）と，中脳に沿って血流方向を反転させ，中脳の後方へ走行する遠位部（P2）のカラードプラ血流像．b：後大脳動脈近位部（P1）のパルスドプラ血流波形．c：後大脳動脈遠位部（P2）のパルスドプラ血流波形．

づく方向（中大脳動脈）に連続する血管長軸断面を描出する（図6c）．
④続けて，カラードプラ流速レンジを徐々に上げて血流方向を明確にし，前大脳動脈（遠ざかる血流）と中大脳動脈（近づく血流）の分岐部を確認し，それぞれの血管を同定する（図6d）．
⑤最後に，アプローチを僅かに移動しながら，それぞれ中大脳動脈と前大脳動脈の長軸断面を広範囲に描出する．

f．後大脳動脈の描出
ウイリス動脈輪の後方部を形成する後大脳動脈近位部（P1）は，中脳の前縁に沿ってプローブに近づく方向に走行するため，側頭骨ウインドウからは容易に検出可能である．ただし，ミッドラインの遠位側にも対側の後大脳動脈近位部（P1）が連続して同一断面で描出されることがあるので鑑別が必要である．また，内頸動脈から分岐する後交通動脈と合流後は，遠位部（P2）となり，側方から後方へと中脳に沿って血流方向を反転させる．しかし，近位部から遠位部末梢までプローブの回転操作で広範囲に描出可能である（図7）．

2．前頭骨アプローチ
a．アプローチが可能な血管領域
前頭骨アプローチは，側頭骨ウインドウで検出されなかった血管や，側頭骨ウインドウで良好なドプラ入射角が得られなかった血管が観察の対象で，側頭骨アプローチの補助的ウインドウとなる．
ただし，中大脳動脈（M1末梢，M2），前大脳動脈（A2），および後交通動脈（Pcom）は，一般に側頭骨ウインドウに比べ良好なドプラ入射角が得られる．

b．前頭骨ウインドウの検出
小児では大泉門からアプローチすると，容易に頭蓋内が観察できるが，成人の前頭骨は側頭骨に比べ厚く，頭蓋内の描出が困難で，エコー

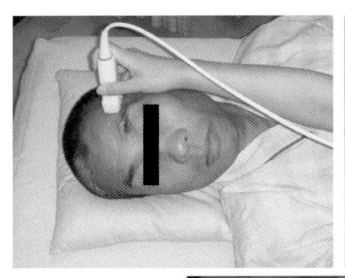

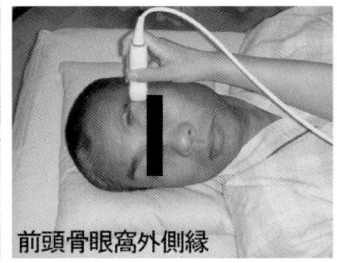

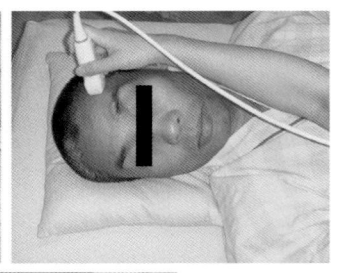

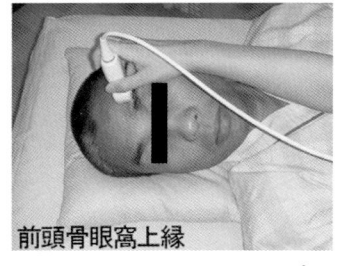

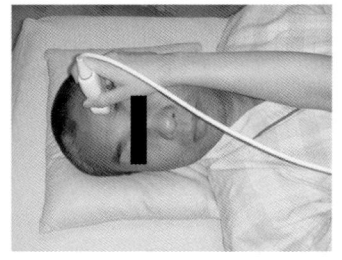

図8　前頭骨アプローチのプローブ操作
最も検出率が高い眼窩外側端の上縁付近（上段）を中心に，プローブを前頭部中央付近（下段）まで広範囲に移動させ，前頭骨ウインドウを検索する．

ウインドウも狭い範囲に限定される．また，前頭骨も側頭骨ウインドウと同様に，頭蓋内の2D断層像の描出感度をガイドにウインドウを検索する．

　アプローチのスタートは，最も検出率が高い眼窩外側端の上縁付近を中心に行う．この部位は，中大脳動脈水平部（M1）末梢側で良好なドプラ入射角で得られることが多く，また，前大脳動脈の遠位部（A2）が左右ともに高頻度で検出可能なアプローチポイントである．

　プローブ操作は，前頭部中央付近まで広範囲にアプローチし，頭蓋内の2D断層像が明瞭に描出されるエコーウインドウを検索する（図8）．

c．ウイリス動脈輪の描出

　ウイリス動脈輪の描出は，側頭骨アプローチに比べやや困難であるが，同様に中脳をガイドに検出する．

【ウイリス動脈輪描出の操作手順】
① 頭蓋内の水平断面より，斜め方向に観察される高輝度のミッドラインを検出する．
② 頭蓋内中央部付近で，側頭骨ウインドウに比べ数cm深部に位置する．ハート型の低エコー像を示す中脳を描出する（図9）．
③ 中脳の前方で血管性の拍動を2D断層像で確認し，カラードプラ表示に切り替えてウイリス動脈輪を描出する．

d．中大脳動脈の描出

　中大脳動脈が，側頭骨アプローチで検出できない症例や，良好なドプラ入射角が得られない症例は，必ず前頭骨アプローチで中大脳動脈の描出を試みる．

　中大脳動脈は，側頭骨ウインドウと同様で，ウイリス動脈輪をガイドに，内頸動脈から連続しプローブに近づく血流として観察される．

e．前大脳動脈の描出

　前大脳動脈の遠位部（A2）の描出は，前頭骨ウインドウが最も良好なドプラ入射角が得られるアプローチである．また，ミッドラインで，ウイリス動脈輪が描出されない症例でも，ミッドラインに沿って前方へ走行する前大脳動脈の検出が可能である．前大脳動脈遠位部（A2）は，左右が並走するが，2本の血管を同一断面で描出できるのはまれである．そのため検出された血管は，必ずミッドラインを基準に左右を鑑別する必要がある（図10）．

3．大後頭孔アプローチ

a．アプローチが可能な血管領域

　大後頭孔アプローチは，左右の椎骨動脈（V3，V4），脳底動脈（BA），および，後下小脳動脈

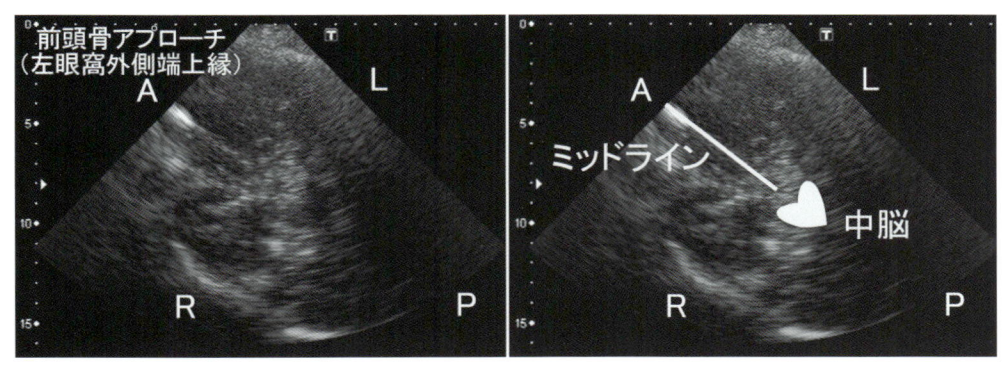

図9 前頭骨アプローチによる頭蓋内2D断層像
頭蓋内の水平断面より斜め方向に観察される高輝度のミッドラインと，頭蓋内中央部付近のミッドライン上でハート型の低エコー像を示す中脳．

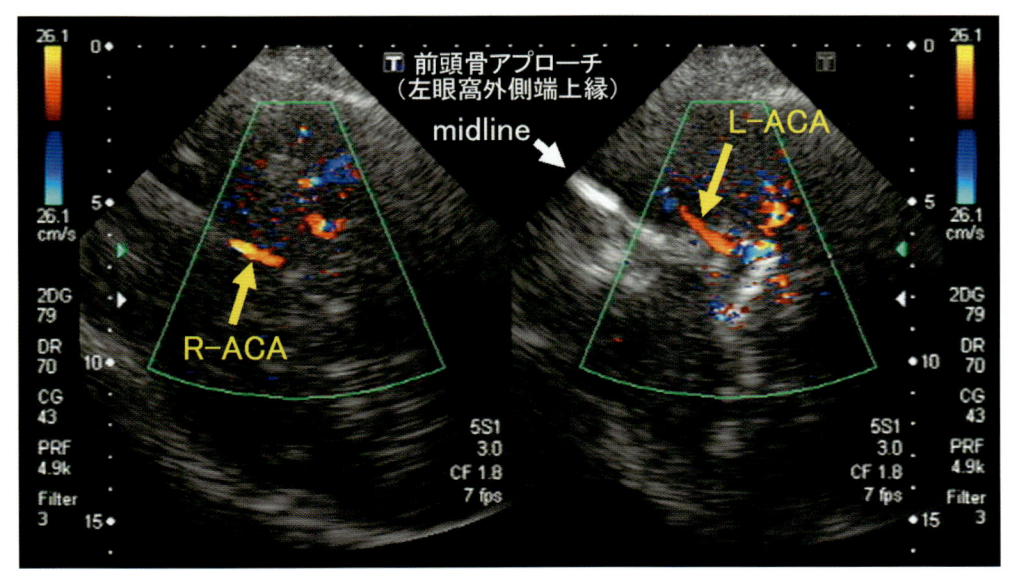

図10 両側の前大脳動脈遠位部（A2）のカラードプラ血流断層像
ミッドラインに沿って前方に走行する前大脳動脈カラードプラ血流長軸像で，左が対側の右前大脳動脈遠位部（A2）で，右が左前大脳動脈遠位部（A2）．両者は，必ずミッドラインを基準に左右を鑑別する必要がある．

（PICA）が，また，まれに前下小脳動脈（AICA）や上小脳動脈（SCA）も検出可能である．脳底動脈は，左右の椎骨動脈合流部での検出率は高いが，健常者においても蛇行症例が多く，末梢側の検出率は低い．

b．大後頭孔ウインドウの検出

大後頭孔ウインドウは，前頭骨や側頭骨ウインドウと異なり，後頭骨の頭蓋底と第1頸椎（環椎）との間隙から大後頭孔を通過するため，頭蓋骨の透過を必要とせずに頭蓋内の動脈を検出することが可能である．

側臥位（**図11a**）や腹臥位でも検査は可能であるが，ベッド上の坐位（**図11b**）は，アプローチの領域が得やすくプローブの固定も容易で，体位変換を必要とするが初心者でも良好な画像が得られる．坐位では，患者が検者に背を向けるように反対側のベッドサイドに足を下垂して座り，臍部を覗くように頭部を前方に下垂させ，検者は患者の後方からアプローチする．

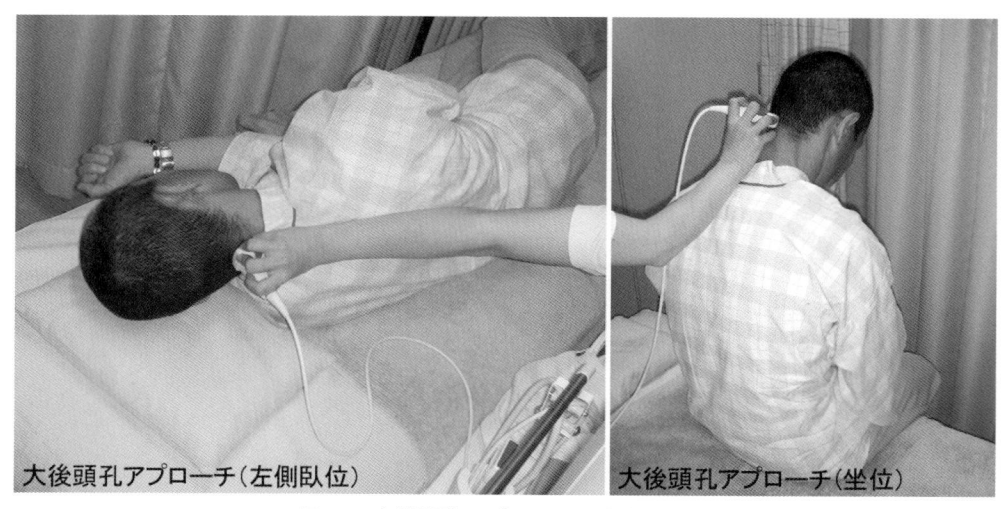

図11 大後頭孔アプローチの患者の体位
a：ベッド上の左側臥位でのアプローチ．b：ベッド上の坐位でのアプローチ．共に患者は臍部を覗くように頭部を前方に下垂させ，検者は患者の後方からアプローチする．

【大後頭孔ウインドウ検出の操作手順】
①後頭部と後頸部の境界すなわち後頭部毛髪の生え際付近で，水平断面の2D断層法でアプローチする．
②まず，頭側にプローブを平行移動し，表在の後頭骨で深部が無エコーとなる後頭骨の下縁を確認する（図12a）．
③次に後頭骨の下縁から，ゆっくりと反対の尾側にプローブを平行移動し，深度5cm付近に低エコー輝度の類円形構造物（直径3〜4cm）である椎体（延髄）を検出すれば大後頭孔ウインドウが確定する（図12b）．

c．頭蓋内椎骨動脈の描出

頭蓋内の椎骨動脈は，大後頭孔から観察される椎体をガイドにその両側で描出される．ポイントは，右の椎骨動脈は正中よりやや右後方から，左の椎骨動脈は反対に左後方からアプローチすると，良好なドプラ入射角が得やすい（図13）．

【頭蓋内椎骨動脈描出の操作手順】
①大後頭孔ウインドウから2D断層像で検出された椎体を画像中央に描出する．
②カラードプラ血流表示に切り替え，ややオーバーゲインで，椎体の両側に椎骨動脈のカラー短軸断層像を描出する．
③プローブをゆっくりと傾けドプラビームを頭側に向けると，椎骨動脈のカラードプラ長軸断層像が徐々に描出される（図12c）．
④さらにプローブを傾斜させると，前方で両側の椎骨動脈の合流部が検出される（図12d）．
⑤最後に，このアプローチポイントを基本とし，やや両サイドにプローブを移動させると同時に，プローブの傾斜および回転操作を加え，左右の頭蓋内椎骨動脈がそれぞれ良好なドプラ入射角で描出されるように操作する．

d．脳底動脈の描出

脳底動脈は，左右の椎骨動脈が合流して形成される．しかし，椎骨動脈の合流部には，椎体の直前で合流する症例から，椎体の前方で左右の椎骨動脈が並走して数cm末梢側で合流する症例，また，その並走部の一部で窓形成を伴う症例，さらに，合流せずにそのまま左右の後大脳動脈となる症例など，バリエーションが多く，カラードプラ血流表示を詳細に観察して脳底動脈を同定する必要がある．

脳底動脈遠位部を描出するには，左右の椎骨動脈の合流部を確認後，アプローチポイントを左右どちらかに移動させる．その際の移動方向は，椎骨動脈が太い，または，血流が優位な方向でアプローチすることをお勧めする．ただし脳底動脈は，ほとんどの症例で蛇行を示すため，広範囲に長軸像を描出することは困難である．

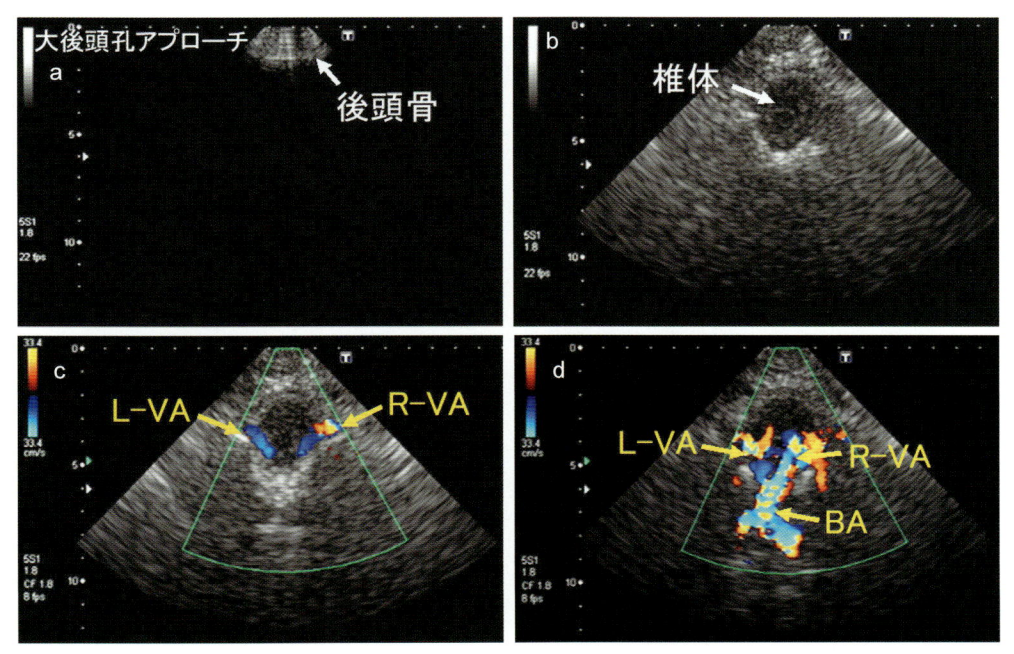

図 12　大後頭孔アプローチにとる椎骨・脳底動脈の描出方法
　a：後頭骨上からの頭蓋内 2D 断層像．b：大後頭孔ウインドウからの頭蓋内 2D 断層像で，深度 5 cm 付近に低エコー輝度の類円形構造物として椎体（延髄）を描出．c：椎体の両側に椎骨動脈のカラードプラ断層像を描出．d：椎骨動脈および脳底動脈のカラードプラ長軸断層像の描出．

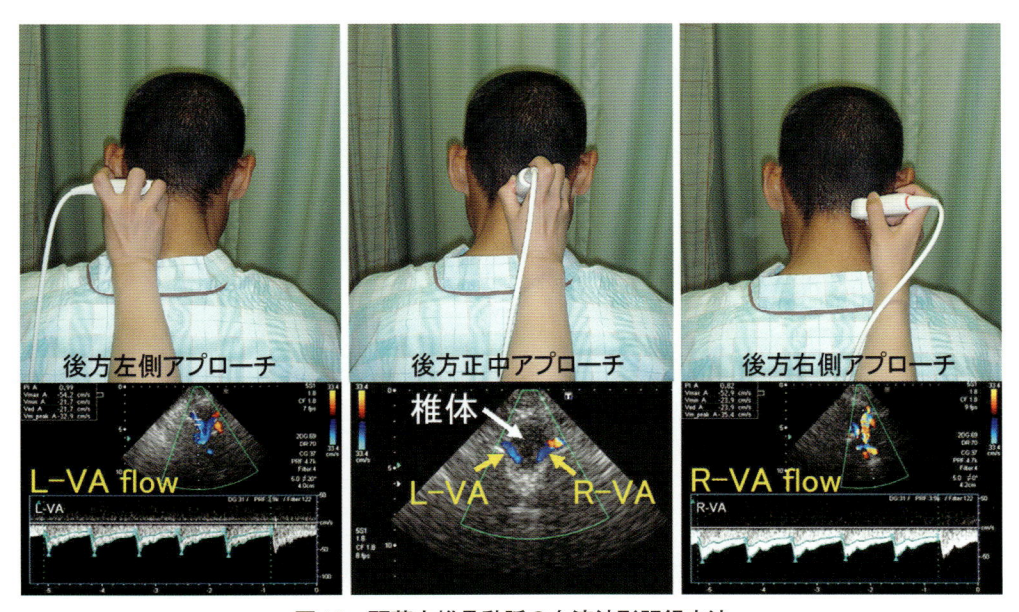

図 13　頭蓋内椎骨動脈の血流波形記録方法
　右の椎骨動脈は正中よりやや右後方から，左の椎骨動脈は反対に左後方からアプローチすると，良好なドプラ入射角が得やすい．

また，蛇行が著明な症例では，脳底動脈の分枝血管である前下小脳動脈や，上小脳動脈との鑑別が必要となる．

4．頭蓋内狭窄病変の検出

頭蓋内動脈を 2D 断層像で描出するのは，領域に関係なくほぼ不可能である．そのため狭窄病変の検出はカラードプラ法が，診断はパルスおよび連続波ドプラ法が中心となる．

カラードプラ法による狭窄病変検出の基本操作は，ドプラ入射角を最小限にし，目的血管の長軸断層像からモザイク血流を検出することがポイントとなる．ただし，頭蓋内動脈のカラードプラ血流表示の初期設定は，血流検出の感度を優先するために流速レンジが低く，血流速度が正常範囲の症例でも，カラー表示の折り返し現象により一部がモザイク状に表示され，狭窄病変の検出が困難な場合が多い．そのため，カラードプラ法での病変部検出のアプローチ操作は，目的とする血管のカラードプラ像が得られたら，まずは，流速レンジを徐々に上げて，非病変部が一方向のカラー血流表示（暖色系または寒色系）で描出されるように調節する．その状態で，局所的な流速増加に伴うモザイク状のカラー血流表示を検索し狭窄病変を同定する．ただし，ドプラ入射角が急激に変化する血管の蛇行部位では，狭窄の有無に関係なく，モザイク状のカラー血流表示が検出されることがあるので注意を要する．

パルスドプラ法では，血流速度および血流波形を解析し，狭窄病変の有無および重症度を診断する．その際のアプローチ方法は，狭窄病変を確実に捕らえるために，パルスドプラのサンプルボリュームを病変部のモザイク血流の領域より広く設定する．次に，ゼロシフト，流速レンジ，ドプラゲイン，スイープ速度などを調整し，正確な計測および評価が可能な血流波形を描出する．最後に，連続した数心拍（5 心拍以上）の良好な血流波形が得られたところで静止画を記録し，ドプラ入射角補正後に自動トレース機能などを用いて各計測値を求める．その際の計測値は，洞調律症例で連続 3 心拍以上，心房細動症例では連続 5 心拍以上の平均値を用いる．また，高速血流が疑われる場合は，連続波ドプラ法にて再度血流波形を記録すること．さらに，重症度評価を行う際に必要な病変部前後，および対側の血流も同時に記録しておくことが重要である．

参考文献

1) 日本脳神経超音波学会：脳神経超音波マニュアル．報光社，島根，2006
2) 日本脳神経超音波研究会：TCD マニュアル―経頭蓋超音波診断．中外医学社，東京，1996
3) 尾崎俊也，他：Vascular Lab 2010 年増刊血管診療テキスト．メディカ出版，大阪，pp118-127，2010

8 頸動脈硬化　Ａ 内膜中膜複合体厚

徳竹医院
徳竹英一

　わが国において糖尿病やメタボリックシンドロームが急速に増加しており，生活習慣が原因となって発症する高血圧症，脂質異常症，糖尿病や肥満において早期の動脈硬化を診断して基礎疾患に対する介入が必要となってきている．また，動脈硬化を扱う診療科は増加しており，動脈硬化性疾患を有する患者のリスクを評価することも必要となっている．このため，超音波検査は簡便で非侵襲的かつ安価な検査であり循環器領域においても広く用いられている[1]．

　本稿では，内膜中膜複合体厚（intima-media thickness：IMT）測定の意義，方法について解説し，実際の臨床例の提示を行う．

Ａ　IMT 測定の意義

　1986年に Pignoli らが B モード超音波画像を用いて内膜中膜厚を測定して剖検例において測定した病理学的な内膜中膜厚と比較したところ有意な相関を示し，IMT 測定の妥当性を報告している[2]．

　IMT を進展させる危険因子として年齢，性，血圧，喫煙，糖尿病，脂質異常症があげられる．年齢は IMT と高い相関を示す危険因子であり，加齢とともに IMT は肥厚を示し，健常者における年間進展率は 0.008 mm とされている．一方，生活習慣病患者において IMT は明らかな肥厚を示し，糖尿病では年間進展率は 0.016 mm と健常者の 2 倍の進展率を示す．さらに動脈硬化症を合併した症例においては年間進展率 0.0147 mm を示し，冠動脈バイパス術後患者においては年間進展率 0.021 mm と著明な進展を示す．性差では女性に比べて男性では進展率は高値を示すとされている．

　IMT の疫学研究について示すと，Kuopio Ischemic Heart Disease risk factor study（フィンランド）では，一般住民の男性 1,257 例において 3 年間にわたり追跡調査したところ，総頸動脈もしくは分岐部に動脈硬化病変を認めると急性心筋梗塞のリスクは 3 倍に増加する．また，総頸動脈の IMT が 0.1 mm 肥厚すると急性心筋梗塞のリスクが 11％増加すると報告されている．また，米国の Atherosclerosis Risk in Communities Study（North Carolina）は 15,792 例の大規模研究であり，男性では総頸動脈の IMT が 0.19 mm 増加すると心筋梗塞もしくは冠動脈疾患死が 36％増加し，女性においては 69％とさらに高いリスクの増加が報告されている[3]．さらに，OSACA2 研究では各種危険因子を有し外来治療中の 900 例において年齢，性，危険因子，血管障害の既往で調整後の心血管障害発症の相対危険度は IMT が 0.9 mm 未満の群を 1.0 として，0.9 mm〜1.18 mm の群では 2.5 倍，1.18 mm 以上の群では 3.6 倍のリスク増加を示した．わが国の研究においても IMT の肥厚が将来において心筋梗塞や脳梗塞のような心血管イベントを発症するリスクを増加することが示されており，IMT は将来の心血管障害の発症を予知できる検査として注目されている．

　次に，IMT を代替指標（surrogate marker）として用いた研究を**図 1** に示す．PREVENT 研究は，高血圧症 825 例を対象にしてアムロジピンを 3 年間投与してプラセボ群と比較したところ，プラセボ群では IMT が 0.033±0.012 mm 肥厚を示したが，アムロジピン投与群においては 0.013±0.012 mm の退縮を認めている[4]．降圧薬が IMT に及ぼす影響について Riccioni らは各種降圧薬の効果を比較している．その中で，降圧薬の投与により IMT 進展の抑制もしくは退縮を認め

ており，高血圧による血管リモデリングや臓器障害を評価するうえでも IMT の測定は有用であると報告している[5]．

次に，スタチンが IMT に及ぼす影響について鑑みると，METEOR（Measuring Effects on Intima-Media Thickness：an Evaluation of Rosuvastatin）研究では，フラミンガムスコアが 10％未満の冠動脈疾患発症リスクの低い 984 例においてロスバスタチン 40 mg/日の投与を行い，IMT が 0.0014 mm/年の退縮を認めたが，プラセボ群では 0.0131 mm/年の進展を認めた．近年，スタチン治療において脂質低下作用を超えた効果として，抗炎症作用，血管内皮機能改善作用，抗酸化作用などの pleiotropic effects が IMT の退縮に関与することが指摘されている．

以上の知見より IMT の測定は早期動脈硬化の診断のみでなく，動脈硬化性疾患のリスクの評価や代替指標（surrogate marker）として，抗動脈硬化薬の治療効果判定においても有用な指標となるためその臨床的意義は大きいと思われる．

B IMT 測定の方法

IMT は，日本超音波医学会「超音波による頸動脈病変の標準的評価法」に基づいて測定されている[1]．すなわち，被検者の体位は，仰臥位を基本とし，観察領域が広く得られるように工夫する．観察領域を進展させ，頭部を 30 度前後傾けると観察しやすい．体型により肩甲骨背部へ枕やタオルなどを挿入して観察領域が広く得られるようにする．プローブの中心周波数は，内膜中膜複合体（intima-media complex：IMC）の計測精度を考慮すると 7 MHz 以上を必要とする．

図 2 は 8.5 MHz のプローブを用いた総頸動脈から球部の長軸画像ならびに頸部の解剖を示す．総頸動脈から球部を内膜の辺縁が鮮明に記録できるようにゲインを調整して記録した．図 3 は総頸動脈 far wall の拡大を示し，IMC は，血管内腔側の高エコー層と低エコー層の 2 層からなる．

最大内膜中膜複合体厚（maximum intima-me-

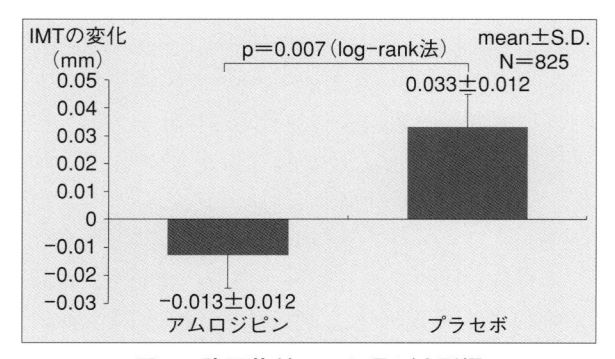

図 1　降圧薬が IMT に及ぼす影響
Pitt B, et al：Circulation 102：1503, 2000[4] より改変．

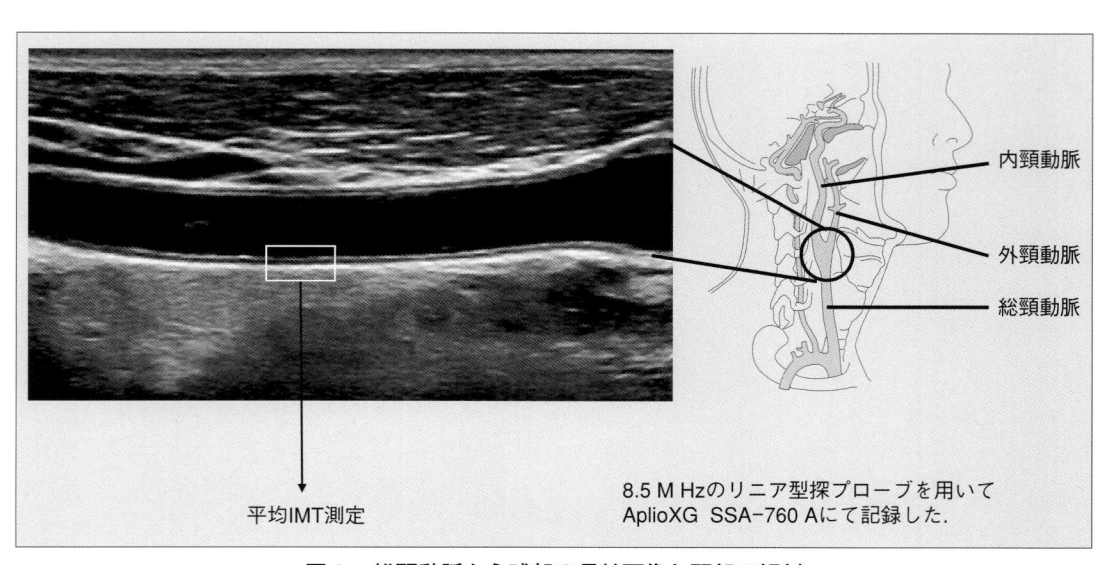

図 2　総頸動脈から球部の長軸画像と頸部の解剖

dia thickness：max IMT）について，その計測範囲は，左右共に総頸動脈（CCA），頸動脈球部（Bul or Bif），および内頸動脈（ICA）とし，左右それぞれの観察可能な領域で最大の値を測定する．外頸動脈は，計測範囲から除外する．なお，閉塞部位や石灰化がある場合には，評価不能とする．この max IMT の肥厚が脳梗塞や心筋梗塞などの動脈硬化性疾患や動脈硬化性疾患のリスクである生活習慣病と相関があることが知られている．

また，超音波の特性から，near wall での IMC の描出が困難な場合もあるため，観察領域を far wall のみに限定した場合は，max IMT が far wall での値であることを明記する．IMT 計測の最小単位は 0.1 mm とし，計測誤差を最小限にするように，画像サイズを大きく表示して計測することが望ましい（図3）．

IMT の計測画像は，血管に直交する短軸断面および血管中央の長軸断面のどちらを用いてもよいが，2方向で描出し両断面で確認した計測値とするのが望ましい．

mean IMT は，頸動脈球部を含まない左右の総頸動脈で計測する．

mean IMT の計測方法は2点以上の複数点の平均値である．その計測方法には，IMT 計測ソフトウェアを用いた自動計測方法や，総頸動脈における max IMT 計測部位の両サイド（末梢側および中枢側）1 cm の位置でそれぞれの IMT を計測し，max IMT を含めた3点の平均値を求める方法が報告されている．図3において3点における測定を示した．

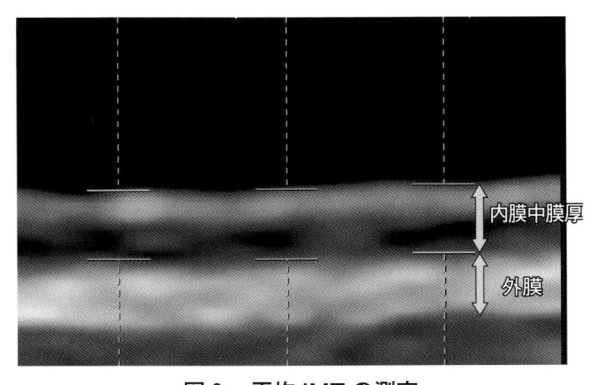

図3 平均 IMT の測定
平均 IMT は総頸動脈の far wall にて最大肥厚部を含む 1.0 cm 間隔の3点で測定してその平均値とした．

C 症例提示

実際に IMT を測定した症例を示す．図4は2例の高血圧症患者の頸動脈長軸画像を示す．症例 A は86歳女性で未治療の高血圧症患者である．

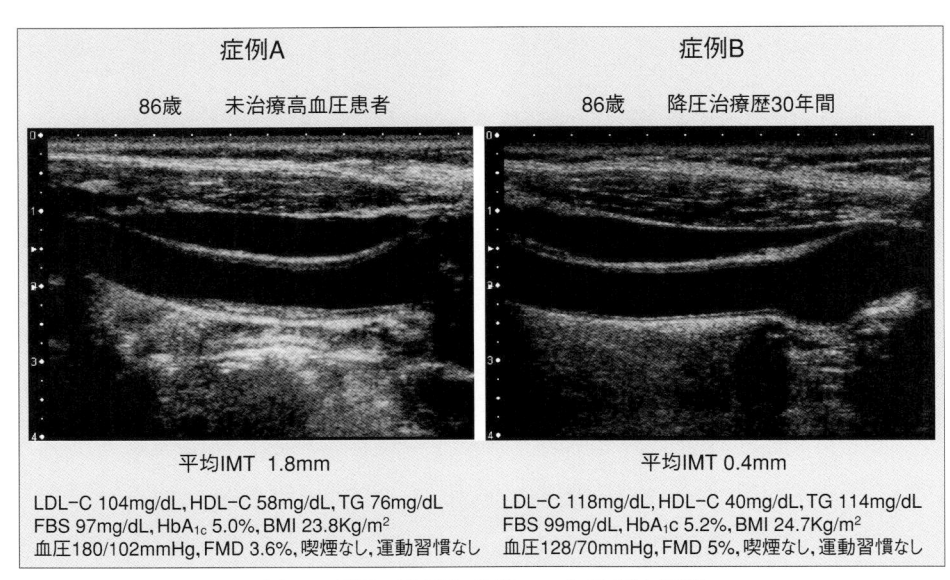

症例A　86歳　未治療高血圧患者
平均IMT 1.8mm
LDL-C 104mg/dL, HDL-C 58mg/dL, TG 76mg/dL
FBS 97mg/dL, HbA$_{1c}$ 5.0%, BMI 23.8Kg/m^2
血圧180/102mmHg, FMD 3.6%, 喫煙なし, 運動習慣なし

症例B　86歳　降圧治療歴30年間
平均IMT 0.4mm
LDL-C 118mg/dL, HDL-C 40mg/dL, TG 114mg/dL
FBS 99mg/dL, HbA$_{1c}$ 5.2%, BMI 24.7Kg/m^2
血圧128/70mmHg, FMD 5%, 喫煙なし, 運動習慣なし

図4　長期の降圧治療が IMT に及ぼす影響

来院時血圧は180/102 mmHgを示したが，血清脂質，血糖値には異常を認めず，喫煙も認めなかった．一方，症例Bは30年間カルシウム拮抗薬（アムロジピン5 mg/日）の内服にて加療を受けていた高血圧患者である．血清脂質や血糖値に異常は認めず，生活習慣も両症例で酷似していた．頸動脈所見では，症例Aにおいて平均IMTは1.8 mmと著明な肥厚を認めたが，症例Bの平均IMTは0.4 mmと肥厚は認めず，内膜面のエコーもスムーズであった．この2症例を比較することにより30年間の降圧治療がIMTの肥厚を抑制した可能性が示唆された．

次に，スタチン投与時のIMTの変化についての検討を示す．脂質異常症67症例（平均年齢61±10歳）においてロスバスタチンを投与したところ，IMTは投与前0.63±0.11 mmから投与24Wでは0.58±0.12 mmに有意な低下を示した（$P<0.05$）．図5はLDL-CとIMTの相関を示す．横軸にLDL-Cの値を，縦軸にIMTの値をプロットして，治療前と治療後を色分けしている．LDL-Cの低下によりIMTは退縮を示し，相関係数は0.256と有意な相関を認めた（$P<0.05$）．

最後に，スタチンを投与した1症例を提示する．58歳の男性で，平成21年5月9日に胸痛が出現して当院へ来院した．心電図，心臓超音波検査にて異常は認めなかったが，頸動脈エコー検査では，分岐部に3.1 mmのプラーク病変を認め高リスク症例と判断して，ロスバスタチンの投与を行った．来院時の血液検査では，hsCRPは0.186 mg/dL，LDL-Cは111 mg/dL，TGは204 mg/dLを認めていたが，ロスバスタチンの5 mg/日を24週間投与したところ，hsCRPは0.08 mg/dL，LDL-Cは38 mg/dL，TGは163 mg/dLを示した．図6

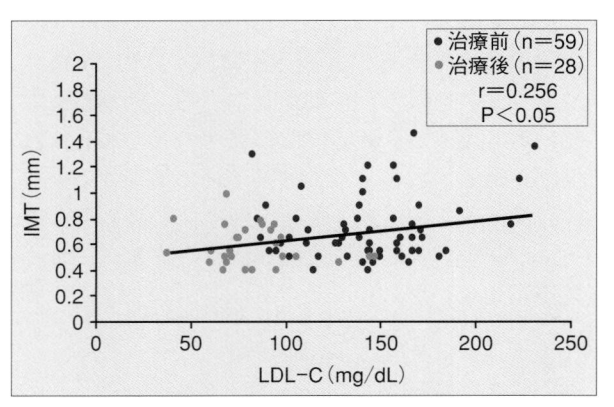

図5　ロスバスタチン投与時LDLコレステロールとIMTの相関

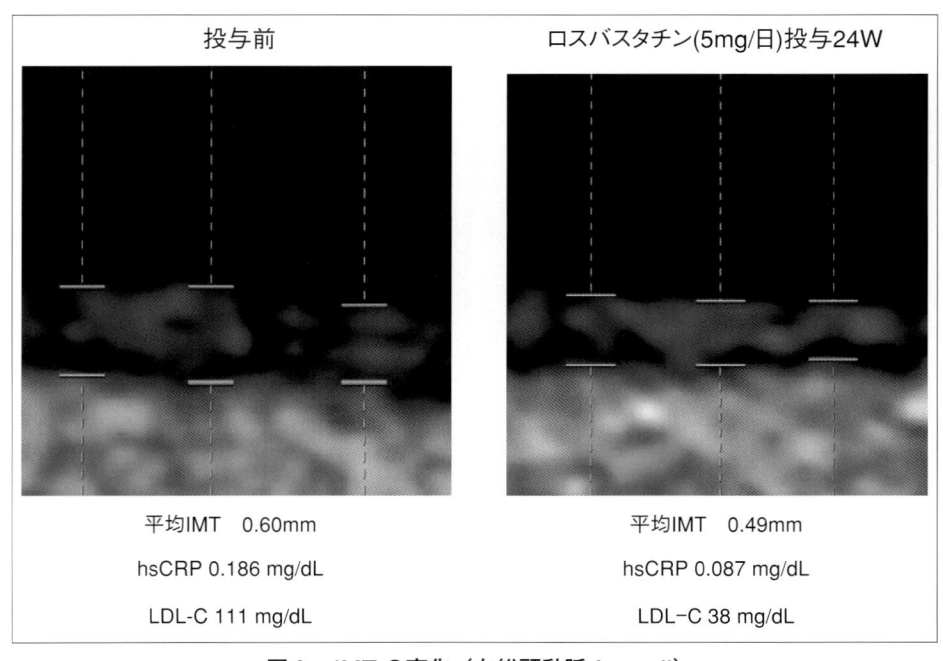

図6　IMTの変化（左総頸動脈 far wall）

はIMTの変化を示し，平均IMTは投与前0.6 mmからロスバスタチン投与24Wには0.49 mmに退縮を示している．

D まとめ

IMTの測定は簡便であり，非侵襲的であり，さらに安価でもあって外来において実施可能な検査である．早期動脈硬化の診断ならびに動脈硬化の重症度評価のためには欠かせない検査となっている．さらに，サロゲートマーカーとして抗動脈硬化薬の治療効果の判定にも有用であることより，今後もさらにIMTの測定が普及することを祈念する．

（提示した症例は患者本人の承諾の下に掲載している）

文 献

1) 松尾 汎：超音波による頸動脈病変の標準的評価法. Jpn J. Med Ultrasonic **36**：502-518, 2009
2) Pignoli P：Intimal plus medial thickness of the arterial wall：a direct measurement with ultrasound imaging. Circulation **74**：1399-1406, 1986
3) Chambless LE, et al：Carotid wall thickness is predictive of incident clinical stroke：the Atherosclerosis Risk in Communities（ARIC）Study. Am J Epidemiol **151**：478-487, 2000
4) Pitt B, et al：Effect of Amlodipine on Progression of Atherosclerosis and the Occurrence of Clinical Events. Circulation **102**：1503-1510, 2000
5) Riccioni G：The Effect of Antihypertensive Drugs on Carotid Intima Media Thickness：An Up-to-Date Review. Current Medicinal Chemistry **16**：988-996, 2009

9 頸動脈硬化 Ｂ プラーク

国立循環器病研究センター内科脳血管部門
長束一行

頸動脈のプラークの画像診断はこれまで主として超音波検査により行われてきた．超音波検査は簡便で，無侵襲であり，高分解能でリアルタイムに病変をみることができるなど，多くの長所をもっている．しかし一方では，術者の技量で所見が変わったり，性状の表現が定量化できていなかったりとまだまだ改善すべき点もある．最近，超音波検査以外にも頸動脈プラークを診断する手法が増えてきて，普及しつつある．どのような利点・欠点があるのかについても述べていきたい．

A 頸動脈エコー検査

1．プラークの定義

頸動脈エコー検査でのプラークの定義は，1.1 mm 以上の厚さがある部分とされているものが多い[1]．この定義は，初期に内中膜厚を計測したとき健常者では高齢者でも 1.0 mm を超えることがなかったために，1.1 mm 以上を異常として，プラークとしたことが始まりである．実際に Homma らのデータでも，健常者では 90 歳台で約 1 mm となっている．ただし，病理組織との比較をしているわけではないので，1.1 mm 以上の厚みをもった部分が，粥腫であるということではない．少なくとも 1.5 mm 以上の厚みがないと，病理学的に粥腫と診断できるものとは異なると考えられる．ちなみに欧米のガイドラインでは，プラークの定義は①周囲の IMT より 0.5 mm または 50％以上内腔に突出した部分または②外膜から 1.5 mm 以上の厚みのある部分となっている[2]．

2．大きさ，数の評価

通常はプラークの計測は高さを計測することが多いが，幅や，最近では 3D エコーにより体積を計測することも可能になっている．大きさと数をまとめて評価する指標としては，plaque score[3] があり（図1），脳梗塞発症のリスク[4]，病型診断[5] などに有用との報告がある．

3．性状診断

a．輝度

エコー輝度からプラークは低輝度，等輝度，高輝度に分けられることが多い．それぞれ基準となるものは，血液，周囲の筋肉や内中膜複合体，骨である．エコー輝度は病理組織を反映していると言われており，低輝度は血腫や粥腫，等輝度は線維組織，高輝度は石灰化と一致するとされている（図2）．このことはさらに低輝度プラークは脆弱で脳梗塞を生じやすいということが推測され，それを支持する報告もある．しかし無症候狭窄では脳梗塞発症に輝度は影響しなかったという報告もある[6]．

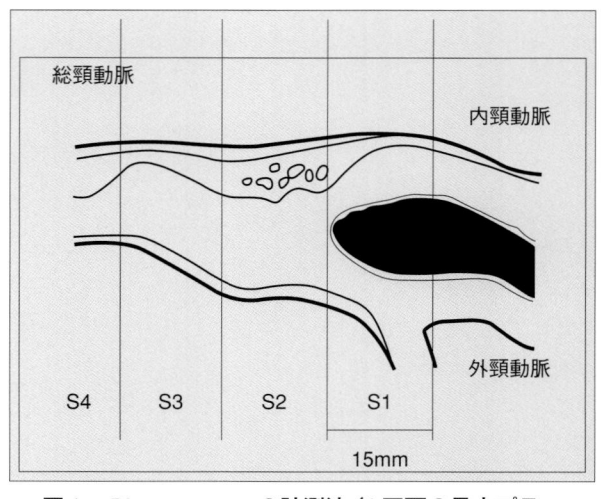

図1 Plaque score の計測法（4 区画の最大プラークを左右合計する）

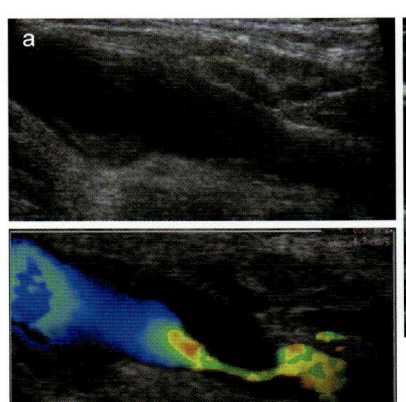

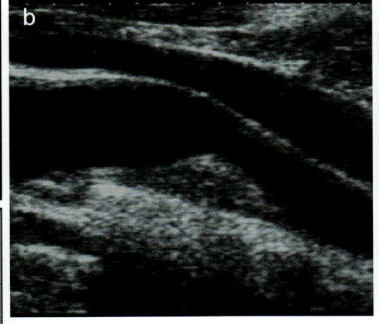

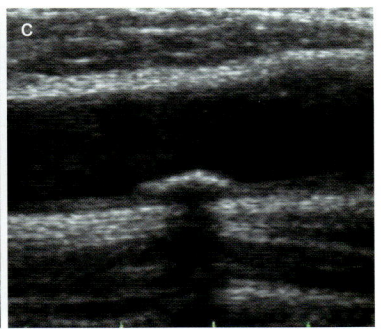

図2　頸動脈プラークの輝度分類
a：低輝度，b：等輝度，c：高輝度．

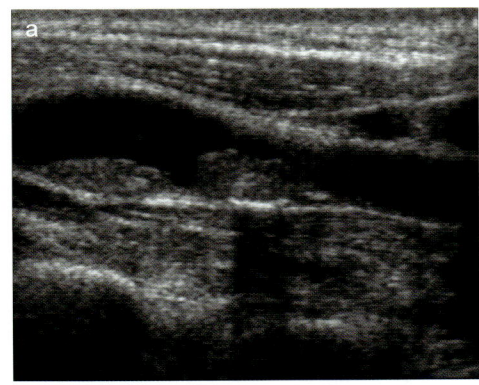

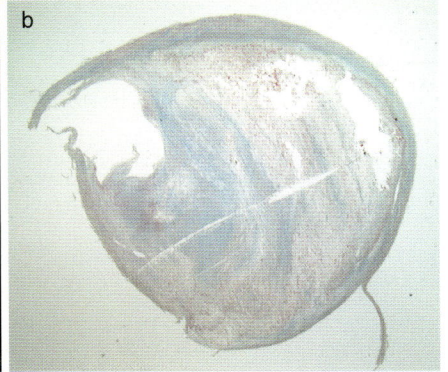

図3　等輝度プラークとその病理組織（プラークが破綻を繰り返し，粥腫と繊維成分が交互に折り重なるようにみえる）
a：エコー画像，b：病理所見．

頸動脈プラークの病理標本と比較すると，低輝度の部分は確かに粥腫や血腫で構成されているが，等輝度プラークには破綻を繰り返し，血腫と修復機転で生じた繊維成分が折り重なったようなものも含まれており，等輝度プラークが必ずしも安定したプラークとは言えないことがわかる（図3）．

b．表面性状

表面性状の表記は平滑，壁不整，潰瘍と3つに分類できる．潰瘍は2mm以上と定義されていることが多いが，この定義はかなり超音波診断装置の解像度が悪かった時代のもので，最近の診断装置ではかなり小さな潰瘍も診断可能である（図4）．潰瘍は繊維性皮膜が断裂した結果であるので，不安定プラークの所見と考えられる．壁不整は明らかな潰瘍がないが，平滑ではないという状態で，脳梗塞発症の危険因子とする報告もある[7]．

c．均一性

低輝度，等輝度，高輝度の成分が2つ以上混じったプラークを不均一なプラークと定義して，均一なプラークと比べると同じ狭窄率でも症候性のものが多いという報告があり[8]，不均一なプラークは脳梗塞発症のリスクが高いと考えられている（図5）．大きなプラークは不均一なものが多く，繰り返すプラークの破綻により，粥腫や繊維性変化の生じた部分が混じり合ったりして不均一なプラークが形成されるものと思われる．また，等輝度プラークの中に低輝度のコアが存在すると将来潰瘍形成をきたす危険性もある．

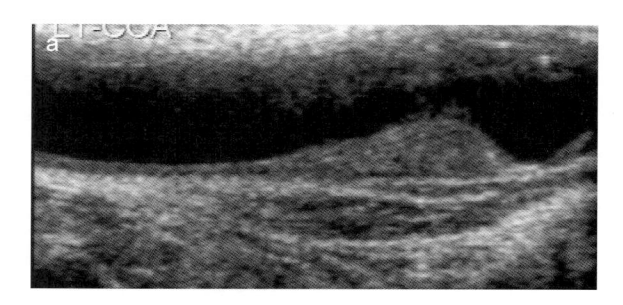

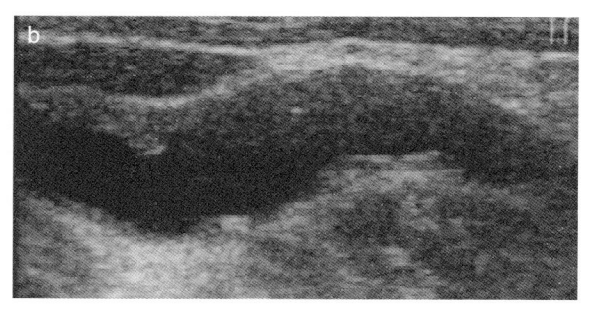

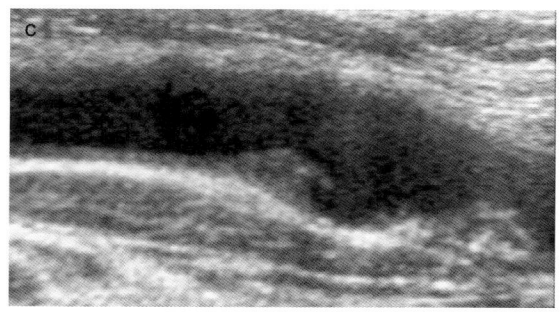

図4　表面性状の分類
a：平滑，b：不整，c：潰瘍．

d．可動性

最近の超音波診断機器はシグナル処理の進歩によりプラークが非常に詳細にみえるようになってきており，リアルタイムに動きがみえるという他のモダリティーでは得ることができない情報を捉えることができる．これまで症例報告などでプラークに浮遊血栓が付着して可動性をもつものは報告されてきたが，少数例であった．しかし最近，プラークの一部が拍動に一致して動く現象を捉えられることがわかってきた．可動性について分類すると，Jerryfish sign[9]と呼ばれるプラーク表面の一部が動くもの（図6），プラーク内部で液状にみえる動きがみられるもの，潰瘍底部の血栓が動くもの，プラークの表面に盛り上がった部分が動くものに分けられると考えている．Jerryfish sign は繊維性皮膜の破綻，プラーク内の液状の動きはプラーク内出血，潰瘍底部の動きは器質化していない血栓，プラーク上の可動物はプラークに付着した血栓を反映するものと思われる．

B　MRI

MRI の進歩もめざましいものがあり，最近頸動脈プラークの性状診断が可能という報告が相次いでいる．撮像法もいろいろ開発されており，最初に用いられたのは MPRAGE という T1 強調画像に近いイメージで，粥腫が高輝度にみえるとさ

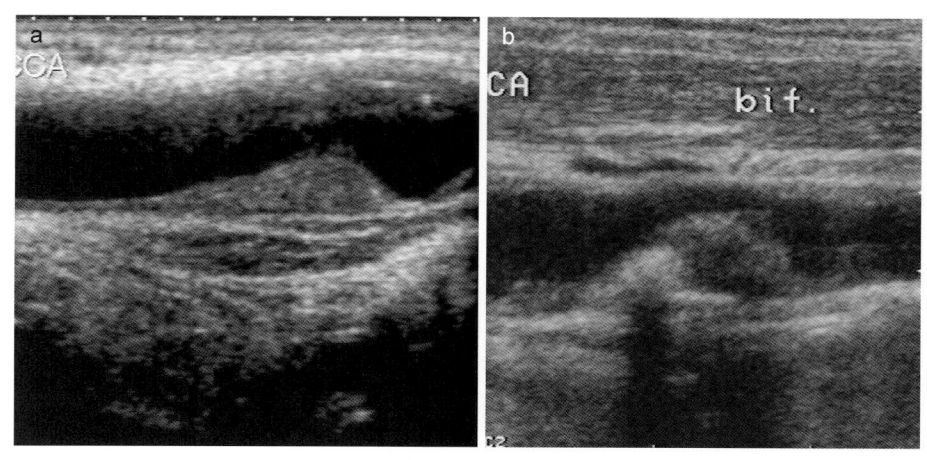

図5　均一なプラークと不均一なプラーク
a：均一，b：不均一．

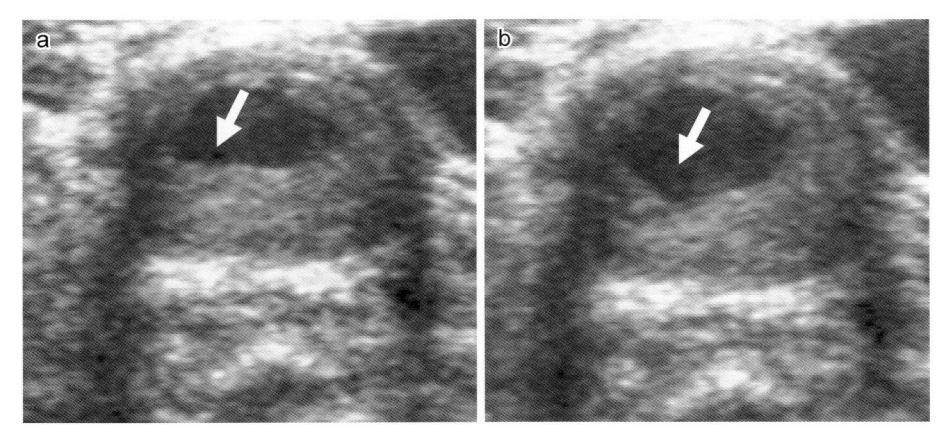

図6 可動性プラーク（矢印の部位が局所的に拍動している）
a：拡張期．b：収縮期．

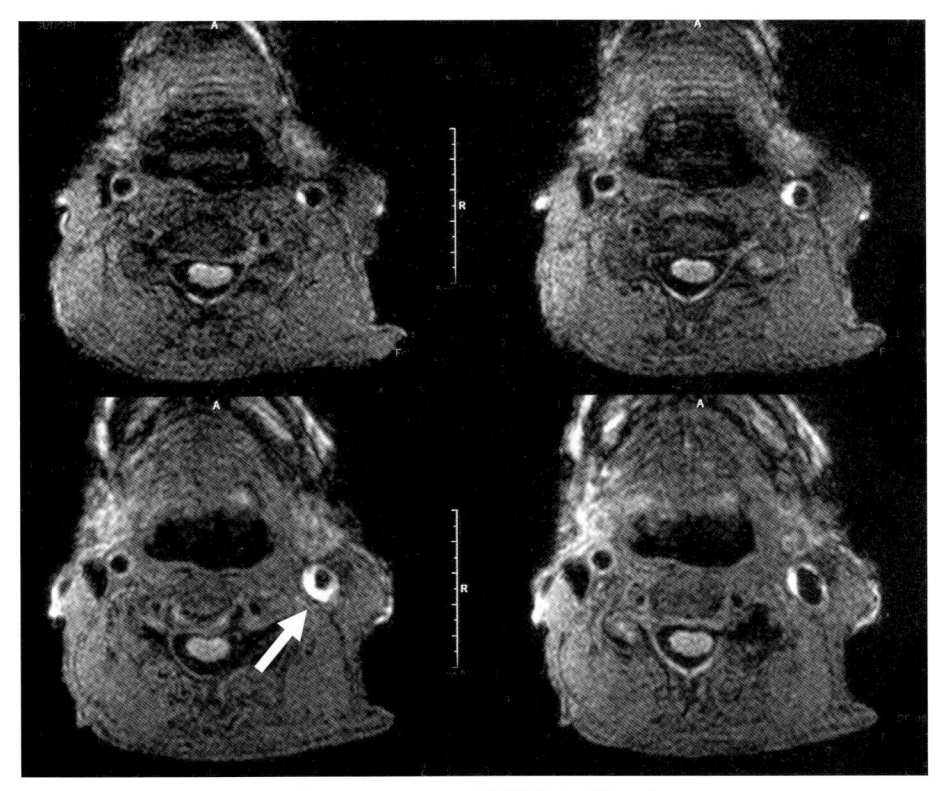

図7 MPRAGE で高輝度のプラーク

れている（**図7**）．山田らの報告[10]では，MPRAGE で高輝度を呈したプラークは症候性病変の頻度が高く，しかもそれほど狭窄率の高くない群でも脳虚血症状をきたしていた頻度が高かったとしている．最近は Black blood imaging という手法もよく用いられており，T2, proton image を組み合わせて，プラークの組成を推測できるとの報告もある[11]．また3テスラーという高磁場の MRI も普及しつつあり，解像度の向上により繊維性皮膜の破綻や菲薄化など不安定プラークの特徴をより詳細に捉えられるようになる可能性を秘めている．

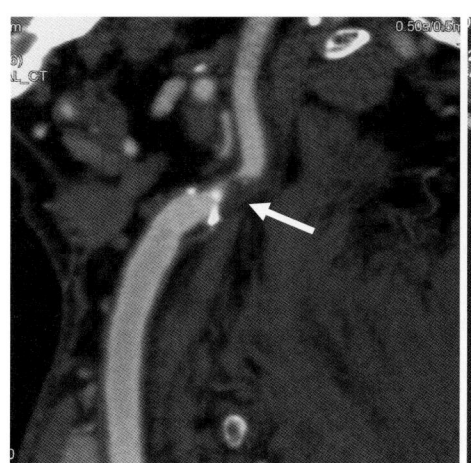

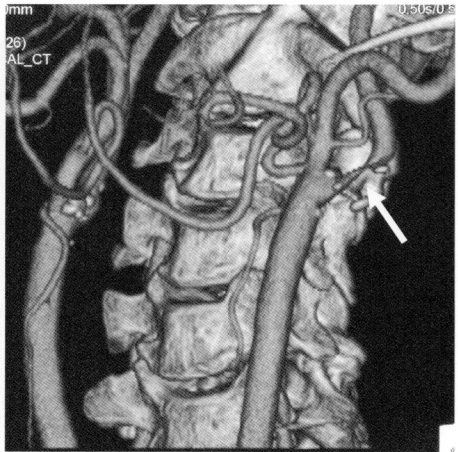

図8 ヘリカル CT で得られた石灰化病変

　MRIの長所は石灰化の影響を受けずに，検者の技術に依存せず，広範囲にプラークが検出できるという点である．短所としては長時間安静が保てない患者やペースメーカが入っている症例では検査が行えないことなどがあげられる．

C　ヘリカル CT

　ヘリカルCTは技術の進歩により，より短時間で，より低い被爆線量で頸動脈病変を評価できるようになってきたが，特に石灰化病変の検出に優れている（**図8**）．石灰化病変の分布は血行再建術の適応を考えるうえで非常に重要な情報である．プラークの石灰化が高度で，全周性に及ぶ場合には血管内治療が困難となり，血栓内膜剥離術が適応となる．

　輝度の情報からプラークの組織性状診断を行うことも試みられてきているが，これまでのところ超音波やMRIほどの有用性は報告されていない．

　ヘリカルCTの長所はMRIと同じく，あまり検者の技量に左右されないことと，広い範囲の検査が可能なことである．欠点としては，造影剤を用いるため造影剤アレルギーや腎機能障害の問題が出てくることである．

文　献

1) 長束一行，他．頸部血管超音波検査ガイドライン．Neurosonology **19**：49-69，2006
2) Touboul PJ, Hennerici MG, Meairs S, et al：Mannheim intima-media thickness consensus. Cerebrovasc Dis **18**：346-349, 2004
3) Handa N, Matsumoto M, Maeda H, et al：Ultrasonic evaluation of early carotid atherosclerosis. Stroke **21**：1567-1572, 1990
4) Handa N, Matsumoto M, Maeda H, et al：Ischemic stroke events and carotid atherosclerosis. Results of the osaka follow-up study for ultrasonographic assessment of carotid atherosclerosis (the osaca study). Stroke **26**：1781-1786, 1995
5) Nagai Y, Kitagawa K, Sakaguchi M, et al：Significance of earlier carotid atherosclerosis for stroke subtypes. Stroke **32**：1780-1785, 2001
6) Mathiesen EB, Bonaa KH, Joakimsen O：Echolucent plaques are associated with high risk of ischemic cerebrovascular events in carotid stenosis：The tromso study. Circulation **103**：2171-2175, 2001
7) Prabhakaran S, Rundek T, Ramas R, et al：Carotid plaque surface irregularity predicts ischemic stroke：The northern manhattan study. Stroke **37**：2696-2701, 2006
8) AbuRahma AF, Wulu JT, Jr., Crotty B：Carotid plaque ultrasonic heterogeneity and severity of stenosis. Stroke **33**：1772-1775, 20062002
9) 久米伸治，他．Jellyfish sign（内頸動脈可動性 plaque）の病理とその臨床像．Neurosonology **20**：21-24, 2007
10) Yamada N, Higashi M, Otsubo R, et al：Association between signal hyperintensity on t1-weighted mr imaging of carotid plaques and ipsilateral ischemic events. AJNR Am J Neuroradiol **28**：287-292, 2007
11) Yuan C, Mitsumori LM, Ferguson MS, et al：In vivo accuracy of multispectral magnetic resonance imaging for identifying lipid-rich necrotic cores and intraplaque hemorrhage in advanced human carotid plaques. Circulation **104**：2051-2056, 2001

10 頸動脈硬化　C 狭窄病変

神戸大学医学部附属病院神経内科
濱口浩敏

　頸動脈硬化が進展すると，プラークが肥厚してくる．その結果，血管内腔を占拠するようになり，50％以上を占めるようになると，頸動脈狭窄として判断する．特に頸動脈分岐部はアテローム性動脈硬化の好発部位であり，高度狭窄や閉塞により，脳の低灌流の原因になりうる．

　アテローム性動脈硬化の場合，狭窄の程度とともに重要なのがプラークの安定性である．プラークが不安定であると，脳塞栓の原因になりうる．これはプラークの大きさではなく，性状や可動性により左右される．不安定プラークの組織学的性状として，脂質成分に富んだ大きなプラークコアの存在やプラーク内出血，fibrous cap の炎症細胞浸潤などがあげられる．

　頭頸部領域の血管状態を評価する方法として，今までは侵襲的検査である選択的血管造影が gold standard であった．現在では非侵襲的検査として頸動脈超音波検査，MRI・MRA，CTA などが第一選択として用いられている．これらの検査を組み合わせることにより，様々な角度から詳細な評価が可能である．本稿では，頸動脈狭窄の診断，治療法について解説する．

A　狭窄度の評価

　頸動脈狭窄を評価する方法として，非侵襲的検査である頸動脈超音波検査がよく用いられる．超音波検査では，6-7.5 MHz リニアプローブ，7 MHz マイクロコンベックスプローブ，2.5 MHz セクタプローブなどを用いて評価する．基本的に B モードで総頸動脈，内頸動脈の短軸および長軸像を確認後，狭窄部位のプラーク性状や可動性，狭窄率などを評価する．echolucent plaque や石灰化病変による狭窄については，B モードのみでは評価困難であるため，カラードプラおよびパルスドプラ法を用いて観察する（図1）．さらに，狭窄部直後の最大収縮期血流速度を測定し，狭窄度を推定する[1,2]．

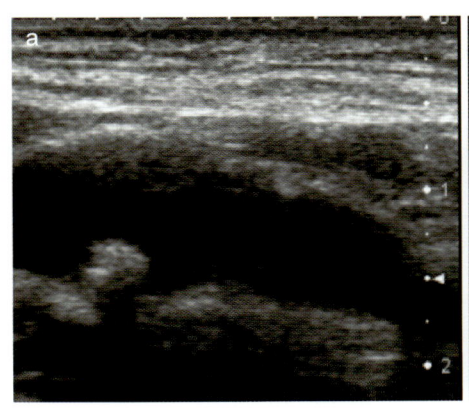

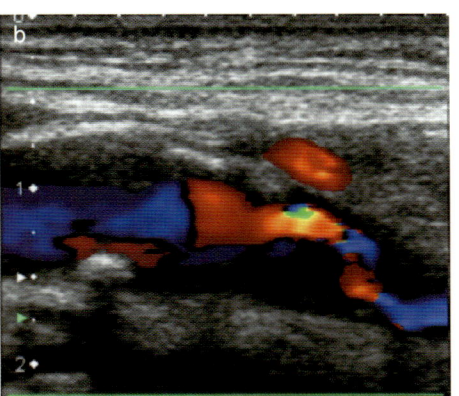

図1　echolucent plaque による頸動脈狭窄
a：B モード画像，b：カラードプラ画像．B モードでは狭窄が明らかではないが，カラードプラを併用することにより狭窄部分が描出される．

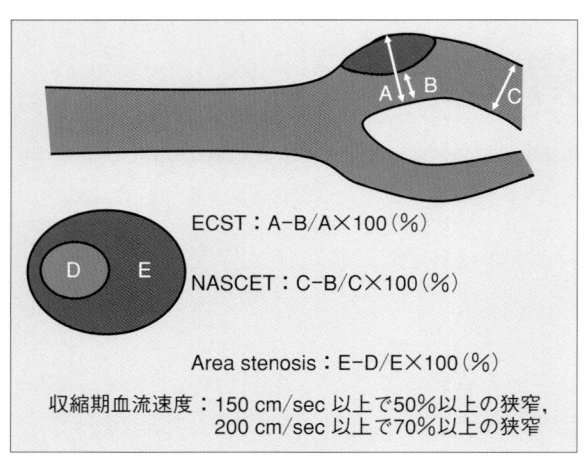

図2 狭窄率の算出法
狭窄率の算出には短軸画像と長軸画像からの計測，血流速度などを用いて総合的に評価する．

ECST：A-B/A×100(％)
NASCET：C-B/C×100(％)
Area stenosis：E-D/E×100(％)
収縮期血流速度：150 cm/sec 以上で50％以上の狭窄，200 cm/sec 以上で70％以上の狭窄

MRI・MRAは非侵襲的であり，被曝がないこと，MRA画像では分岐部のみでなく，高位狭窄の情報も評価することができる点が有用である．一方，石灰化症例については過大評価になる傾向にあること，MRIを施行できる症例が限られること，体動によるアーチファクトを受けやすい点などが問題点としてあげられる．MRI画像は，高度な軟部組織分解能によって血管壁を直接描出することができるため，プラーク性状の評価に有用である．特に vulnerable plaque の構成要素である大きな脂質コア，線維性被膜の菲薄化，プラーク内出血，血管新生の有無，炎症細胞の浸潤などが総合的に判断でき，治療方針の決定に有用である．

CTA画像は，短時間で客観的な評価が可能である．3Dで評価でき，石灰化病変に対する評価も可能である点が有用である．ただし，被曝の面や，造影剤を用いて検査するため，腎機能やアレルギーなどに注意する必要があり，スクリーニングに使用するにはあまり一般的ではない．最近では320列のCTAも登場し，より短時間で詳細な狭窄部位の評価ができるようになった．

超音波・MRA・CTA のそれぞれの狭窄率については，通常最狭窄部位での短軸面積法と North American Symptomatic Carotid Endarterectomy Trial（NASCET）法，European Carotid Surgery Trial（ECST）法に準じた長軸での狭窄率を算出して評価する（図2）．その際，NASCET法での分母としては，超音波検査では，測定可能な最遠位部（可能な限り径が一定となった部位）の内頸動脈径とし，MRA検査では maximum intensity projection（MIP）画像での最も狭窄が強く描出されている平面における内径，CTA検査では multiplanar reconstruction（MPR）画像での同じく最も狭窄が強く描出されている平面における内径を基準として各々算出する（図3）．

日本人では総頸動脈球部から内頸動脈分岐部が，より高位にあるという特徴があるため，超音波検査では分岐部以遠を正確に描出するのが困難な例が多い．また，echolucent plaque や石灰化病変の場合も内腔の境界の評価が困難である．こういった場合，狭窄率の評価はどうしてもカラードプラやパルスドプラに頼らざるをえない．カラードプラの場合，内膜面の境界が明瞭でないため，狭窄率が大きく測定される可能性がある．また，石灰化病変も測定困難であるため，これらのような症例についてはパルスドプラ法を用いて狭窄部位の血流速度が 150 cm/sec 以上で50％以上狭窄，200 cm/sec 以上であった場合を 70％以上狭窄とするといったような flow study が最も有用である[3]（図4）．また，総頸動脈の拡張末期血流速度が血流低値側に比べて血流非低値側が1.4倍以上ある場合は，内頸動脈遠位側に閉塞性病変の存在を疑い，内頸動脈閉塞や高度狭窄などの診断のきっかけとなる場合も多い．他にも血流波形から近位部狭窄や遠位部狭窄を推測することができる（図5，図6）．

現状としては，狭窄部位の評価はまずスクリーニングとして非侵襲的な超音波検査，MRI・MRAなどで狭窄率，狭窄部位の性状を確認し，必要に応じてCTAや血管造影を行い，治療方針を決定するのがよい．

B 頸動脈狭窄の治療

頸動脈狭窄の治療には，保存的治療と，外科的治療を検討する．外科的治療としては，頸動脈内膜剥離術（carotid endarterectomy：CEA）に加

10. 頸動脈硬化　C 狭窄病変

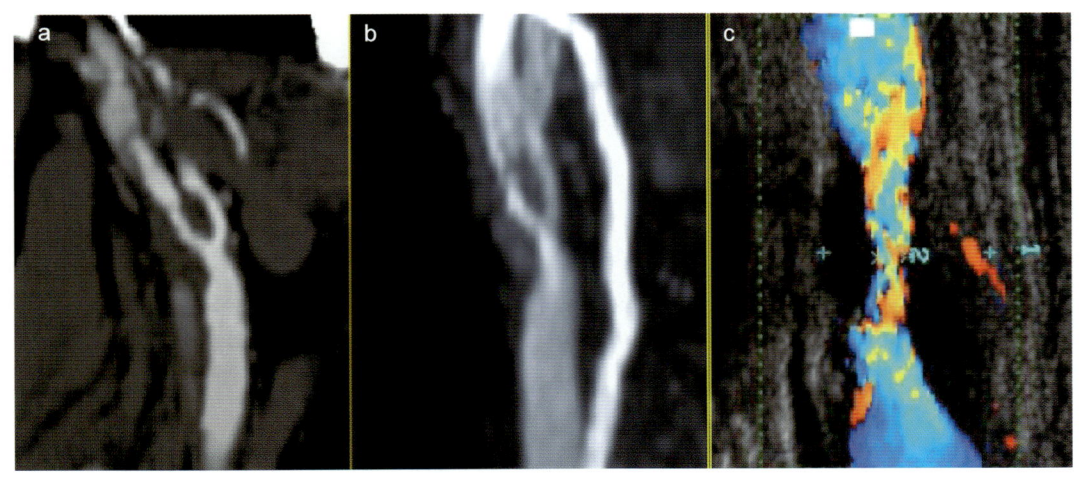

図3　CTA, MRA, 超音波検査での評価
a：CTA（MPR），狭窄率 55.6%．b：MRA（MIP），狭窄率 66.7%．c：超音波，狭窄率 72.3%．
狭窄部位について，NASCET 法を用いて算出する．狭窄度やプラーク性状によって数値がばらつくことがある．

lt. ICA stenosis

短軸面積法：88.9%
NASCET法：75.0%
ECST法：81.6%
流速：250.5cm/sec

血流速度200cm/sec
以上で70%以上狭窄

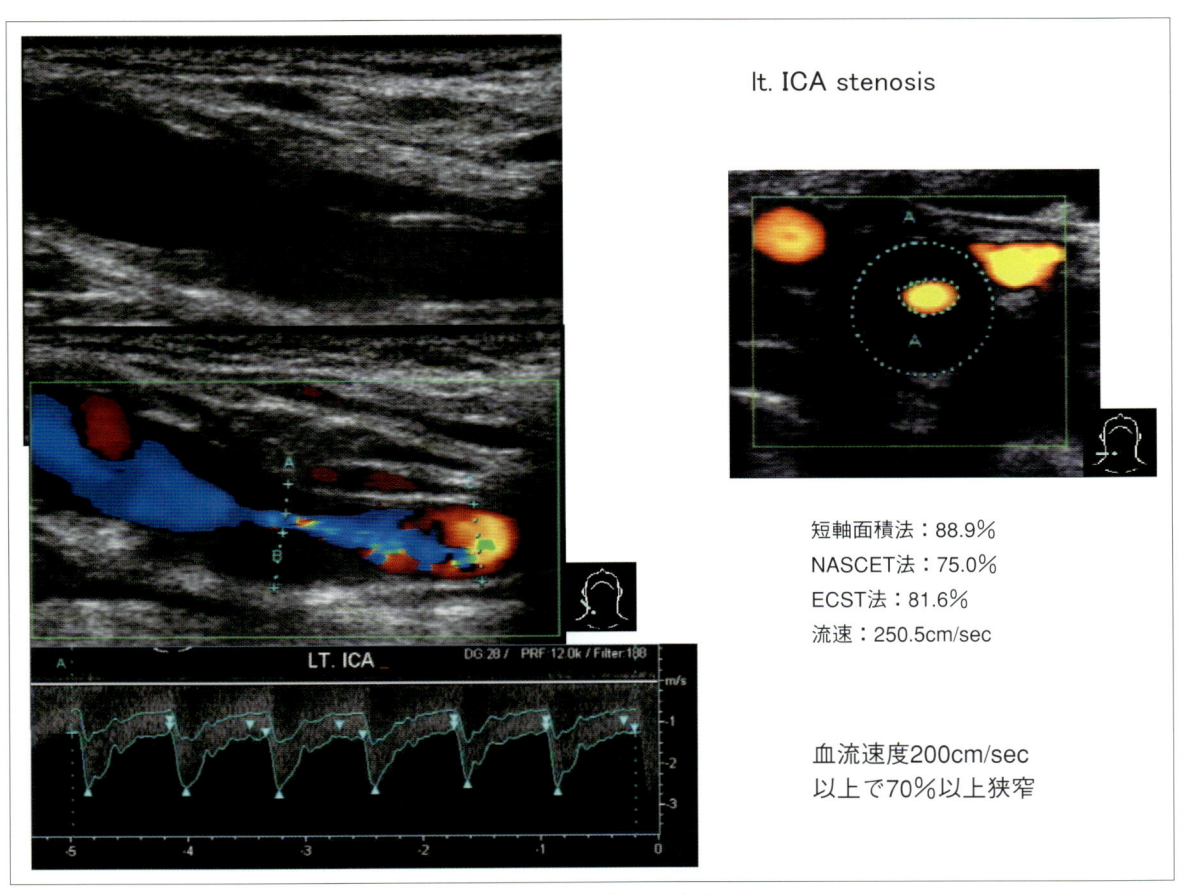

図4　左頸動脈狭窄の超音波所見
超音波検査では，カラードプラやパルスドプラを併用する．血流速度が 200 cm/sec 以上になると 70% 以上の狭窄を疑う．

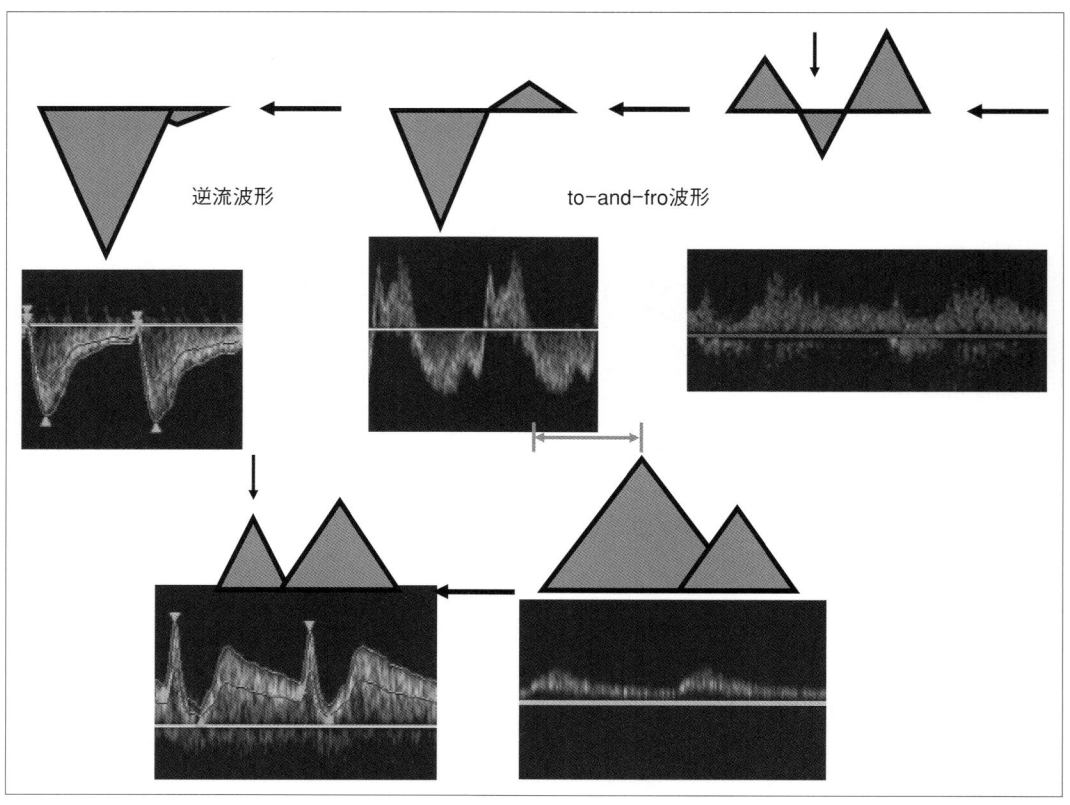

図 5 ドプラ波形からの近位部狭窄の推定

近位部狭窄が存在すると，Acceleration time が延長し，なだらかな波形になる．また，notch が大きくなり，to and fro pattern を呈するようになる．狭窄の程度により波形パターンが逆転する．

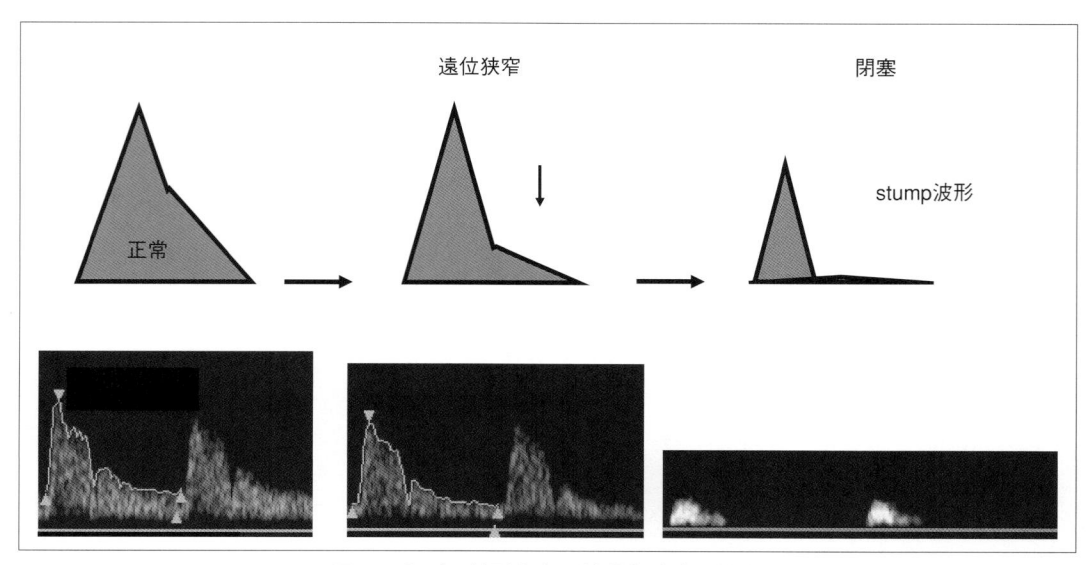

図 6 ドプラ波形からの遠位部狭窄の推定

遠位部狭窄が存在すると，拡張末期血流が低下し，高度狭窄あるいは遠位部閉塞になると stump sign を呈するようになる．

10. 頸動脈硬化　C 狭窄病変

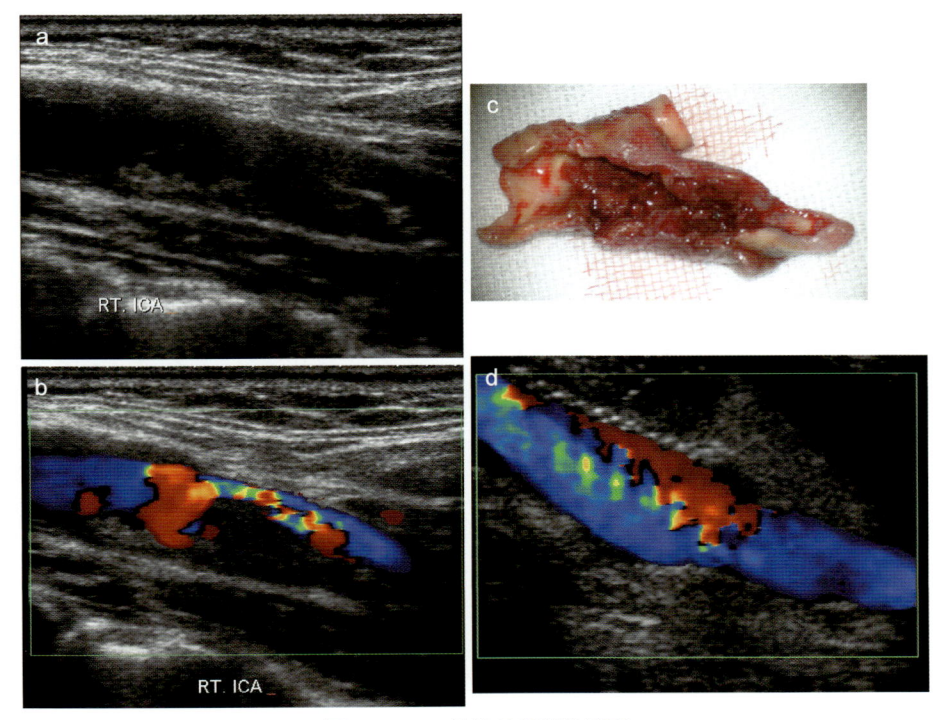

図7　CEA 前後の超音波検査
右内頸動脈狭窄に対して CEA を行った．a，b：術前の狭窄部，d：同部位の術後．内腔は開存し，狭窄部が解除されている．縫合糸も描出される．c：摘出したプラークであり，粥腫および一部潰瘍を認めている．

え，2008年4月より頸動脈ステント留置術（carotid artery stenting：CAS）の保険適応が認められた．

内科的治療は主に軽度から中等度狭窄に対して行われる．狭窄部位に対しては，スタチン，インスリン抵抗性改善薬，降圧薬，シロスタゾール，エイコサペンタエン酸などは狭窄病変の進展抑制作用が期待できる．将来の血管イベントとして，狭窄部位が完全閉塞に陥るよりも狭窄部位からの微小栓子による動脈原性脳塞栓症の危険性が高いため，抗血小板薬を中心とした血小板凝集抑制と，血管内皮の安定化を期待して上記のような治療を行う．

脳卒中治療ガイドライン2009では，外科的治療は主に中等度から高度狭窄に対して推奨されている．特に，症候性脳梗塞を起こした症例（6ヵ月以内の TIA あるいは minor stroke）では，NASCET 法で約70％以上の狭窄例について最良の内科的治療に加えて，手術および周術期に熟達した術者と施設において CEA が推奨されている．一方，無症候性脳梗塞症例では，NASCET 法で約60％以上の症例について最良の内科的治療に加えて，手術および周術期に熟達した術者と施設において CEA が推奨されている[4]．

CAS については，CEA 適応例であっても，CEA の治療成績を不良にするハイリスク因子（心臓疾患，重篤な呼吸器疾患，対側頸動脈閉塞，対側喉頭神経麻痺，頸部直達手術または頸部放射線治療の既往，CEA 再発症例，80歳以上）の合併例に対して，CAS が適切な術者により行われた場合，CEA に劣らない治療効果および安全性が認められている．ステント留置前後の評価としては，MRA はステント部の評価に不適なため，超音波検査で評価するとよい．CEA 症例と CAS 症例の画像を提示する（図7，図8，図9）．

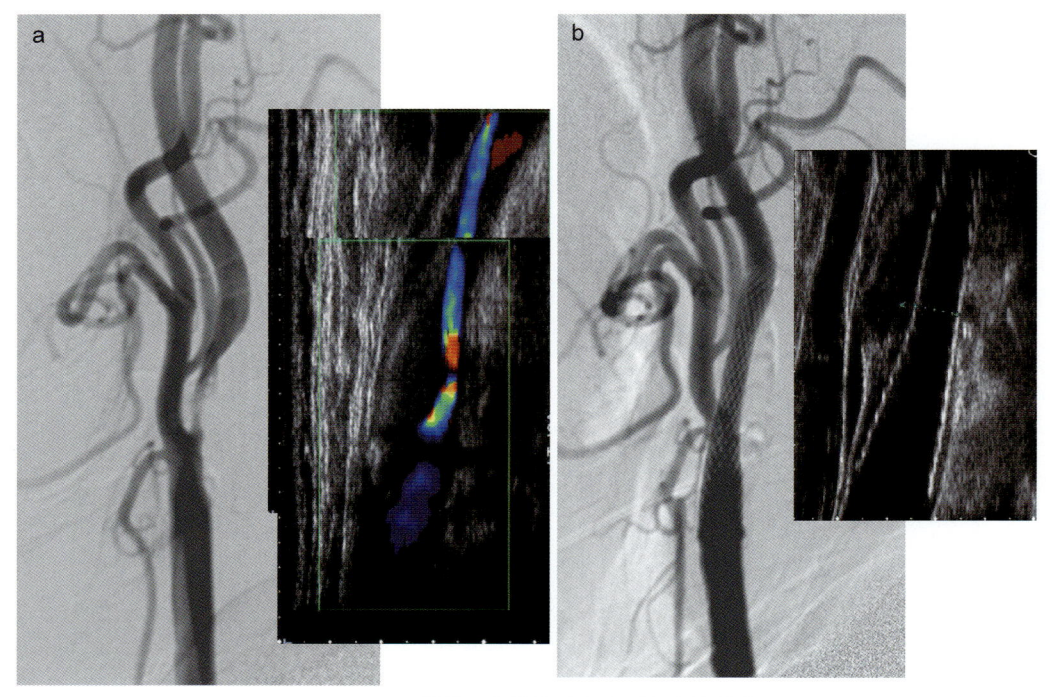

図 8　CAS 前後の血管造影および超音波検査
左内頸動脈狭窄に対して CAS を行った．a：術前の狭窄部，b：同部位のステント術後．内腔は開存し，狭窄部が解除されている．

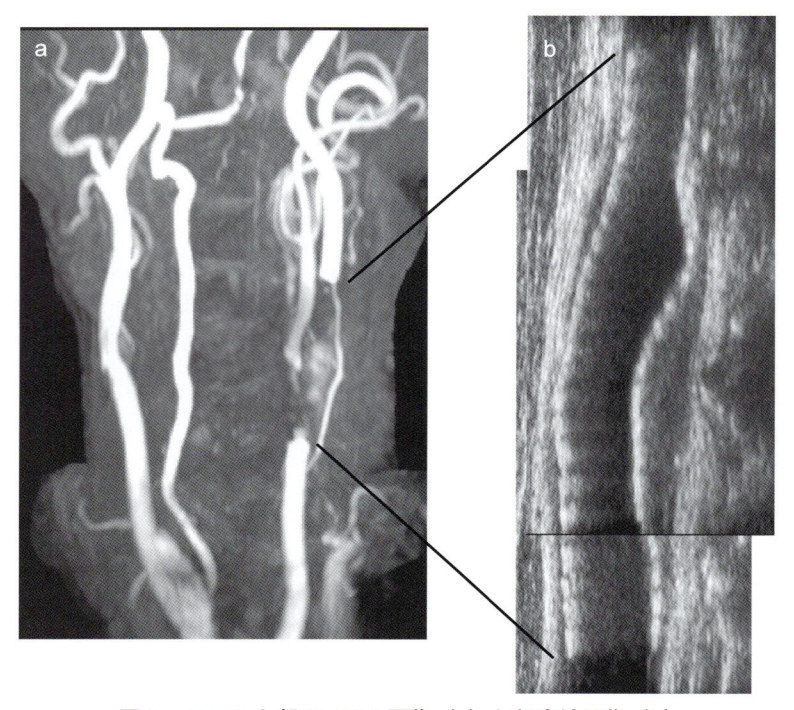

図 9　ステント部の MRA 画像（a）と超音波画像（b）
左内頸動脈ステント留置部の画像．MRA ではステント部は描出されないが，超音波検査では内部も明瞭に描出されている．

10. 頸動脈硬化　C 狭窄病変

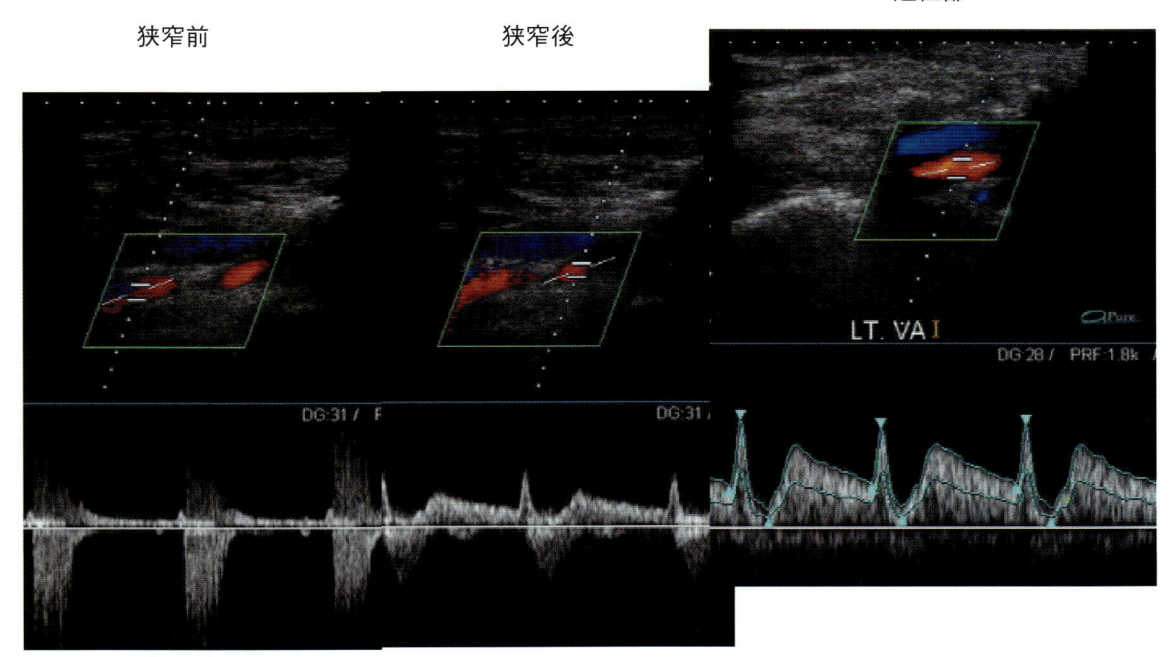

狭窄前　　　狭窄後　　　遠位部

遠位部狭窄パターン　　　近位部狭窄パターン

図10　椎骨動脈起始部狭窄
左椎骨動脈起始部の狭窄例．狭窄部位前後で血流波形が変化している．

C　椎骨動脈狭窄

　頸部血管について，内頸動脈狭窄の診断治療はガイドラインでも取り上げられているが，椎骨動脈狭窄についてはあまり取り上げられていない．椎骨脳底動脈系は小脳・脳幹・後頭葉などを栄養しており，障害されるとめまいやふらつき，視覚的な異常，その他多彩な症状をきたす可能性があるので注意が必要である．椎骨動脈の狭窄は起始部や最遠位部に多く，同部位の評価を行うことが重要である．頸動脈エコーで椎骨動脈を評価するためには，起始部の評価は可能であるが，遠位については評価困難である．また，椎骨動脈は椎骨横突起内を走行しており，同部位の評価についても困難である．そのため，椎骨動脈の狭窄については，血流速度と波形から狭窄を推測する（図10）．現在，椎骨動脈の評価法には，後下小脳動脈（posterior inferior cerebellar artery：PICA）前後での狭窄を推測する方法が用いられる[5]．さらに日本人では血管の左右差を認めることが多いた

め，異常と間違えないようにしないといけない．

D　その他の注意すべき頸動脈狭窄

1．大動脈炎症候群（高安動脈炎）（図11）

　若年で発症する全身血管炎の一つであり，頸動脈エコーでは主に総頸動脈から鎖骨下動脈に全周性の内膜中膜複合体厚（intima media thickness：IMT）肥厚を認める（マカロニサイン）．炎症が強いと血管狭窄や閉塞も認めることがある．内頸動脈にはIMTの肥厚はみられない．

2．頸動脈解離（図12）

　大動脈から解離が上行すると，総頸動脈から内頸動脈，椎骨動脈などに動脈解離を認める場合がある．このとき，頸動脈エコーでflapや真腔・偽腔が確認できると，動脈解離と判断できる．この際，狭窄を生じる場合があり，動脈硬化との鑑別が必要である．特に脳梗塞に対する血栓溶解療法を検討する際には動脈解離が原因だと施行できないため，慎重に評価する必要がある．

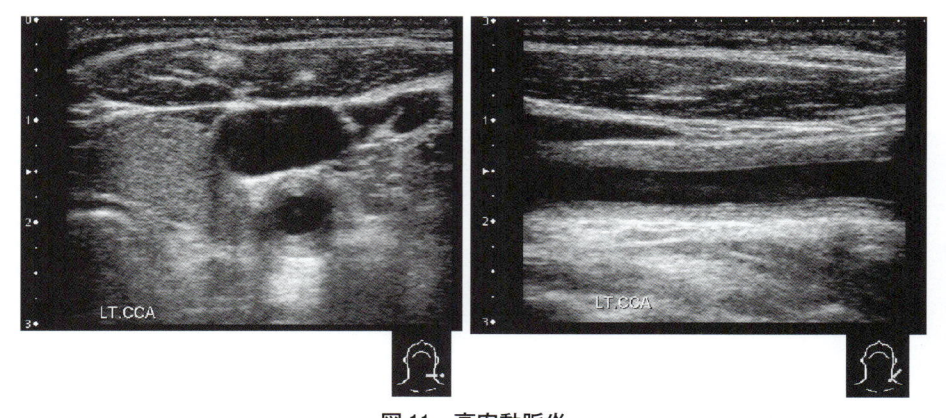

図 11　高安動脈炎
超音波画像では，内膜の全周性肥厚を認め，いわゆるマカロニサインを呈している．

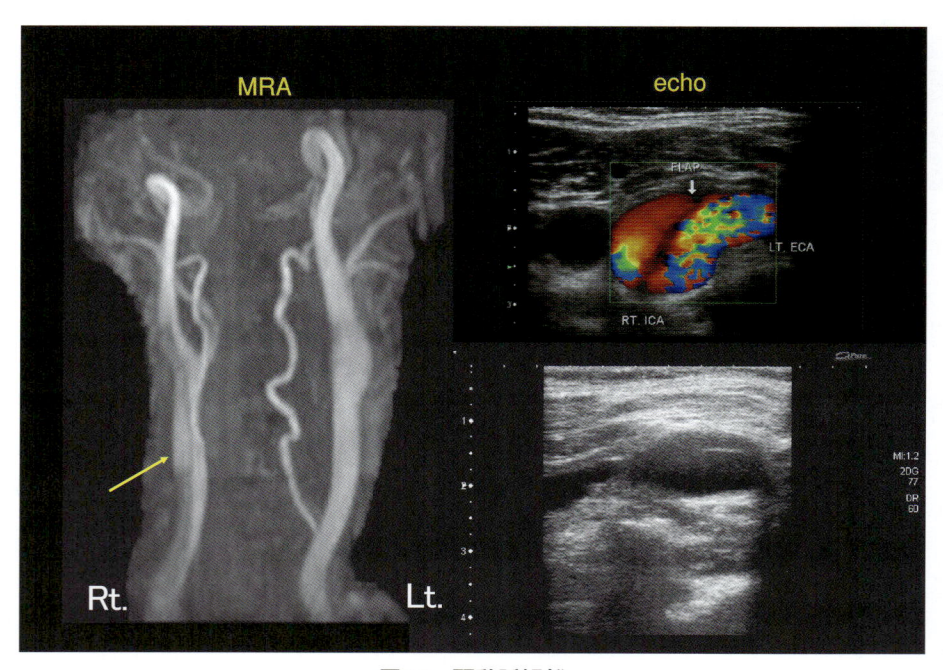

図 12　頸動脈解離
右頸動脈解離症例．MRA では右総頸動脈から内頸動脈にかけて2層構造を認める．同部の超音波検査では flap が描出されている．

3．鎖骨下動脈盗血症候群（図 13）

　鎖骨下動脈起始部が狭窄あるいは閉塞をきたした場合，上肢血圧の左右差が生じる．一側の椎骨動脈血流波形が逆流パターンになっている場合には，反対側の椎骨動脈を介して血流が流れてきていることを示しているため，同側の鎖骨下動脈盗血現象を疑う．この場合は，鎖骨下動脈の評価を行い，治療方針を検討する必要がある．

E　おわりに

　実際の頸動脈狭窄症例の診断・評価に際しては，各々の特性を活かした検査プロトコールを考える必要がある．例えば，患者が受診した際，まず非侵襲的な超音波検査を行い，その結果狭窄がみつかった場合，MRI，MRA による評価を行う．高度狭窄例や石灰化例では3D-CTA 検査を行い，治療方針の決定につなげるのが妥当であると考え

10. 頸動脈硬化　C 狭窄病変

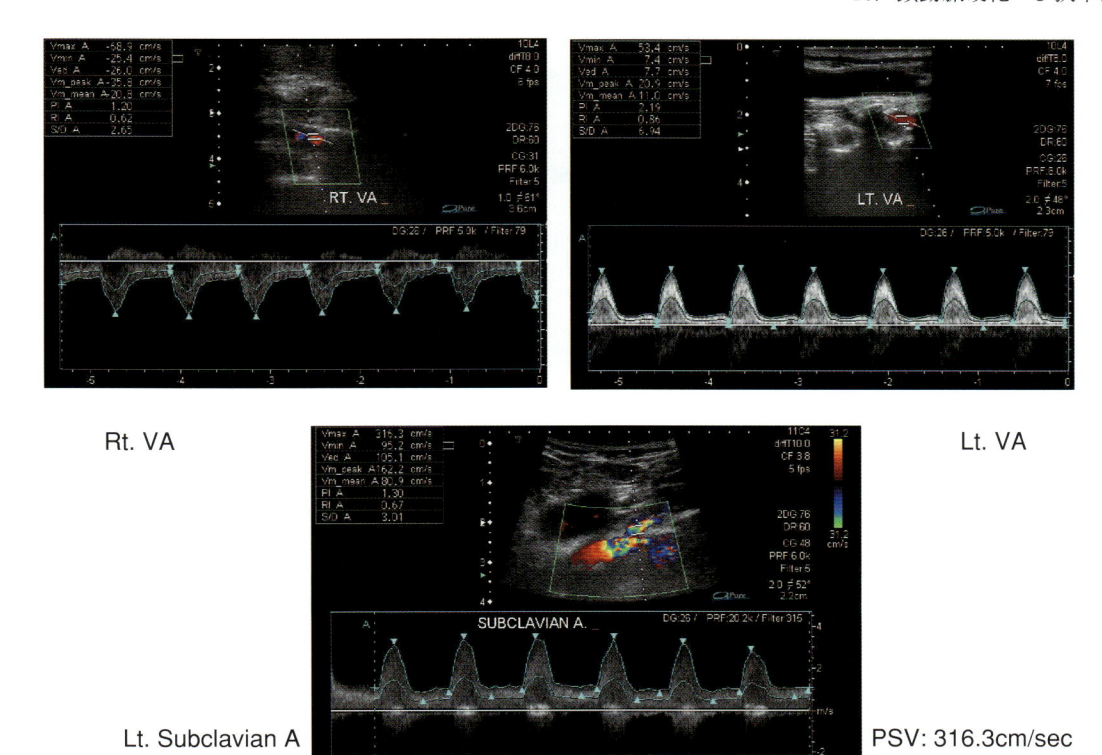

Rt. VA　　　　　　　　　　　　　　　　　　Lt. VA

Lt. Subclavian A　　　　　　　　　　　　　PSV: 316.3cm/sec

図13　鎖骨下動脈盗血現象
　左鎖骨下動脈狭窄により，左椎骨動脈の逆流波形を認める．鎖骨下動脈起始部は狭窄により血流速度の増加を認める．

る．また，それぞれの検査法の特性を考え，多角的に検討するのが望ましいと考える．

文　献

1) 貴田岡正史，松尾　汎，谷口信行，他：超音波による頸動脈病変の標準的評価法（案）．超音波医学 **36**：502-518, 2009
2) 日本脳神経超音波学会・栓子検出と治療学会合同ガイドライン作成委員会：頸部血管超音波検査ガイドライン．Neurosonology **19**：49-69, 2006
3) Koga M, Kimura K, Minematsu K et al：Diagnosis of internal carotid artery stenosis greater than 70% with power Doppler duplex sonography. Am J Neuroradiol **22**：413-417, 2001
4) 脳卒中合同ガイドライン委員会：頸動脈内膜剥離術（CEA：carotid endarterectomy）．脳卒中治療ガイドライン 2009．篠原幸人，小川　彰，鈴木則宏，他．協和企画，東京，pp120-121, 2009
5) Saito K, Kimura K, Nagatsuka K, et al：Vertebral artery occlusion in duplex color-coded ultrasonography. Stroke **35**：1068-1072, 2004

テクニック

② 頸動脈エコー

石川県立中央病院医療技術部検査室
大場教子

近年，生活習慣の変化や高齢化社会に伴い動脈硬化性疾患が増加しており，その予防や治療からも全身の動脈硬化を早期に発見することが重要視されている．

一方，超音波診断装置の発展はめざましく，画像の解像度や血流の検出感度などの向上により明瞭に早期動脈硬化の変化から高度な機能障害まで，形態と機能の両面から観察することが可能となった．本稿では頸動脈を超音波で評価するテクニックや注意点などについて記述する．

A まず解剖学的基礎知識を習得しよう

1．頸部の解剖と走行

頸動脈は総頸動脈系と椎骨動脈系からなり，右総頸動脈は大動脈弓部から分岐した腕頭動脈を介して，左総頸動脈は直接大動脈弓部から分岐する．

左右の総頸動脈はその後ほぼ垂直に頭部へ向かって上行するが頸動脈洞を形成後，甲状軟骨上縁より数cm上方で内頸動脈と外頸動脈に分岐する．脳へは豊富な血流が流れるため，内頸動脈の血管径は外頸動脈より大きく，また外側・後方に位置する．内頸動脈は分岐直後にいったん膨らみ，分岐することなく径は約半分位を保ち側頭骨まで上行する．外頸動脈は起始部から上甲状腺動脈，舌動脈，顔面動脈などを分岐し，顔面のほとんどへ分布する．一般的に総頸動脈は健常者では蛇行や径の左右差はなく，ほぼ直線的であり動脈硬化は起こりにくいが，頸動脈洞から内頸動脈起始部は血行力学的に血流の剥離が起こり，動脈硬化性病変が起こりやすい．

椎骨動脈は左右の鎖骨下動脈から起始し，頸部の深部を上行し椎骨横突起孔を通り頭蓋内で左右が合流する．椎骨動脈の径は内頸動脈に比し細く，生まれつき左右差があることが多い．

2．動脈の解剖と内膜中膜複合体とプラーク

動脈壁は内膜・中膜・外膜の三層構造よりなり，病理学的検討から動脈硬化性変化は内膜と中膜に強く表れることが示されている．超音波検査では，内膜と中膜は通常一層の膜状の構造物として描出され，内膜中膜複合体（intima-media complex：IMC）と呼び，その厚さは内膜中膜複合体厚（intima-media thickness：IMT）として評価する．

IMTは初期の粥状動脈硬化病変を反映し，動脈壁に形成される限局性の内膜肥厚・隆起性病変はプラークと言われ，よどみや渦流の起こりやすい部位に形成されやすい．健常者では加齢と共にIMTは肥厚する（図1）．

B 検査前と検査中の注意点

① 急変に備え，救急カートなどの設置が望ましい．薬品や材料の確認と補充や緊急時の連絡体制を周知する．

② 超音波検査は簡便・無侵襲に繰り返し検査が可能であり，動態観察ができることが利点であるが，結果の判断には主観が伴う．検者はまず健常者で基本的な撮り方を習熟してから検査に臨む．

③ 有効に検査を進めるには，検査目的と前回値を確認後開始することが望ましいが，前回値に左右されることなく，精度高く丁寧な検査の遂行を心がける．

④ 物品の確認と補充を行い，ベッドと周辺は清潔にし，適切な照度と室温を保つ．

⑤ 挨拶後，所要時間や検査内容，体位やゼリー

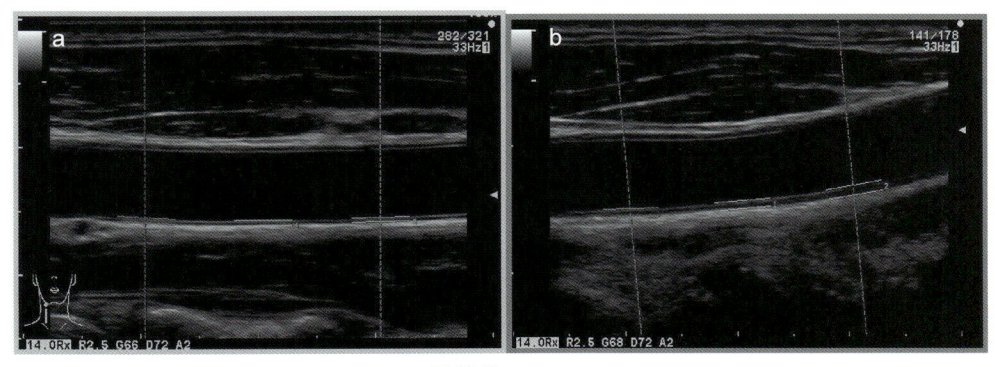

図1 健常者の Mean IMT
a：若年者の Mean IMT で 0.4 mm，b：高齢者 Mean IMT で 0.7 mm．

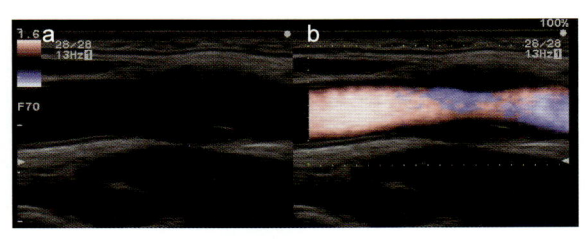

図2 総頸動脈頸動脈洞の低輝度プラーク
a：適切なゲインで低輝度・均一なプラークが観察される．
b：カラードプラ法の併用により明瞭にプラークが観察される．

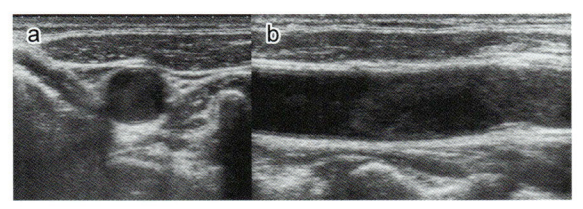

図3 左総頸動脈血栓の症例：適切なゲインの調節を心掛ける
a：短軸像で血管内腔に低輝度・ほぼ均一の血栓が観察される．
b：長軸像で血管末梢側に IMT に密着して充満する新鮮血栓を認める．

の使用など簡単に説明する．温めたゼリーを使用し，プローブをあてるときには声をかける．

⑥プローブを持つ小指以外は被検者に触れないようにする．またプローブのむやみな圧迫はしないように浮かせるくらいで操作する．

⑦心電図を同時に記録し，調律と心拍数を確認し血流を評価する．安全に検査を進めるためには心拍数の変化に注意する．

C 頸動脈を診る装置の適正な設定や条件

1．プローブの選択

通常，頸動脈エコーは血管形態や走行深度から，高周波のリニア型プローブを使用する．

プローブの中心周波数は，IMC の精度を考慮し 7.5 MHz 以上を用いる．内頸動脈の末梢など深部血管の観察は，コンベックス型やセクタ型が有効な場合がある．また総頸動脈や椎骨動脈起始部の観察はリニア型では鎖骨にあたり観察が困難であるが，マイクロコンベックス型の使用で容易に観察できる．

2．断層法の描出が基本

評価の基本は形態を観察する断層法であり，特に血管壁やプラークの形状や性状の評価に有用である．ビームを血管壁に直交するようにして描出し記録する．

a．ゲインの調整

全体のゲインと STC（sensitivity time control：深さ方向のゲイン）の調整を適宜行う．

断層法ではゲインを高くすると微細な信号は検出されるがノイズが多くなり，低くすると内部性状を見落としてしまう．適切なゲインの調節とカラードプラ法の併用で，低輝度プラーク（図2）や新鮮な血栓（図3）を見落とさないようにする．

b．フォーカスの調整

フォーカス（超音波ビーム幅を絞る機能）を観察する部位（深さ）に応じて調整し，ノイズ

やアーチファクトが少なくなるよう調節する.

3. ドプラ法による血流評価は適正な条件で行う

ドプラ法では，血管の走行や流速に適した装置の調整が必要である．適正な条件で検査をしないと判断を誤る可能性が高く，また正しい断層像の描出下でなければドプラ法による血流評価は不良となる．パルスドプラ法での記録時は音を出るようにし，耳でも確認するのが望ましい．

a. 角度依存性

ドプラ法は原理上，ドプラ入射角度（θ）によりドプラシフトが異なるため，角度補正をしないと正確な流速が得られない．θ が大きくなるほど角度補正誤差が大きくなり，60度を超えると誤差は急速に大きくなるため，可能な限り小さくする．プローブの一方を圧迫（浮かせる）し θ を小さくするが，ドプラビームもスラント走査し θ を小さくする．

b. ゼロシフトと繰り返し周波数（速度レンジ）とスイープ速度

パルスドプラとカラードプラ法では，計測できる流速に限界があるため，折り返し現象が生じないように，ゼロシフトを行ったり繰り返し周波数を上げたりする．また遅い血流を評価するときには繰り返し周波数を下げて観察する（椎骨動脈や加齢に伴う血流低下時なども繰り返し周波数を下げると容易に観察できることが多い）．

パルスドプラ法による記録は繰り返し周波数とスイープ速度の違いにより，波形の印象が大きく異なるため，左右同一条件で記録するのが望ましい．

c. サンプルボリュウムとドプラゲインとドプラフィルタ

サンプルボリュウムは血管の1/2〜2/3に設定し，ほぼ中央に置く．パルスドプラ・カラードプラ法ともに，血流シグナルの確認が明確にできるように，ノイズの少ない適切なドプラゲインとドプラフィルタの調整を行う．

d. 関心領域（ROI）

関心領域を広くするとフレームレートが低下しリアルタイム性が乏しくなるため，むやみに広くしない．

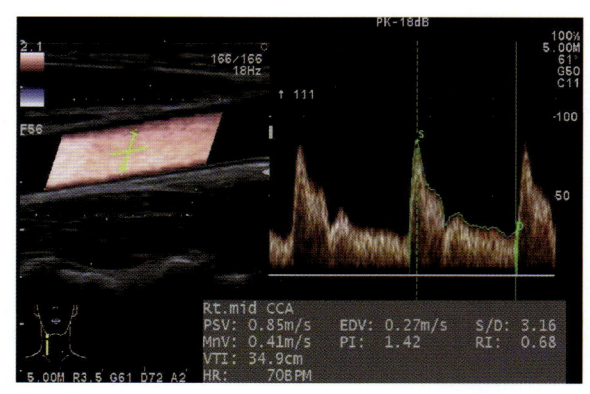

図4 カラードプラ法とパルスドプラ法の表示方法

D 画像の表示方法

① 短軸（横断）像は被検者を尾側（下方）から眺めた像とし，画面に向かって左に被検者の右が表示される像とする（CT画像の見え方と同じ）．

長軸（縦断）像は画面の左側を中枢側（心臓側）とし，画面の右側を末梢側（頭側）とする（血流は向かって画面の左側から右側に流れる）[1]．

② カラードプラ法は原則的にプローブに向かってくる血流は赤色（暖色系），遠ざかる血流は青色（寒色系）に表示する．パルスドプラ法は向ってくる血流を基線より上方（正の方向），遠ざかる血流を下方（負の方向）に表示する[1,2]（図4）．

E 検査手順

① 挨拶後，検査の内容と所要時間や検査体位およびゼリーの使用など簡単に説明を行う．また確認のため氏名や生年月日を言っていただく．

② 検査は通常，頭部と頸部が安定する仰臥位で行う．枕は使用せず顎を軽く上げ，観察領域が得られやすいように頭部は30度前後傾ける．体型によっては薄い枕をしたり，肩甲骨背部へ枕や丸めたタオルを挿入したりする．また内頸動脈遠位の観察は側臥位で，仰臥位が困難な場合は坐位で行う．体にはバスタオルなどをかけ，寒さや疼痛などがあった場合は申し出るよう検査の前に促してから開始する．

テクニック②　頸動脈エコー

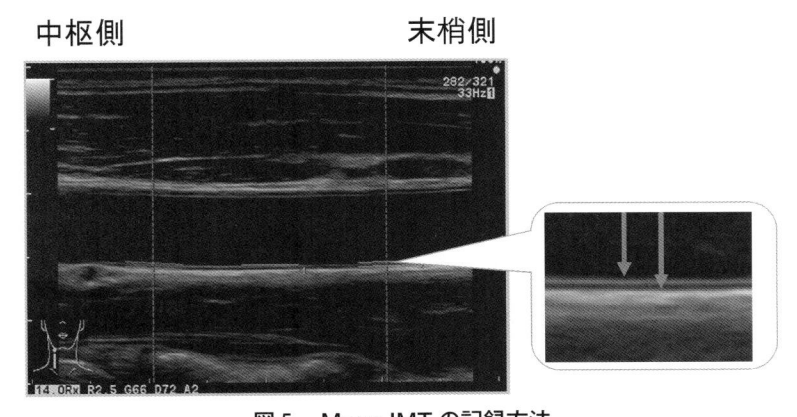

図5　Mean IMTの記録方法
総頸動脈 Far Wall の3点の平均値を Mean IMT とする．

③総頸動脈と内頸動脈を短軸像で観察後，長軸像で観察する．

総頸動脈に垂直にあたるようにプローブを軽く置き，短軸像を描出する．右はプローブでのぞき込むようにして腕頭動脈と鎖骨下動脈と総頸動脈の起始部を観察する．その後プローブを垂直に戻し，走行や解離の有無や，プラークを観察しながら総頸動脈から内頸動脈末梢までスキャンする．描出不良な領域を補うために2方向以上から観察する．カラードプラ法ではやや角度をつけてスキャンする．次に長軸像をカラードプラ法も併用し2方向から観察する．

④IMCの性状評価とIMT・血管径の計測を行い，プラークの数や性状も記録する．狭窄率評価や閉塞性病変の有無などを確認する．総頸動脈・内頸動脈流の血流速度を記録する．

⑤椎骨動脈を長軸断層法とカラードプラ法で起始部から観察し，横突起孔に入り走行する椎骨動脈を横突起間の形状とその血流方向を確認する．血管径と血流速度を記録する．

瘤や蛇行の観察とともに，プラークや狭窄や解離所見などが観察される場合もあり，その場合画像を添付し報告する．

⑥外頸動脈や鎖骨下動脈などは必要に応じ観察・報告する．

F　評価項目

1．IMTと血管径

IMTの測定精度は0.1mmが最小感度と考えられるが，精度は画像の測定深度によっても違うため，3cmくらいの浅い深度で計測する．またズーム機能や自動トレース機能があれば用いる．

Max IMT：プラークを含む最も肥厚した部分をMax IMTとして総頸動脈，膨隆部，内頸動脈で記録する．動脈硬化性病変の評価として必須の項目とする．

Mean IMT：総頸動脈の最も肥厚した部分でその部を含む2cmの範囲の中央と両端を計測しその平均値を算出するとした報告例もあるが，最も肥厚した部分は観察不良な場所であったり，再現性が悪かったりする．Mean IMTの記録は総頸動脈遠位壁（far Wall）の3点（2点以上）の平均値とするほうが早期動脈硬化の評価や経過観察では有効と考える（図5）．

血管径は血管外膜間距離を，拡張末期で記録する．拡張や狭小化，左右差があるときは記載する．

2．プラークとプラークスコア

プラーク：最大の厚みが1mmを超え，IMC表面に変曲点を有する限局性の隆起性病変をプラークとする．Vascular remodelingの例は隆起の有無にかかわらずプラークとする．画像記録は短軸と長軸の2方向で行い，表面の形態や輝度・均一性や可動性を観察する．

プラークスコア（Plaque Score）：頸動脈の動脈

硬化の重症度を半定量的に評価する方法とし，左右の頸動脈を4分割し計測したプラークを総和する．脳梗塞発症や冠動脈病変と関連するなど，動脈硬化の重症度や予後判定に有用とされている．

3．血流速度

ドプラ法により総頸動脈・内頸動脈・椎骨動脈の血流速度を θ 60度以内で記録する．収縮期最高流速（peak systolic velocity：PSV）と拡張末期血流速度（end diastolic velocity：EDV）とPulsatility index（PI）を明記する．健常者の総頸動脈のEDVに左右差はないが，頭を傾けすぎたり傾眼傾向や測定時間に差があったりした場合は左右差が出ることがある．血行動態は変化するためもう一度記録する．

4．狭窄率

狭窄病変では径狭窄率（NASCET法）で記録することが望ましい．しかし狭窄は不整形な場合も多く，短軸像による面積狭窄率でも記録しその算出方法を明記する．

また血流速度の記録も必須である．狭窄部のPSVが1.5 m/secを超える場合はNASCET狭窄率で50%以上，PSVが2.0 m/secを超える場合は70%以上の狭窄が疑われるとされている．また重症の狭窄病変末梢では収縮期加速時間（acceleration time：AcT）の延長や乱流が観察される．

a．多方面からの観察を心がけよう

IMTやプラークはnear wallよりfar wallのほうが観察しやすいことが多い．動脈硬化は全周性に進行するため多方向から観察する．また頸静脈はプローブの軽い圧迫で容易に変形するが，総頸動脈との間に描出すると画像は明瞭となり，IMTやプラークの精度は高くなる（図6）．

b．血流速度や血流パターンから病変を推測する

脳は多量の血流を必要とするため，頸動脈血流の拡張期血流は豊富であり，健常者では総頸動脈のEDVに左右差はない．総頸動脈のEDVに左右差がある場合は，遅いほうの末梢側に問題が示唆される．end diastolic ratio（拡張末期血流速度の左右比）が1.4以上の場合，

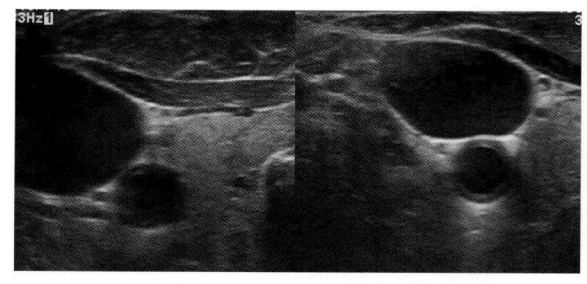

図6　短軸像で2方向から観察する
左IMTは不明瞭であるが，右のように頸静脈をウィンドウにするとIMTは明瞭となる．

EDVが低いほうの末梢に閉塞性病変や高度狭窄が示唆される[1,2)]．

左右ともにEDVが低いときは両側の末梢の血管抵抗が高いとされるが，そのときにはPI値が高いことにも注目する．また両側共にEDVが低く拡張早期に小さな逆流を認める場合は，大動脈弁逆流症が示唆される．その場合は総頸動脈血流パターンから遠位の病変を推測できない．

PSVが低下し傾きがなだらかとなりAcTが延長するときは，その測定位置より中枢側の狭窄が疑われる．両側共に中枢側狭窄パターンを示した場合は，大動脈弁狭窄症が疑われる．

椎骨動脈の平均血流速度あるいはEDVから椎骨脳底動脈の閉塞（狭窄）を推測できる．

椎骨動脈に逆行性パターンを認めた場合は，鎖骨下動脈狭窄（閉塞）を疑い，患側の上腕動脈の血流速度が低いことを確認する．

c．塞栓性閉塞か動脈硬化性閉塞か

閉塞性病変を認める場合，心臓から塞栓が突然飛んだ塞栓性閉塞か，動脈硬化性の閉塞か迷うことも多い．一般的に塞栓性閉塞の塞栓源となる血栓は，低輝度・均一であり，内頸動脈の遠位から起始部に進展し断端は丸く突出し拍動していることが多い（図3）．

動脈硬化性閉塞は，輝度は等輝度〜石灰化と不均一であり一般的に断端の可動性はなくその形状はフラットか落ち込んでいることが多い（図7）．

d．石灰化病変の場合

石灰化病変では表面で完全に反射される

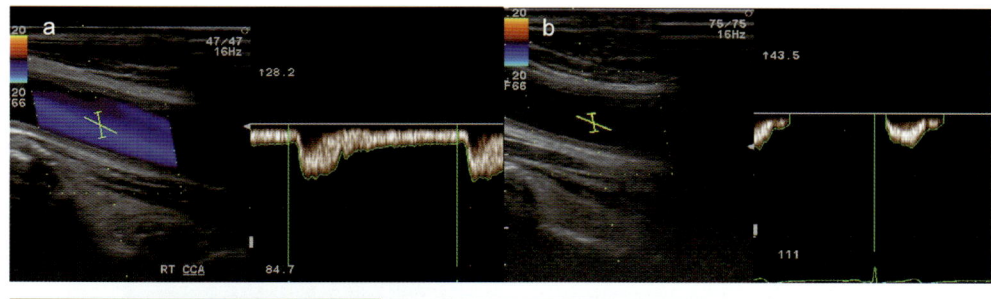

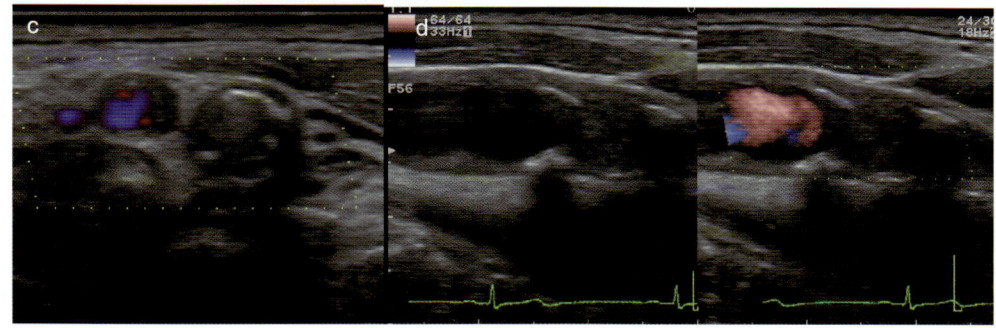

図7 左内頸動脈完全閉塞の例（動脈硬化性）
a：右総頸動脈血流波形．b：左総頸動脈血流波形で拡張期血流は認めない．
c：左内頸動脈短軸像で不均一な塞栓で閉塞している．遠位の内頸動脈は退縮していた．
d：左内頸動脈長軸像を断層法とカラードプラ法で観察した．

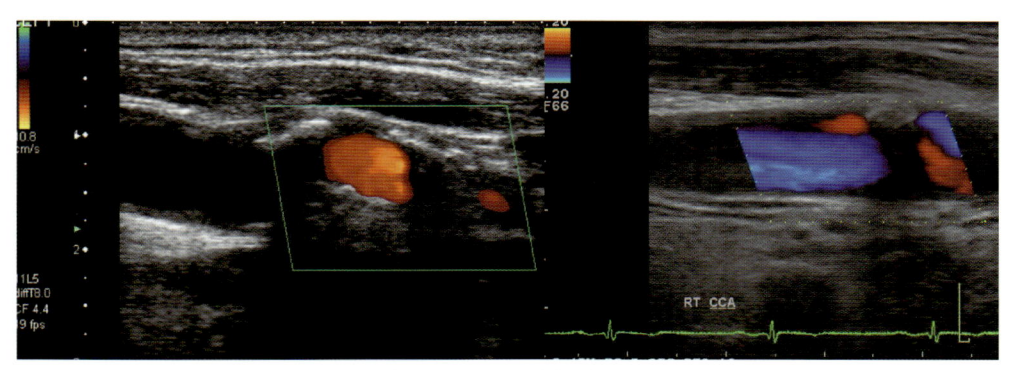

図8 石灰化プラークによる音響陰影を認める2症例
総頸動脈分岐部と内頸動脈の near wall に石灰化プラークを認める．石灰化部分の後方はエコーが脱落している．エコーの脱落はスラントと同じ傾きであることにも注目しよう．

（acoustic shadow）ため，その後方の画像描出は困難である．石灰化病変が偏在している場合は，その部分を避けてアプローチすると血管内腔を観察できるため多方面からアプローチを試みる．しかし全周性に石灰化病変がある場合も多く，アプローチを変えても観察困難なときもある．経験が浅いと完全閉塞と勘違いしやすいので注意する．カラードプラ法を併用し（図8），カラーの関心領域を左右にスラントするとエコーの脱落がどう変わるか，また血流が観察されないか描出像を工夫してみる．

血管内腔が認識できない場合はパルスドプラ法の併用も有効である．石灰化病変直後のPSVを記録し，上昇がなければ狭窄は否定し，上昇すれば狭窄を推定する．

石灰化病変の前後でもパルスドプラ法で血流

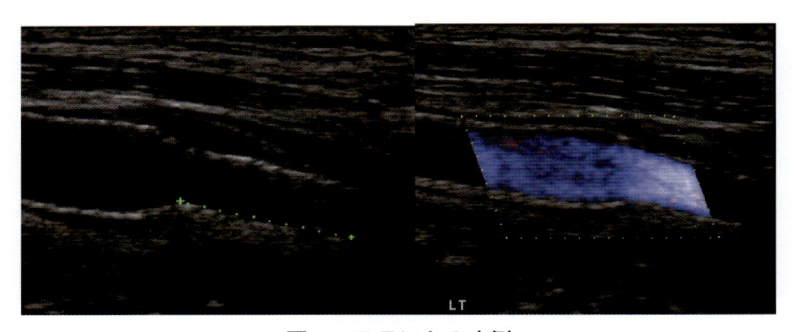

図9 ステントの症例
ステントの形状は保たれ，ステント内には隆起性病変や再狭窄病変は認めない．

の測定を行うとよい．

e．ステント症例

頸動脈狭窄によるステント治療は，以前より行われていたが2008年に保険収載され，より症例は多くなり観察機会も多くなった．術前の評価や術中・術直後の評価や経過観察などは超音波検査による評価が第1選択肢となりつつある．ステントの形状の観察も容易であり短軸と長軸で形状を観察し，断層法とカラードプラ法の画像を添付する（図9）．

ステント内は隆起性病変や再狭窄の有無を確認し，血流速度を数箇所で記録する．また，ステントの中枢側と末梢側も詳細に観察し，血流速度を記録する．

G　報告書作成の注意点

報告書には，依頼医に正確に伝わるよう鮮明な画像を記録し貼付する．測定順にすべてを添付するのではなく，伝えたい写真から貼付する．また左右が比較しやすいように添付したい．

加えて全体像が把握できるように，全体像のシェーマを描くかあるいは用意された基本シェーマに必要所見を記載する．

報告書作成は必要情報を漏れなく伝えられるように検査終了直後に行う．文章は簡潔明瞭に，依頼目的に対する所見から記述する．前回値との比較も大切である．

文　献

1) 日本脳神経超音波学会・栓子検出と治療学会合同ガイドライン作成委員会：頸部血管超音波検査ガイドライン．Neurosonology **19**：49-69，2006
2) 日本超音波医学会用語・診断基準委員会：超音波による頸動脈病変の標準的評価法：Jpn J Med Ultrasonics **36**：502-509，2009
3) 久保田義則：頸部動脈．血管超音波テキスト．日本超音波検査学会監修，医歯薬出版，東京，pp25-56，2008

11 冠動脈硬化の画像診断

榊原記念病院循環器内科
浅野竜太，住吉徹哉

　1958年Sonesにより初めて選択的冠動脈造影（coronary angiography：CAG）が施行されて以来半世紀以上が経過したわけであるが，その間CAGは冠動脈病変の画像診断におけるゴールドスタンダードと位置づけられ，カテーテルの技術，検査器具は格段の進歩を遂げてきた．しかし，CAGは冠動脈内腔の影絵にすぎず，CAG上軽度狭窄であっても，進行した動脈硬化病変を認めることをしばしば経験する（図1）．さらに，不安定狭心症や心筋梗塞をはじめとする急性冠症候群（acute coronary syndrome：ACS）が比較的軽度の狭窄から発症することが明らかになってくると，造影上の狭窄度のみではなく，プラークの質と量を評価することの重要性が高まってきた．近年，multi-detector row computed tomography（MDCT）やMRIなどの非侵襲的診断装置や各種血管内イメージング法の進歩により冠動脈硬化病変の診断能は飛躍的に向上している．

A 定量的冠動脈造影（quantitative coronary angiography：QCA）

　CAGよる狭窄度の評価は長い間読影者の主観的判断に委ねられてきたが，今日ではQCAが一般化し，狭窄度の客観的評価が可能となった．これにより狭窄の経時的変化，施設間での比較，薬剤やステントの治療効果判定などを科学的に証明することができるようになっている．図2はQCAシステムの1例であるが，血管辺縁の自動検出により最小血管径（minimum lumen diame-

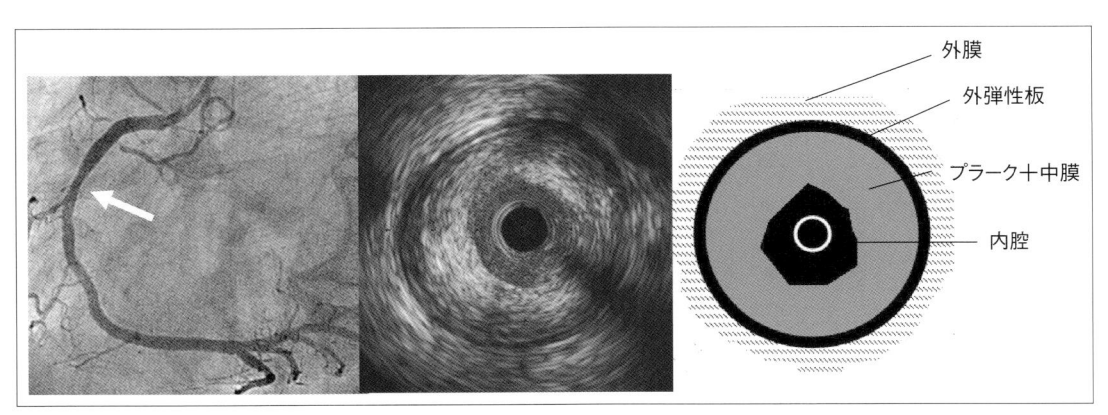

図1　造影上の軽度狭窄部分のIVUS所見
　CAG上の軽度狭窄にもかなりの内膜肥厚を認める．IVUSによる定量評価では，External elastic membrane cross sectional area（EEM CSA）は外弾性板前縁で囲まれる部分の面積で全血管面積に相当する．EEM CSAから内腔面積（lumen CSA）を差し引いたものがプラーク＋中膜面積となる．
　　lumen area：4.04 mm^2
　　EEM CSA（Vessel area）：20.66 mm^2
　　plaque area（PA）：16.2 mm^2, 80.1%
　　minimum lumen diameter（MLD）：2.16 mm
　　vessel diameter：4.82 mm

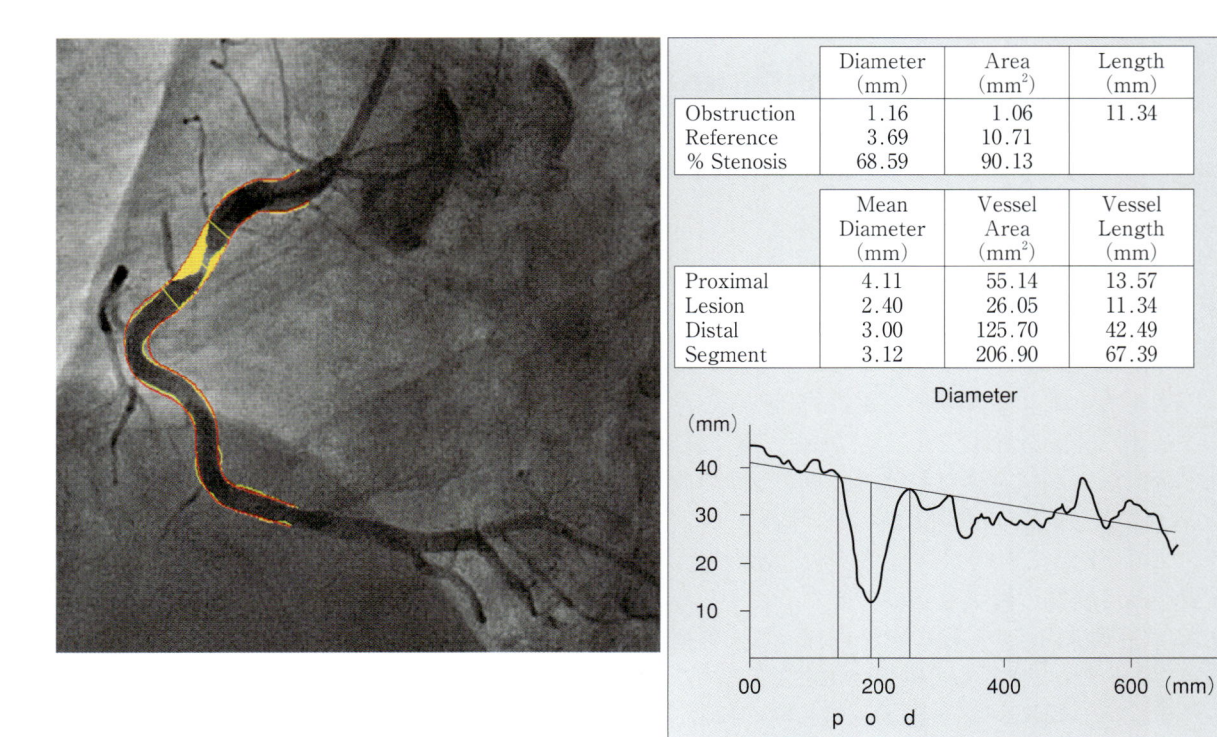

	Diameter (mm)	Area (mm²)	Length (mm)
Obstruction	1.16	1.06	11.34
Reference	3.69	10.71	
% Stenosis	68.59	90.13	

	Mean Diameter (mm)	Vessel Area (mm²)	Vessel Length (mm)
Proximal	4.11	55.14	13.57
Lesion	2.40	26.05	11.34
Distal	3.00	125.70	42.49
Segment	3.12	206.90	67.39

図2　定量的冠動脈造影（Quantitative coronary angiography：QCA）の実際

QCAシステム（Medis社製CMS）の一例を示す．図のように濃度曲線の解析により血管辺縁が自動検出され最小血管径1.16 mm，対照血管径3.69 mm，狭窄68.5%，病変長11.3 mmと算出されている．

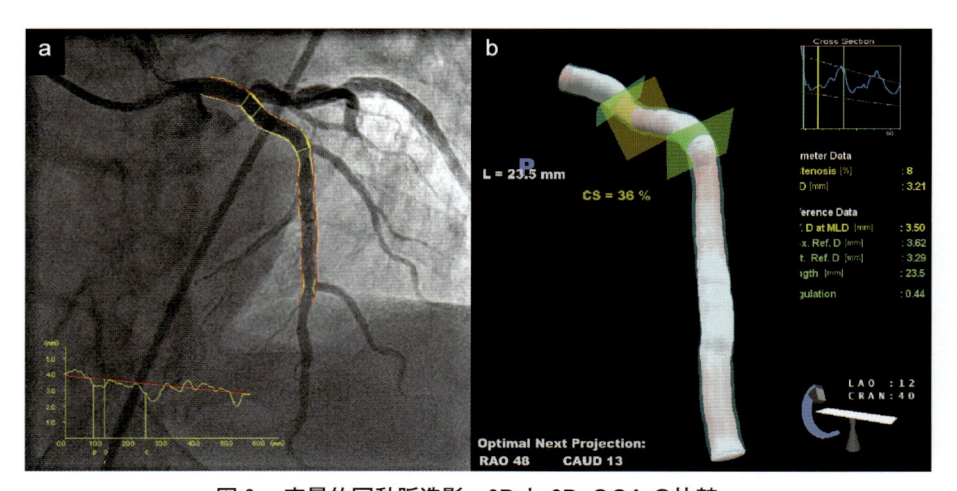

図3　定量的冠動脈造影—2Dと3D-QCAの比較—
a：2D-QCA，b：3D-QCA．
23 mm長のステントが留置された症例で，ステントの長さを計測したところ，2DのQCAでは16.2 mm，3D-QCA（正面cranial 40度とLAO 50度/cranial 25度の2方向から作成）では23.5 mmと計測された．3Dを用いることにより病変長計測はより正確となる．

11. 冠動脈硬化の画像診断

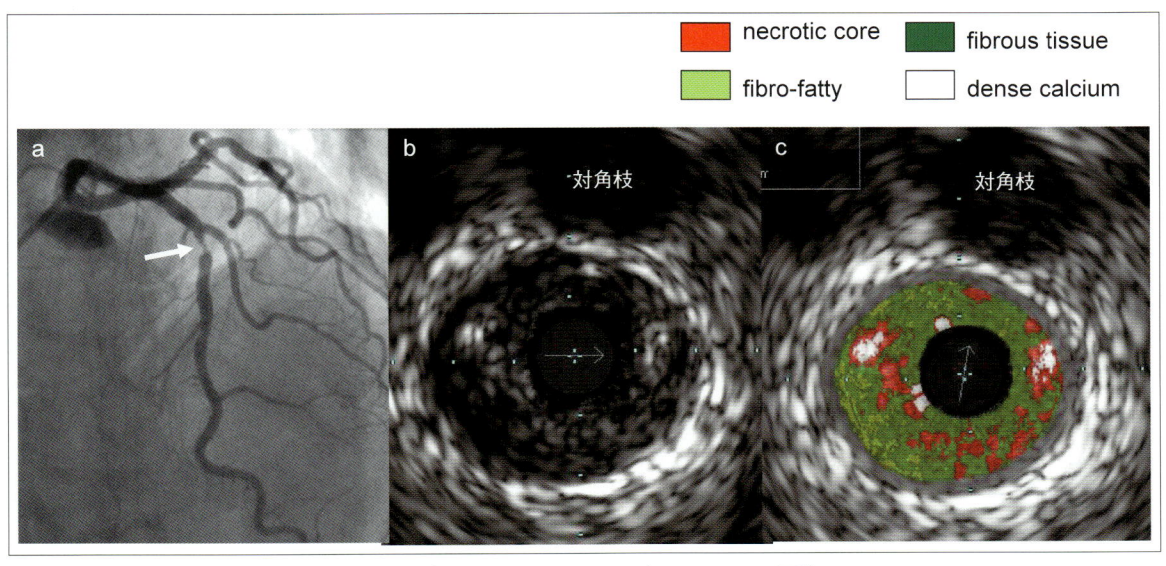

図4　グレースケール IVUS と VH-IVUS 画像
a：対角枝の分岐直下の LAD の狭窄部分を示した．b：グレースケールの IVUS 画像．
c：VH-IVUS では，Necrotic core 2.1 mm^2，fibro-fatty 0.6 mm^2，fibrous 5.0 mm^2，dense calcium 0.4 mm^2 であった．

ter：MLD）が示され，同時に近位および遠位の正常血管部位からの仮想線が想定されることにより MLD 部位での対象血管径（reference diameter）が計算され狭窄度（% diameter stenosis）が求められる．

しかし，QCA では立体構造である冠動脈を二次元情報に置き換えて評価しているため，病変長計測や分岐部病変の評価に誤差が生じることは否めない．その問題を解決すべく三次元定量的冠動脈造影（3D-QCA）システムも開発されている．3D-QCA は 30 度以上異なる角度の 2 方向で撮影した CAG 情報から構築され，2D と比べてより正確な病変長を求めることができ，分岐部病変の解析も可能であるという利点を有する（図3）．

B 血管内イメージング

1. 血管内超音波（intravascular ultrasound：IVUS）

従来用いられてきたグレースケール IVUS は，冠動脈硬化病変の定量評価から組織性状診断，冠動脈インターベンションの治療戦略やエンドポイントの決定，大規模臨床試験における各種薬剤の効果判定などに多大な貢献をしてきた．プラークの定性的評価としては，石灰化がなく外膜エコー輝度よりも低いものを soft plaque，外膜エコー輝度と同等以上のものを hard plaque，それらの混在したものを mixed plaque と定義する．また音響陰影（acoustic shadowing）を伴う高輝度のものを calcified plaque とする．定量評価では，外弾性板前縁をトレースし外弾性板面積（external elastic membrane cross sectional area：EEM CSA）を求め，EEM CSA から内腔面積（lumen CSA）を差し引いたものがプラーク面積となる（図1）．

2. virtual histology（VH）

急性心筋梗塞や不安定狭心症および心臓突然死の一部を包括する ACS とは，冠動脈プラークの破綻とそれに続く急激な血栓形成を基盤として心筋虚血を呈する疾患概念である．したがって，破綻しやすい不安定プラーク（vulnerable plaque）を同定することは ACS の予知および発症予防という点から重要である．グレースケール IVUS では冠動脈病変の組織正常をプラークの形態，エコー輝度，石灰化の有無などから判断するが，VH は後述する integrated backscatter（IB）を含む 8 つのパラメータを算出し，病理標本との対比から構築された classification tree と呼ばれる

①fibrotic　②fibrocalcific　③Pathological intimal thickening (PIT)　④Thick cap fibroatheroma　⑤VH-thin cap fibroatheroma (VH-TCFA)

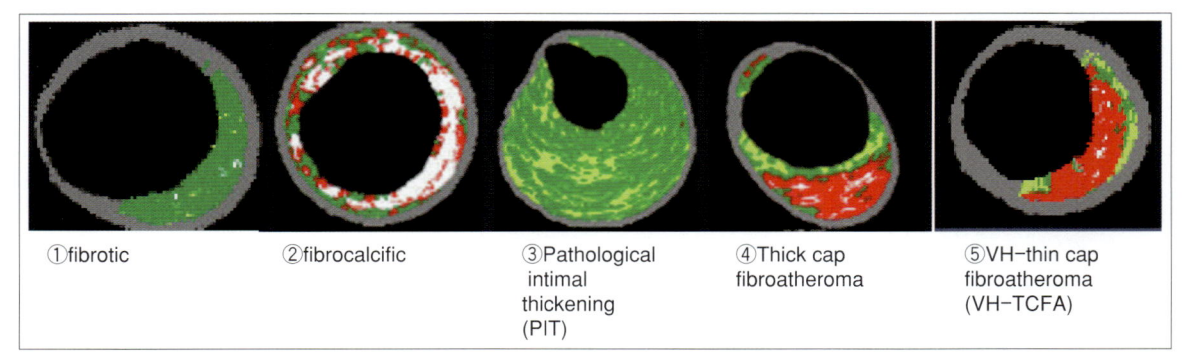

図5　PROSPECT 試験で用いられた VH の病変分類
ACS 患者 697 例を登録し 3 年間追跡した PROSPECT 試験では 20％の患者で心血管イベントが発生した．そのうち ACS の非責任病変（non-culprit lesion）から発生したイベントは 11.6％であった．病変形態としては VH 上被膜が確認できない ⑤ VH-thin cap fibroatheroma（VH-TCFA）が最も ACS 再発リスクが高い．
(Stone G, TCT2009 より引用)

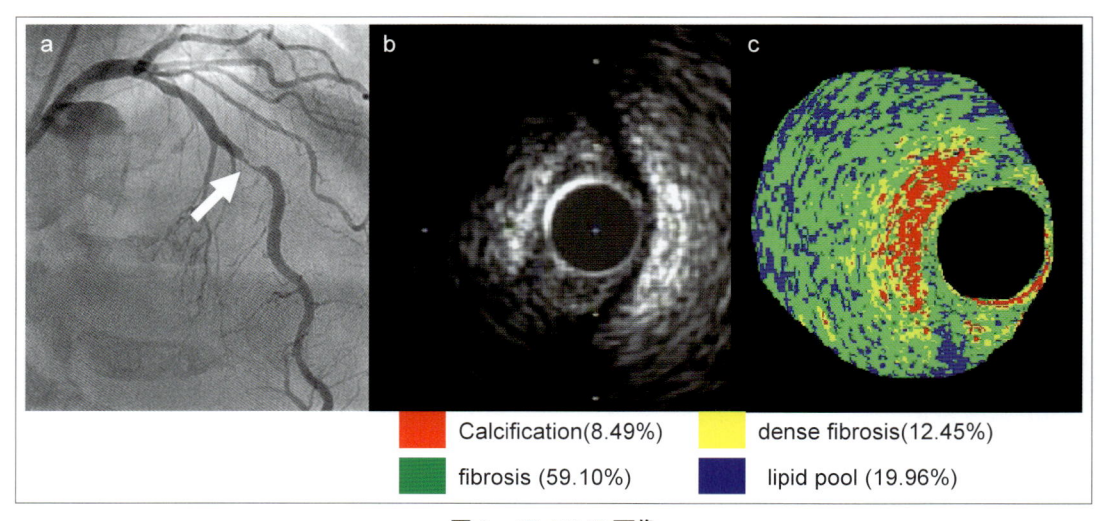

Calcification(8.49%)　dense fibrosis(12.45%)
fibrosis (59.10%)　lipid pool (19.96%)

図6　IB-IVUS 画像
LAD 中間部の石灰化病変のグレースケール IVUS 画像（b）と IB-IVUS 画像（c）を示した．

アルゴリズムにより，組織性状を線維性（fibrous），線維脂質性（fibro-fatty），壊死部（necrotic core），石灰化（dense calcium）の 4 種類に分類しカラー表示する（**図4**）．特に necrotic core は泡沫細胞やリンパ球浸潤を伴い，コレステリン裂隙や壊死産物を含んだ膠原線維に乏しい病変であり，被膜が薄い場合には不安定なプラークになるとされている．

欧米で行われた PROSPECT 試験では ACS 患者 697 例を登録し，冠動脈 3 枝の血管内イメージング（グレースケール IVUS と VH-IVUS）を行った後，3 年間の心血管イベント発生をみた多施設前向き試験である．本試験では 3 年間の追跡で ACS 責任病変の再燃によるイベントが 12.9％，非責任病変（non-culprit lesion）に由来するイベントが 11.6％と同等に認められた．さらに non-culprit lesion では軽度狭窄からの進行と有意狭窄を原因とする発症がほぼ同様の比率であった．PROSPECT 試験で用いられた VH の病変分類を**図5**に示したが，従来言われていた被膜の薄い病変に相当する VH thin cap fibroatheroma（VH-TCFA）が最も高リスクの因子であった．また，最小血管内腔部位におけるプラーク面積率 70％以上および最小血管内腔面積 4 mm^2 以下といっ

11. 冠動脈硬化の画像診断

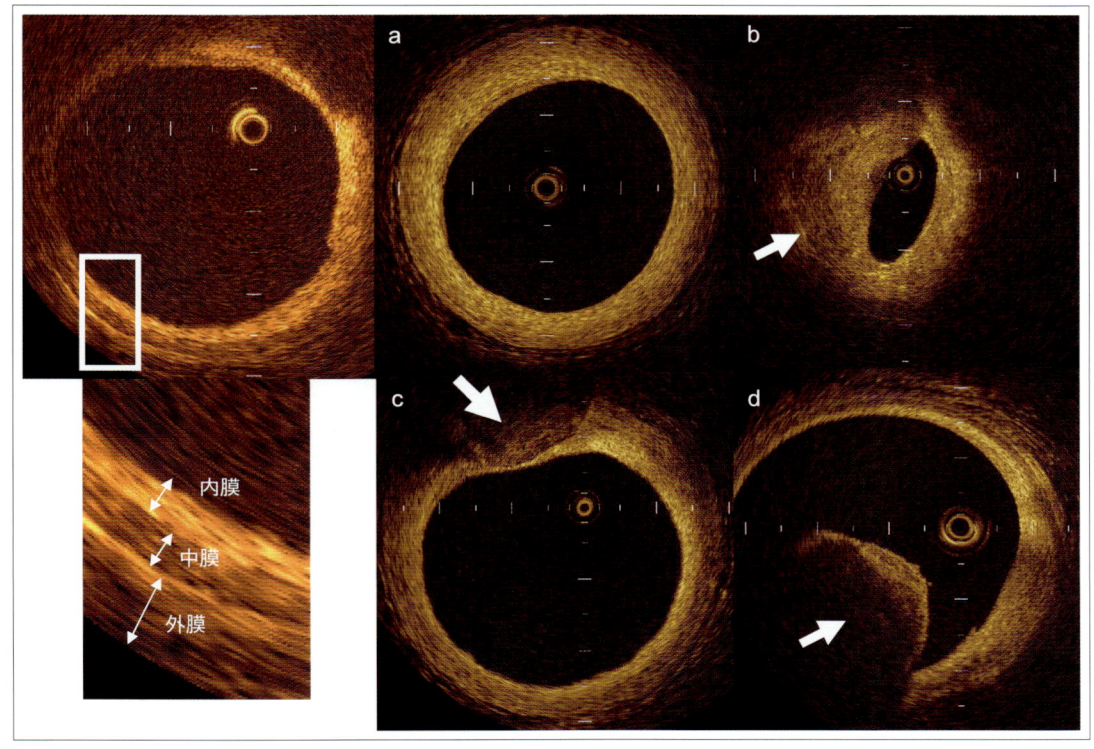

図7　OCT の代表的画像所見
図左：非狭窄部分で冠動脈の3層構造がはっきり描出されている．
a：線維性プラーク，b：脂質に富んだプラークが疑われる境界不明瞭な低輝度領域（矢印），c：石灰化病変は境界が明瞭で低輝度領域に示される．d：赤色血栓は近赤外線の強い減衰を示す．

たプラーク量の多い所見も心血管イベントの高リスクとなることが報告された．

3. IB-IVUS

物質には固有の音響特性インピーダンスがあり，音波は2つの物質の境界面では音響特性インピーダンスの差によって後方に反射する．integrated backscatter (IB) 法はその後方散乱波のエネルギーを求める方法である．IB-IVUS 法では高速フーリエ変換による演算を用いて，冠動脈プラークの組織性状から IB 値が求められ，これのみを指標として二次元カラーコードマップとして VH 同様4種類（lipid pool, fibrosis, dense fibrosis, calcification）に分類表示される（図6）．VH-IVUS のグレースケールイメージは 20MH で，8つのパラメータを用いて組織性状を鑑別しているのに対して，IB-IVUS では 40MH の高解像度カテーテルを用い，組織正常は IB 値のみで解析する．青で表示される脂質成分が多いほど ACS を発症しやすいと言われている．

4. 光干渉断層法（optical coherence tomography：OCT）

光干渉断層法（optical coherence tomography：OCT）は波長の短い近赤外線光を用いた診断装置であり，光ファイバーとレーザーを使用しリアルタイムに断層像を描出する．OCT は IVUS の約10倍（10μm）の高分解能を有している．以前より眼科領域で臨床応用されてきたが，近年冠動脈内に挿入可能なイメージングワイヤー（LightLab 社製，0.016 インチ）が開発され，本法を用いることで，冠動脈硬化病変の微細構造における様々な知見が得られ，病変の性状や破綻につながる脆弱性なども評価できると期待されている（図7）．OCT では血流を遮断して観察するため，オクルージョンバルーンを用い，その先端から乳酸リンゲルもしくは低分子デキストランのフラッシュを行う必要がある．1回の血流遮断時間は最

長30秒に設定されており，最速の1.5 mm/秒でプルバックすることにより45 mmの血管壁を観察することができる．IVUSでは内膜と中膜の分離は困難であるが，OCTでは判別可能である（図7）．また冠動脈内血栓や前述したTCFAなどについても評価可能である．繊維性被膜の薄さはプラークの不安定性を規定する因子とされているが，OCTを用いることにより病理学的に thin cap と考えられている65 μm以下の繊維性被膜の計測も可能となった．IVUSとOCTの特徴を表1にまとめた．

表1　IVUSとOCTの比較表

	IVUS	OCT
太さ（mm）	0.83～1.07	0.41
分解能（μm）	100～150	10～15
深部到達度（mm）	4～8	1～2
病変評価の有用性		
石灰化	○	○
脂質性プラーク	△	◎
繊維性プラーク	△	◎
血栓	△	◎
非薄化した内膜	×	◎
拡張病変	◎	×
血管リモデリング	◎	×
ステントの圧着不良	○	◎
新生内膜増殖	△	◎

◎優れる，○可能，△時に可能，×不可能

5．血管内視鏡

血管内視鏡は数千本のイメージファイバーと照明用ファイバーからなる直径1.5 mm前後の内視鏡カテーテルと光源，画像記録装置から構成されている．現在用いられている内視鏡カテーテルにはOCT同様血液を排除して観察する血流遮断型とバルーンによる血流遮断を必要としない血流維持型がある．血管内視鏡は現在，冠動脈内腔をリアルタイムに直視できる唯一の方法であり，冠動脈病変表面の色調，形態，可動性，血栓の付着状況などを観察することが可能である．冠動脈プラークはその色調から黄色プラークと白色プラークに大別される．一般に黄色プラークは線維性被膜が薄く，その内側に脂質コアが存在することを意味し，心血管イベント発症のリスクが高いと考えられている．一方白色プラークは線維性被膜が厚いか，もしくは脂質コアが存在しないものである（図8）．血管内視鏡は血栓の同定能が優れているばかりでなく，その色調から白色血栓，赤色血栓および混合血栓の鑑別も可能である．

C　非侵襲的画像診断法

非侵襲的画像診断法であるMDCTは，今日冠動脈疾患の標準的診断法としての地位を確立しており，狭窄度のみならずプラークの評価が可能であることは臨床的意義が大きく，今後診断目的のCAGにとってかわると予想される．図9には狭

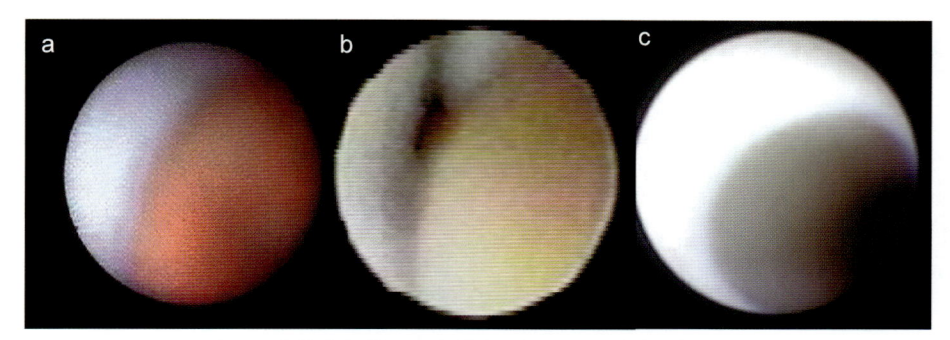

図8　血管内視鏡でみた黄色プラークと白色プラーク
a：左はACS症例で，黄色プラークに赤色血栓が付着している不安定プラーク
b：血栓付着のない黄色プラーク
c：安定した白色の線維性プラーク

（日本大学・高山忠輝先生よりご提供）

11. 冠動脈硬化の画像診断

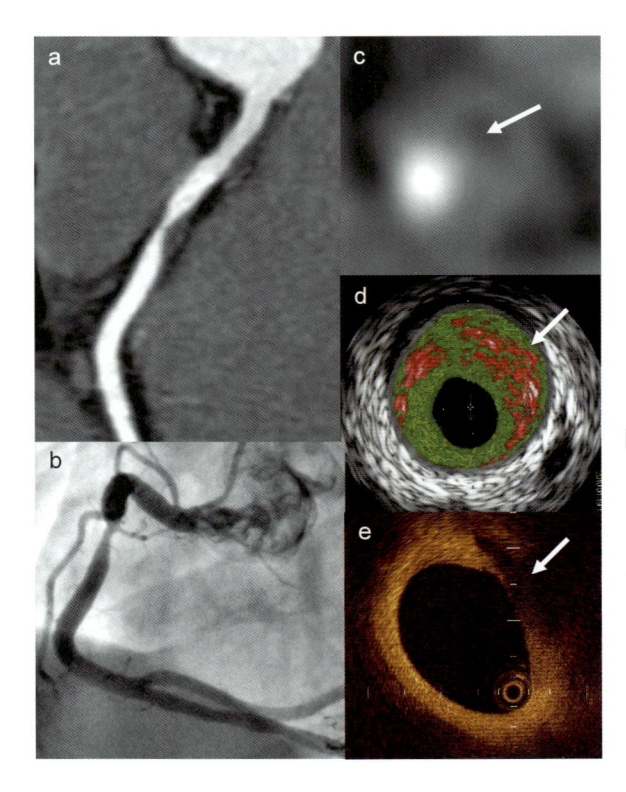

図9 MDCT, VH-IVUS, OCT でみた脂質性プラーク

a：MDCT からは有意狭窄の存在のみではなく，病変部は陽性リモデリングしプラーク量が多く，脂質成分に富んでいることが読み取れる．
b：本症例の CAG 所見
c：CT 値（120 kev 撮影）は −0.93 HFU であり，脂質成分が多いことが推測される．
d：VH-IVUS では necrotic core が 32.6％ と多く認められた．
e：OCT では VH 同様2時方向に necrotic core の存在が疑われる所見を呈していた．

表2 各種画像診断法の特徴と使い分け

モダリティー	特徴および適応症例	問題点
CAG	冠動脈内腔評価のゴールドスタンダード PCI への移行が可能であるため，治療前提で行われることも多い	血管壁性状やプラーク量について評価できない
グレースケール IVUS	冠動脈病変の組織性状や定量評価が可能 インターベンション治療において広く応用されており，その有用性が確立している	プラーク組織性状診断に限界がある
VH-IVUS IB-IVUS	組織から反射した超音波信号から周波数スペクトラムを解析し，冠動脈プラーク組織性状診断が可能 ACS 症例などで不安定プラークの同定が試みられている	不安定プラーク診断はまだ確立されていない 血栓の同定が困難
OCT	IVUS の10倍の解像度があり，内腔に近いところの詳細な解析が可能．ステントの被覆状況なども観察できる．不安定プラークの薄い被膜を観察できる	現在のデバイスでは観察時に血液の排除が必要 組織透過性が低いため，血管壁内の評価が困難
血管内視鏡	リアルタイムに血管内腔の肉眼的評価が可能 プラークの色調や血栓の診断が可能	血管壁内部の評価が不可能
MDCT	低侵襲であり，狭窄度だけでなく，ある程度のプラーク性状診断が可能 陰性的中率が高く，冠動脈硬化病変のスクリーニングとしての有用性は確立している	放射線被曝 石灰化病変の評価が困難
MRI	低侵襲で冠動脈描出のみでなく，心筋バイアビリティー，心機能などの多面的評価が可能 放射線被曝がなく，石灰化の影響を受けない 腎障害患者などに対する応用が期待される	検査手技，プロトコールが複雑で，まだ一般施設に普及していない

心症の疑いで紹介された患者のMDCT, CAG, VH-IVUS, OCT画像を示した．本症例ではCAG施行前に狭窄の部位診断のみでなく，病変部が陽性リモデリングを呈し，脂質に富んだプラークの存在することが診断されていた．また冠動脈インターベンションにおいても，MDCTから事前に有益な情報が得られることが多く，今日では術前に欠かすことのできないモダリティとなりつつある．その他の非侵襲的診断装置として心臓MRIがある．MRIでは冠動脈描出だけでなく心筋バイアビリティー，心機能などの多くの情報を1回の検査で得ることができる．冠動脈を描出する方法として現在行われているのはwhole heart 3D-coronary MRAと呼ばれる方法で，造影剤を用いずに冠動脈末梢までの評価が可能となっている．ただし撮影時間がMDCTと比べて長いこと，ステント留置部位が無信号になることなど解決すべき問題もある．今後これら非侵襲的診断法の進歩も大いに期待される．

D まとめ

冠動脈硬化の画像診断はここ数年飛躍的な進歩を遂げ，今後もさらなる発展が期待されるが，これらのモダリティの特徴を活かし，上手に使い分けることが重要である（**表2**）．一方，これらの診断法はいずれも動脈硬化病変に関する解剖学的情報を得るためのものである．しかし，冠動脈インターベンションなどの治療適応を考える際には，心筋虚血の証明を抜きにすることはできない．特に自覚症状がない場合には核医学検査，負荷心電図，負荷エコー，圧ワイヤーなどから得られる機能的評価も重視しなければならない．解剖学的情報と機能的情報をあわせて活用することがより正確な診断につながる．

文 献

1) MInz GS, Nissen SE, Anderson WD, et al：American College of Cardiology Clinical Expert Consensus Document on Standards for Acquisition, Measurement and Reporting of Intravascular Ultrasound Studies（IVUS）. A report of the American College of Cardiology Task Force on Clinical Expert Consensus Documents. J Am Coll Cardiol **37**：1478-1492, 2001
2) Reiber JH, Reiber JH, van der Zwet PM, et al：Accuracy and precision of quantitative digital coronary arteriography：observer-, short-, and medium-term variabilities. Cathet Cardiovasc Diagn. **28**：187-198, 1993
3) Nasu K, Tsuchikane E, Katoh O, et al：Accuracy of in vivo coronary plaque morphology assessment：a validation study of in vivo virtual histology ccmpared with in vivo histopathology. J Am Coll Cardiol **47**：2405-2412, 2006
4) Kawasaki M, Takatsu H, Noda T, et al：In vivo quantitative tissue characterization of human coronary arterial plaques by use of integrated backscatter intravascular ultrasound and comparison with angioscopic findings. Circulation **105**：2487-2492, 2002
5) Yabushita H, Bouma BE, Houser SL, et al：Characterization of human atherosclerosis by optical coherence tomography. Circulation **106**：1640-1645, 2002

12 冠動脈のCT診断

大阪掖済会病院心臓血管内科
島田健永

　急性心筋梗塞を予知・予防することは，我々循環器の専門医にとって究極の目的である．

　しかしながら，現代の医学をもってしても予知することは極めて難しいのが現状である．高血圧，糖尿病，脂質異常症，肥満，喫煙などの動脈硬化危険因子をもっていると，将来，心筋梗塞を発症する可能性が高いとは予測できる．あくまでも遠い将来の予測である．急性心筋梗塞の発症メカニズムは不安定プラークの破裂に伴う血栓性閉塞が主な機序である．冠動脈の狭窄が徐々にくるのは安定狭心症であり，事前に症状があり心筋梗塞の予知は可能であるが，実際は50%以下の狭窄からプラークが突然破れて血栓性閉塞を引き起こし，発症する場合のほうが多い．冠動脈の診断という場合，狭窄率の評価はもちろんのこと，そのプラークの不安定さを診断する必要がある．運動負荷や薬物負荷による検査は不安定プラークの同定には使えないし，冠動脈造影もあまり役立たない．現在臨床で使用可能な有効な方法は，血管内超音波（intravascular ultrasound：IVUS）や光干渉断層法（optical coherence tomography：OCT）である．しかしながら，侵襲的であることからそのスクリーニング手法には限界がある．今後，最も期待できる冠動脈狭窄率，不安定プラークの検出方法は非侵襲的検査のmultidetector-row computed tomography（MDCT）である．64列MDCTによる冠動脈狭窄，不安定プラーク検出の可能性について，症例を中心に述べる．

A MDCTによる冠動脈狭窄・プラーク性状診断と冠動脈造影の限界

　MDCTによる冠動脈狭窄の評価はほぼ確立されている．IVUSによる像ともよく一致する（図1）．IVUSによるプラーク分類とMDCTによるCT値を比較すると，120 HU以上が石灰化，50～119 HUが線維性プラーク，50 HU未満であればソフトプラークと報告されている[1]．図2は無症状の62歳男性の冠動脈造影であるが，LAD近位部に25～50%の狭窄を認める．冠動脈造影の限界は，得られた画像があくまでも造影剤を映し出す影絵であるために，血管壁の性状が判別不能なことである．図3-cはその場所のIVUS像であるが，eccentric plaqueで一部薄い線維性被膜，内部のlipid pool like imageが明瞭に判別できる．冠動脈造影はあくまでも造影剤の影絵であり，プラークの分布，性状を評価できないし，往々にしてこのようなプラークを過小評価する．図3-aはMDCTによる短軸像であるが，IVUS像とよく一致する．図3-bはそのCT値によるカラーマップ像であるが，lipid coreと思われるCT値は7＋/－6 HUと低値である．

B 冠動脈石灰化の評価

　MDCTが冠動脈造影やIVUSに優る最大の評価は，冠動脈の石灰化がきわめて詳細にかつ立体的に把握できることである．図4のように冠動脈造影では見えない石灰化も把握することが可能である．通常は冠動脈の長軸方向への断面像（multiplanar reconstruction：MPR）で観察するが，MDCTがもつ撮像法にmaximum intensity projection（MIP）という方法があり，ある方向からの投影で最大のCT値をもつボクセル値のみを反映させたものである．石灰化に関しては冠動脈全体の情報が1枚の画像の中に反映される．ただし，過大に描出されてしまうことも事実であるので留意が必要である．

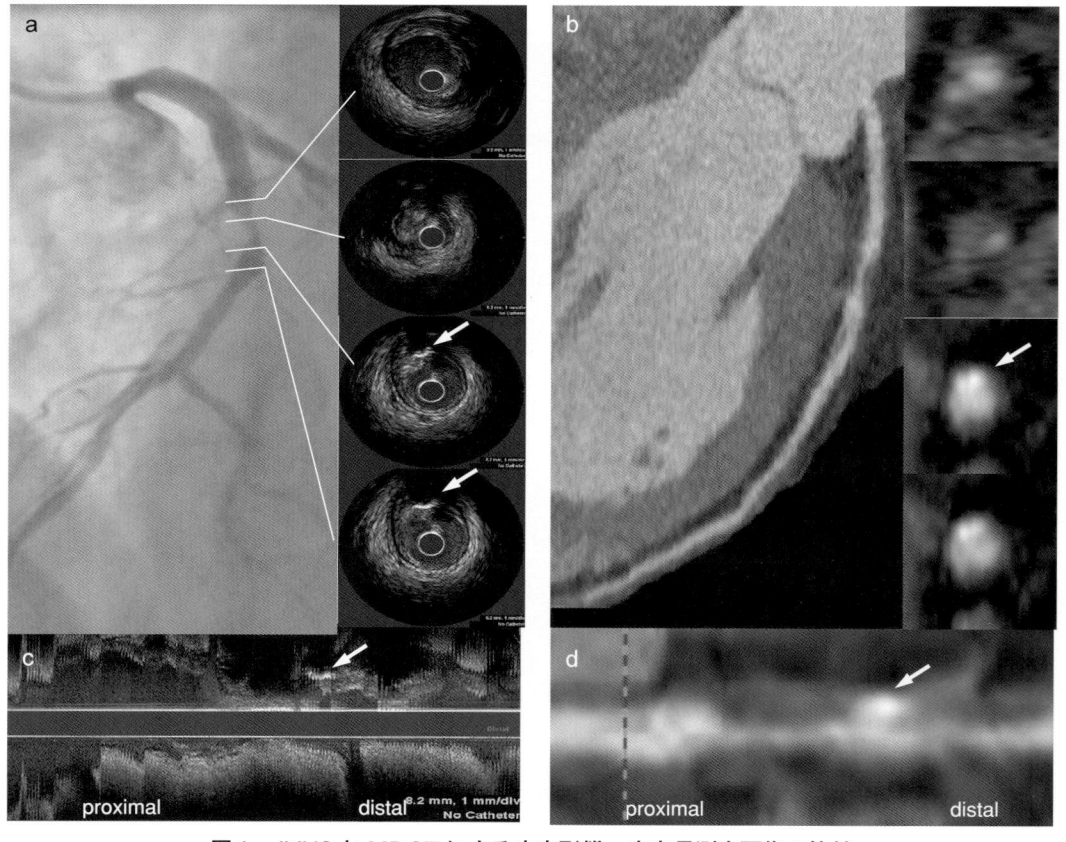

図1 IVUS と MDCT による病変形態，病変長測定画像の比較
a：IVUS による各スライス画像．
b：MDCT での multi-projection reconstruction（MPR）表示画像と短軸画像．
c：IVUS の長軸方向への再構成画像．
d：IVUS に似せた長軸方向への MDCT 画像構成．
矢印は石灰化を表す．

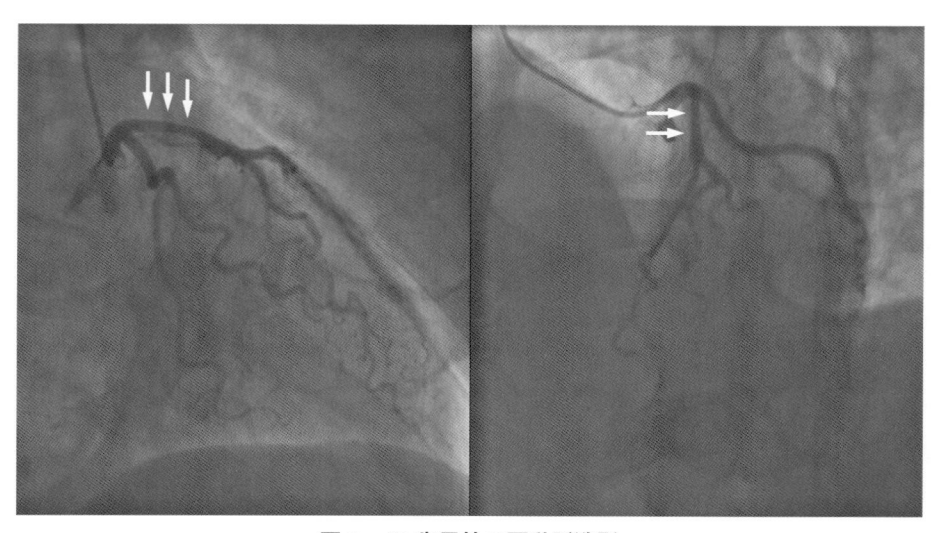

図2 62歳男性の冠動脈造影
左前下行枝近位部（図中矢印）に25％程度の狭窄を認める．

12. 冠動脈の CT 診断

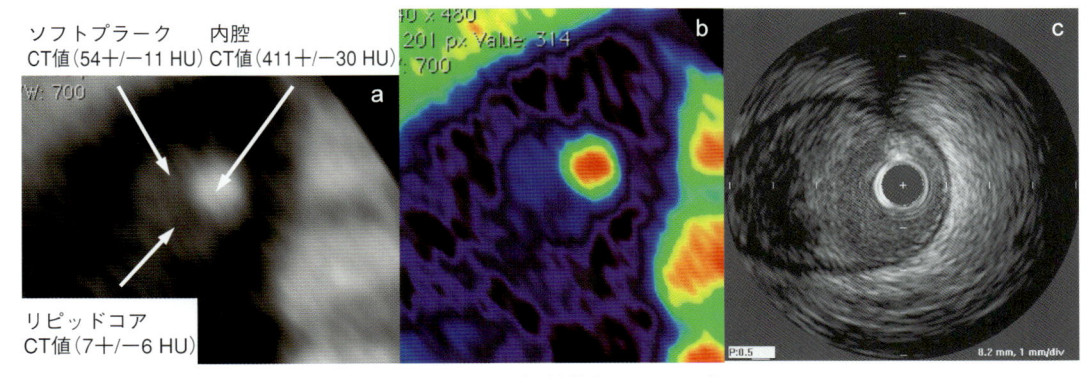

図3　MDCT 短軸像と IVUS 画像
a：内腔は造影剤のプーリングで CT 値は 411 と高く，プラークは CT 値が極端に低い部分と 50 台のソフトプラークの 2 種類が明瞭に観察される．
b：CT 値によるカラーマッピングした画像である．よりはっきりとリピッドプールが観察される．
c：その場所に対比する IVUS 画像である．eccentric plaque とリピッドプール，一部薄い線維性被膜が観察される．

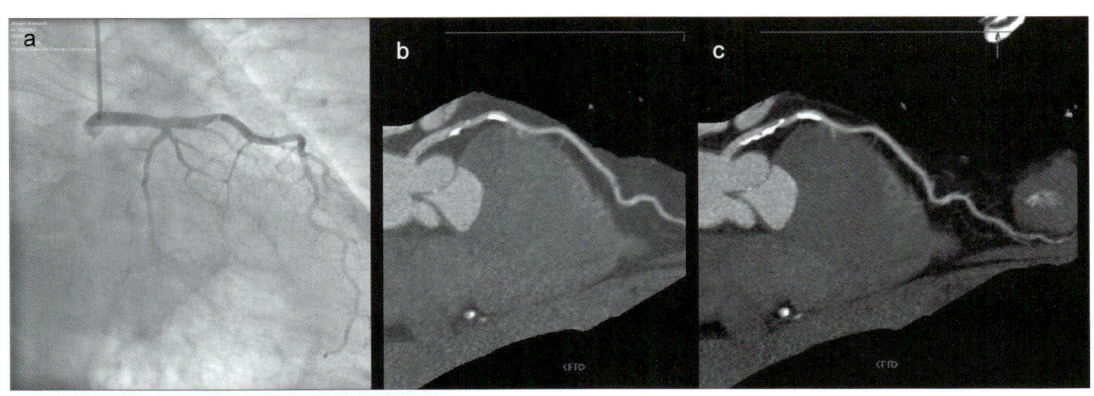

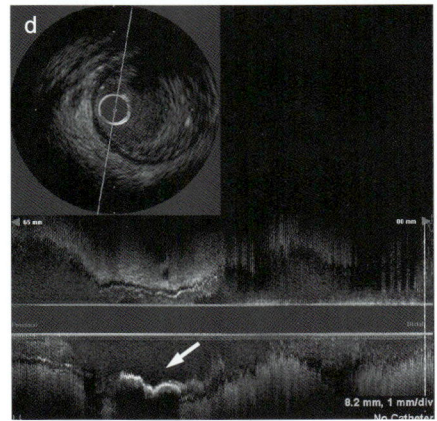

図4　MDCT による石灰化の評価
a：冠動脈造影．
b：MDCT の MPR 法撮像画像．
c：MDCT の MIP 法撮像画像．石灰化の奥行きまで観察できる．
d：IVUS による観察．長軸方向の観察では断面の切り口で石灰化の見え方が変化する．矢印は石灰化を示す．

C　MDCT でみる不安定プラークの特徴，プラークラプチャーをみる

筆者らは長年，急性冠症候群のプラークを IVUS で観察してきたが，それらの特徴は次にまとめられる[2~4]．

1）ソフトプラーク
2）ポジティブリモデリング
3）微小石灰化（spotty calcification）
4）プラークラプチャー

これら4つの特徴をMDCTでどこまで同定できるかについて述べてみたい.

動脈狭窄が出現すると血管は外方向に対して拡張し（ポジティブリモデリング），少しでも内腔を確保しようとする．また，比較的若年者や女性には，逆に病変部血管径が小さくなっている（ネガティブリモデリング）が冠動脈において観察される．ポジティブリモデリングは不安定プラークでラプチャー型に多く，MDCTで非観血的に判定可能であることは極めて重要である．ポジティブリモデリングもMDCTで十分評価可能である．図5は不安定狭心症で入院した患者の冠動脈造影，MDCT，IVUS像であるが，CT短軸像で明瞭にポジティブリモデリングが観察できる．MDCTが冠動脈造影やIVUSに優る点の一つに冠動脈の石灰化が極めて詳細にかつ立体的に把握できることである．図6のようにspottyな石灰化も把握することが可能である．

急性冠症候群の患者の冠動脈を詳細に観察すると，責任病変のプラークラプチャーはもちろんのこと，一見狭窄にみえない場所でもプラークラプチャーが観察される．これは，プラークラプチャーするとすべての冠動脈が血栓性閉塞するのではなく，血栓が溶け，プラーク内容物が流れ出た像をIVUSで観察できる．実際に3本の冠動脈をIVUSで観察すると，multiple plaque ruptureが約30%観察され，そのような患者はイベント発症率が高い[2]．図7は高血圧患者の冠動脈造影とIVUS像であるが，左冠動脈主幹部（LMCA）にプラークラプチャーが存在する．この患者は1回だけの安静時胸痛精査にて，外来で冠動脈CTを施行された．その結果，図8にみられるように，LMCAにプラークラプチャーが疑われ，冠動脈造影検査のため入院となった[5]．内腔は十分あるために運動負荷心電図では心電図変化もなく，以後，胸痛も全くない．しかしながら，このようなプラークをもつ患者こそ厳重なる管理を必要とするのであり，我々は，ともするとたった1回だけの胸痛患者を虚血性心疾患と考えずにほとんど見逃してはいないだろうか．図9は血糖コントロールが良好で，症状がない高血圧，糖尿病患者であるが，精査目的で外来にて冠動脈CT検査となった．RCA近位部に25%狭窄があり，curved imageにて潰瘍様にみえる造影剤のしみ出しが観察された．図10は長軸の0.6mmスライス画像である．短軸像にてはplaque ruptureがあり，内腔とプラークの連続性が疑われ，その2週間後に冠動脈造影が施行された．IVUSではplaque ruptureが観察され，おそらくはその治癒過程をみていて，内腔との交通は確認できなかった（図11）．このようなプラークも非常に危険なプラークと考えられ，厳重なる降圧管理，糖尿病のコントロールが必要とされる．

D リングエンハンスメント

病理学的に不安定プラークはその内部にneovascularizationがあって，vasa vasorumという血管を栄養する血管がプラークの周りに発達していると報告されている．これを臨床的に画像で捉えることは困難であり，頸動脈のプラークに関し

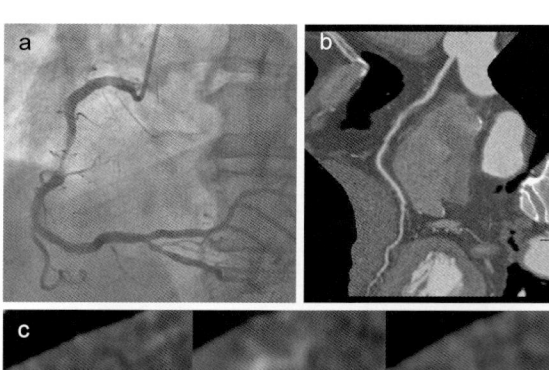

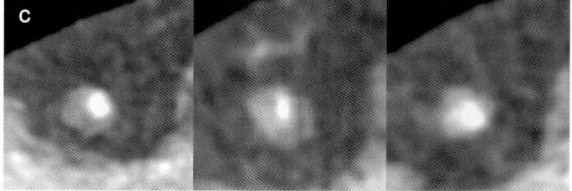

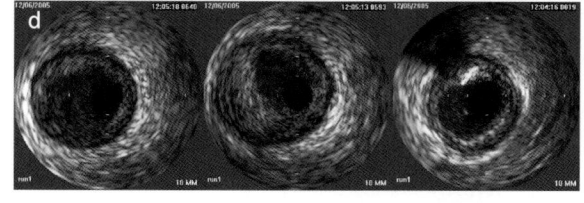

図5　ポジティブリモデリング症例
不安定狭心症にて入院になった症例で，aは冠動脈造影でRCA中間部に高度狭窄を認める．bはそのMDCT画像である．cはMDCT短軸画像，dは同じ位置のIVUS画像である．

12. 冠動脈のCT診断

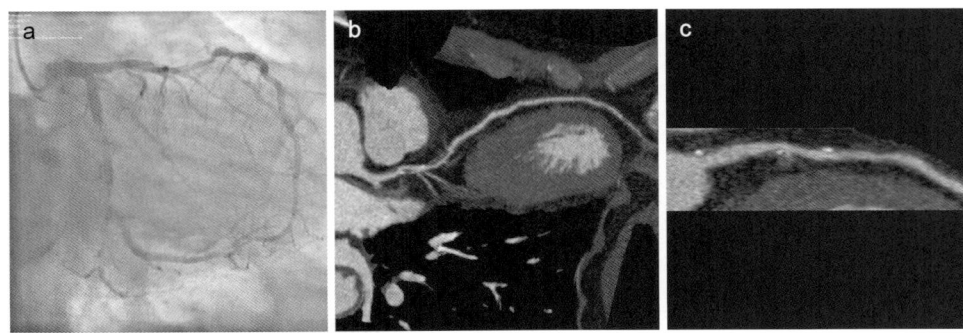

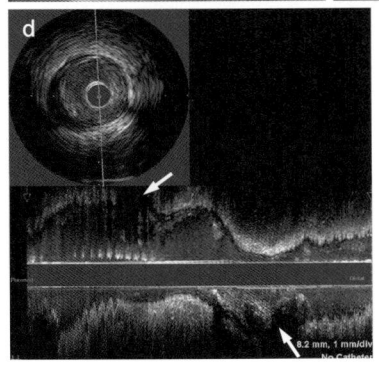

図6 冠動脈微小石灰化症例
左冠動脈に有意な狭窄を認める．aの冠動脈造影では石灰化ははっきりしない．bのMDCT画像では微小な石灰化が捉えられている．cはその拡大である．dはそのIVUS画像の長軸方向断面であるが，矢印の部位に音響陰影を伴い石灰化が観察される．

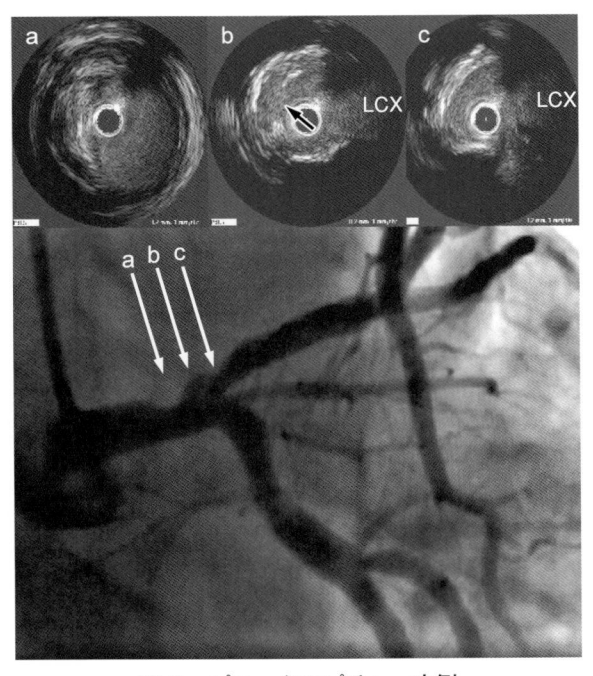

図7 プラークラプチャー症例
冠動脈造影にて左冠動脈主幹部に潰瘍形成様の狭窄を認める．その部位（矢印）にプラークラプチャーを認める．

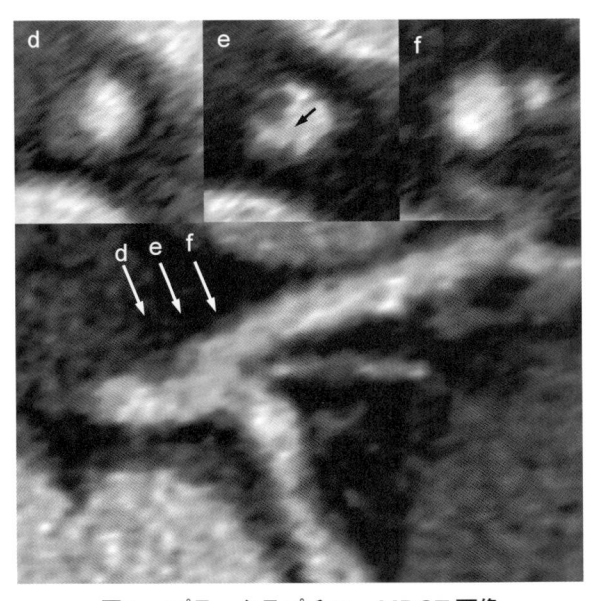

図8 プラークラプチャーMDCT画像
図6と同一症例のMDCT画像で，左冠動脈主幹部に潰瘍形成様の狭窄を認める．その部位（矢印）にプラークラプチャーを認める．

図9 無症候性プラークラプチャー症例
a：MDCT volume rendering 画像で RCA 近位部に軽度の狭窄を認める．
b：MDCT curved PR 画像で同部位に造影剤のプーリングを認める．
c：別な角度からの MDCT curved PR 画像．
d：MDCT 短軸画像で真中の図のように造影剤の内腔とプラークの交通を認める．

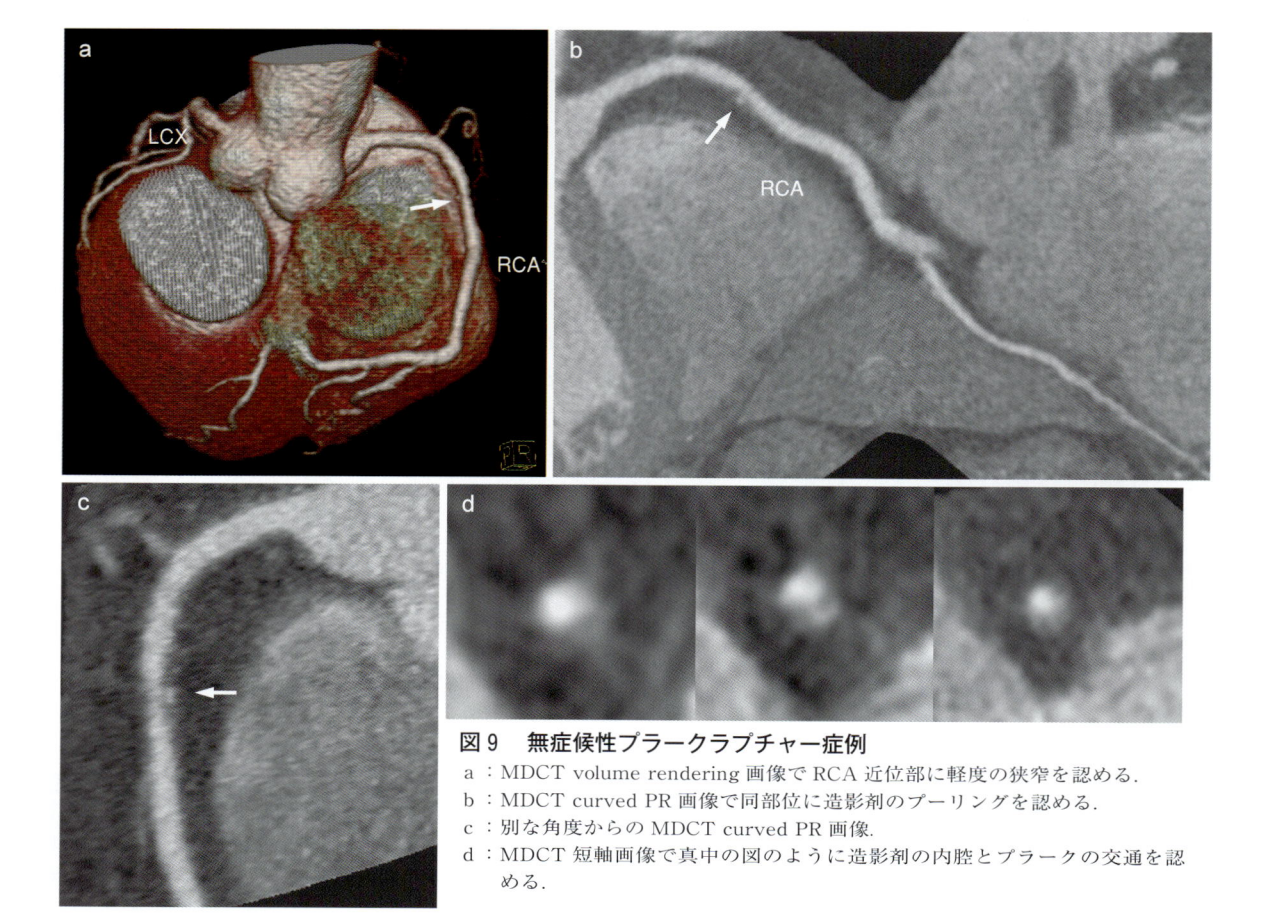

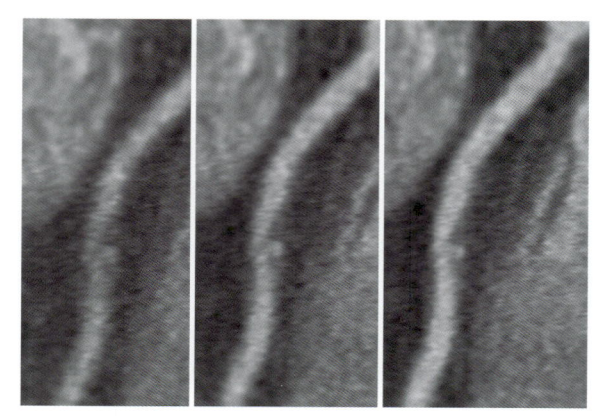

図10 無症候性プラークラプチャー症例の MDCT curved PR thin slices 画像

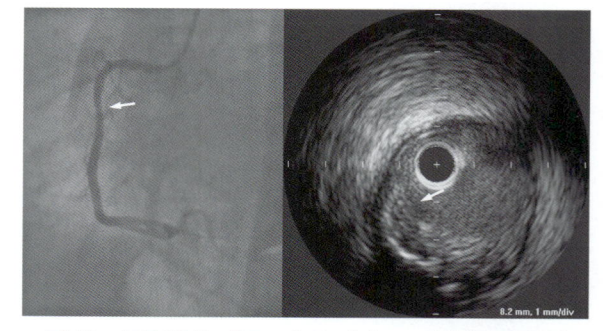

図11 無症候性プラークラプチャー症例の冠動脈造影と IVUS 画像
矢印の部分にプラークラプチャーを認めるが内腔との交通はなかった．

ては，超音波コントラスト剤を用いた報告がある．図12は時々みられる CT 短軸画像であるが，CT 値が低いプラークの周りが明らかにエンハンスされる像である．この画像的特徴が，plaque rupture が観察された群に多くみられる[5]．不安定プラークと関連するかどうかは今後の検討課題である．

12. 冠動脈のCT診断

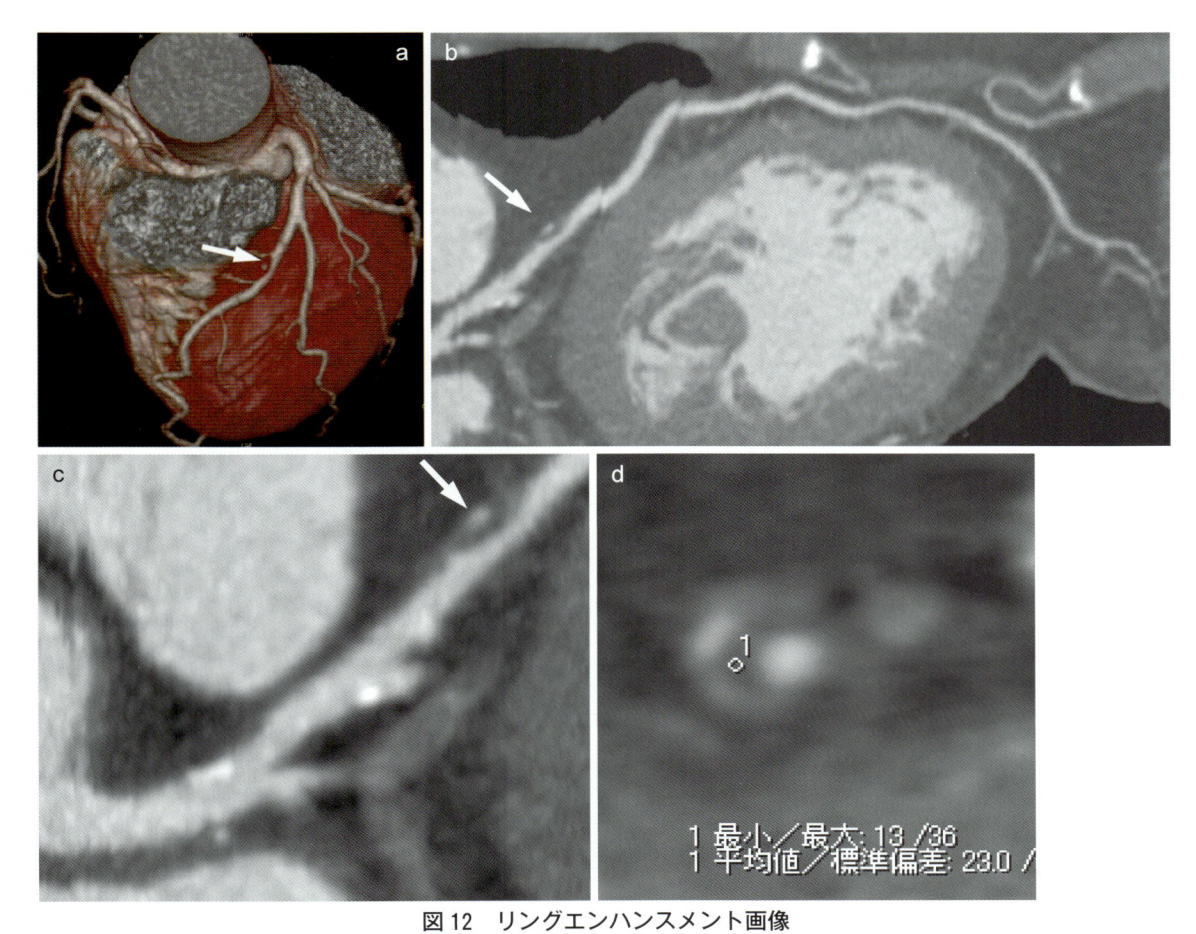

図12 リングエンハンスメント画像
aのMDCT volume renderingで左前下行枝に中等度狭窄を認め（矢印），bのcurved PRにてプラークの外側に石灰化とは違う造影された構造物が観察される．cはその拡大である．dは短軸像であるが，CT値の低いプラークの外側がエンハンスされて観察される．

E 今後の展開

　冠危険因子をもっている患者の管理は，それこそ個人差があり千差万別である．最近はやりのメタボリック症候群も，より危険な患者を見分けようとする医者側の分類と捉えることができる．それでも，日本に2,000万人いるとされており，メタボリック症候群がすぐに心筋梗塞発症とは結びつかない．高血圧患者の中でもリスクの高い患者を見分けて，治療計画を立てることが必要とされる．MDCTのような非侵襲的画像診断と採血因子，血圧などを総合的に評価して，不安定な患者をみつけていくことがますます重要になっていくと考えられる．

文　献

1) Schroeder S, Kopp AF, Baumbach A, et al：Noninvasive detection and evaluation of atherosclerotic coronary plaques with multislice computed tomography. J Am Coll cardiol **37**：1430-1435, 2001
2) Tanaka A, Shimada K, Sano T, et al：Multiple Plaque Rupture and C-Reactive Protein in Acute Myocardial Infarction. J Am Coll Cardiol **45**：1594-1599, 2005
3) Ehara S, Kobayashi Y, Yoshiyama M, et al：Spotty Calcification Typifies the Culprit Plaque in Patients with Acute Myocardial Infarction an Intravascular Ultrasound Study. Circulation **110**：3424-3429, 2004
4) Sano T, Tanaka A, Namba M, et al：C-Reactive Protein and Lesion Morphology in Patients With Acute Myocardial Infarction. Circulation **108**：282-285, 2003
5) Tanaka A, Shimada K, Yoshida K, et al：Non-Invasive Assessment of Plaque Rupture by 64-Slice Multidetector Computed Tomography Comparison With Intravascular Ultrasound. Circ J **72**：1276-1281, 2008

テクニック Lesson

③ 冠動脈エコー診断

鹿児島大学医学部・歯学部附属病院臨床検査部
水上尚子

冠動脈のエコー診断では，冠動脈瘤の描出や経食道エコー法による形態観察が主であり，虚血性心疾患に関しては十分な情報が得られず，血管造影等の侵襲的な検査に頼るしかないのが現状であった．しかし近年，超音波機器のデジタル化により格段に画像が向上した結果，経胸壁からドプラ法を用いて冠動脈の血流を描出し，その血流速を評価することが可能となった．このことにより，虚血性心疾患に対する様々な病態解析が経胸壁からの冠動脈エコー法を用いて検討されている．

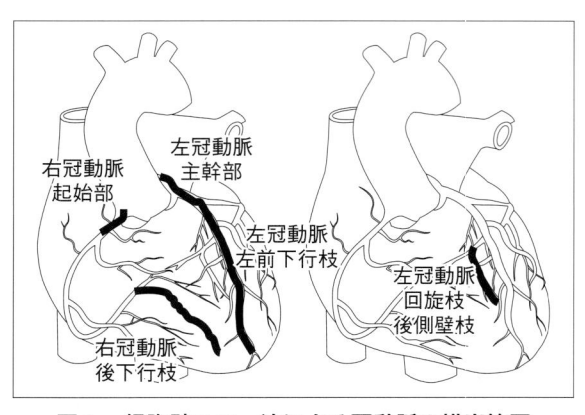

A 経胸壁エコー法による冠動脈の描出範囲

経胸壁エコー法による冠動脈の描出では，左冠動脈では近位から遠位まで広範囲に観察でき，冠血流の血流速の評価も可能であるが，右冠動脈や回旋枝では，後下行枝，後側壁枝など，心尖部方向へ向かう一部の分枝血管以外での冠血流速の評価は困難である．そこで，ドプラ法による冠動脈の臨床的な評価は，主に左冠動脈に関して行われている（図1）．

B 冠血流の描出方法

心臓の表層を走行するわずか数 mm の血管である冠動脈を描出するには，冠動脈の解剖的な走行位置をよく理解しておくことが重要である．すなわち，描出断面における冠動脈の解剖的な走行位置を認識したうえで，カラードプラ法にて同部位の冠血流を検索しなければ，冠血流を描出することは困難である．また，冠血流の血流速は通常 20～40 cm/sec と低速であるうえに，動きの激しい心室の表層を走行しているため，カラードプラ法で冠血流を描出するには，通常の心エコー時とは異なるドプラ法の条件設定が必要である．

C 冠血流描出時のドプラ法の設定

1．カラードプラ法の初期設定

冠動脈血流の描出におけるカラードプラ法の調整で最も重要なのは，流速レンジを下げることである．初期設定は 20 cm/sec 前後とし，壁運動により生じる低流速のクラッタ信号を除去するために，wall cut filter は高めに設定するとよい．また，心室壁近くを走行する血流のカラー信号を描出するためには心腔内の血流とは異なり，心室壁のようなグレースケールの明るい信号に対しても，カラー信号が描出されるように，カラー信号とグレースケール信号の割合を定める設定を変更すると描出感度が上昇する．さらに細い血流を検

図1 経胸壁エコー法による冠動脈の描出範囲
経胸壁エコー法による冠動脈の描出では，左冠動脈は主幹部と左前下行枝が描出可能だが，右冠動脈は起始部と後下行枝，回旋枝は後側壁枝と描出できる部位は心尖部へ向かう一部の分枝血管に限られている．

テクニック③　冠動脈エコー診断

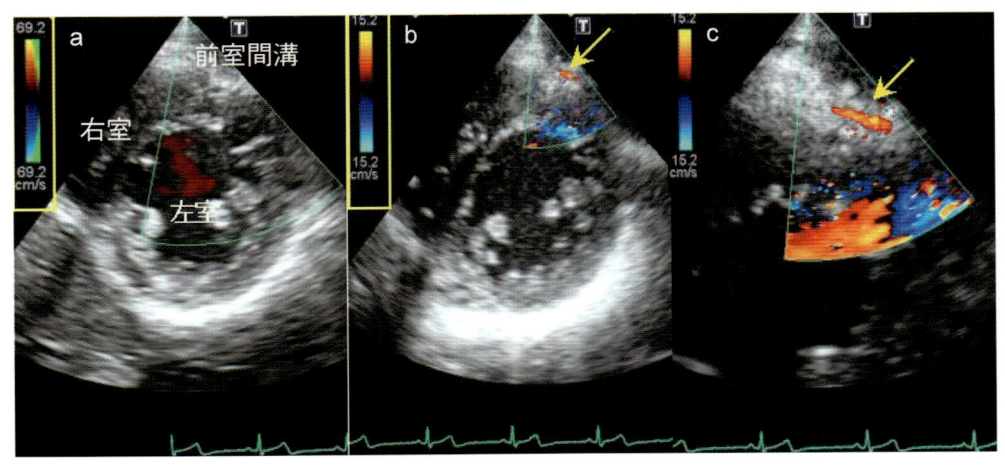

図2　冠血流描出時のカラードプラ法の設定
a：通常のカラードプラ法の設定では冠血流は描出されない．b：カラードプラ法のエリアを絞り，流速レンジ（図中□）を下げると，前室間溝に左前下行枝血流が描出される（図中矢印）．c：拡大像．また，本文中に記した低流速のアーチファクトを除去する設定を追加すると，より感度よく検出することができる．

出しやすくするためには，高いフレームレートで観察する必要がある．そこで，カラードプラの表示エリアの幅を絞ると高いフレームレートが保たれるだけでなく，余計な心腔内血流なども描出されないため，冠血流を認識しやすい．またデジタルズームの機能があれば，フレームレートが上がるだけでなく，解像度もより向上する（**図2**）．

2．検査時のカラードプラ法の追加調整

流速レンジの 20 cm/sec 前後とは，初期設定の目安であり，実際の血流信号描出時にその血流速にあわせてさらに調節する必要がある．すなわち，血流が描出されないもしくは，カラー信号が暗く描出が悪い場合にはさらに流速レンジを下げるが，冠動脈造影で造影遅延がみられるような亜閉塞の例では，冠血流は非常に遅い血流速となるため，クラッタ信号との弁別が困難で検出が悪くなる．逆に冠血流信号がモザイク血流を示す場合は，流速レンジを上げ，狭窄病変を示唆する局所的な流速上昇がないか検索することが重要である．最後までカラードプラ信号の折り返し（エリアシング）が残存している部位が最も速い血流速の部位であり，狭窄病変の存在が疑われる．そこでパルスドプラ法で同部位の血流速の上昇の程度を評価し，有意狭窄であるかどうかを判断する（詳細は後述する「Eドプラ法による冠血流の臨床的評価法」の項を参照のこと）．

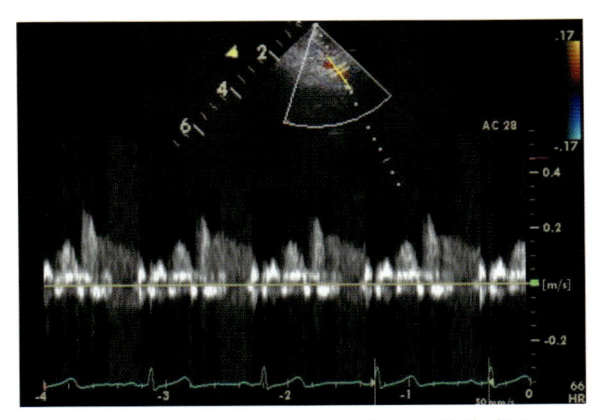

図3　正常例における左前下行枝血流速波形
本例ではパルスドプラ法の角度補正は15度で記録した．拡張期優位の2峰性のパターンを示している．

3．パルスドプラ法の初期設定

血流速を計測する際のパルスドプラ法のサンプルボリウムの大きさは，2 mm 以内が理想的であるが，壁運動が大きく時相によりサンプルボリウムが血管から外れてしまう場合は，5 mm 程度に大きくすると，全時相の血流信号を拾いやすくなる．一般的に冠血流速は遅いため，初期設定として最大流速レンジは 50 cm/sec 前後とし，基線近くの速度成分も記録されるようにパルスドプラ法

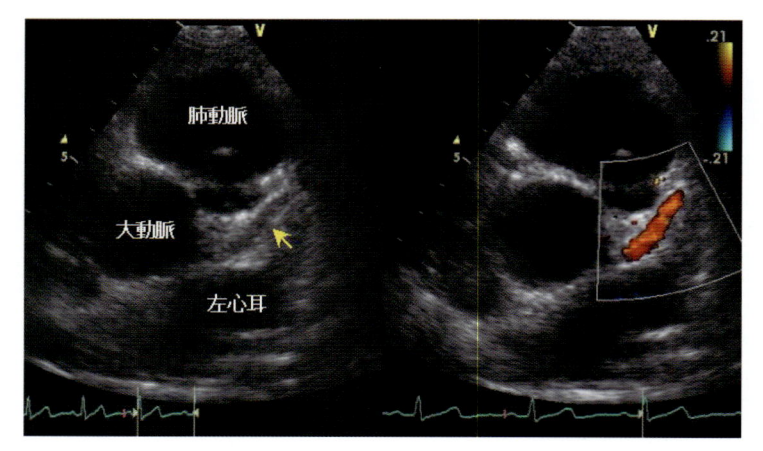

図4　左冠動脈主幹部の描出断面
　大動脈基部短軸断面より左心耳が描出される方向にビームをあわせると，左心耳と肺動脈の間に左冠動脈主幹部が描出される．

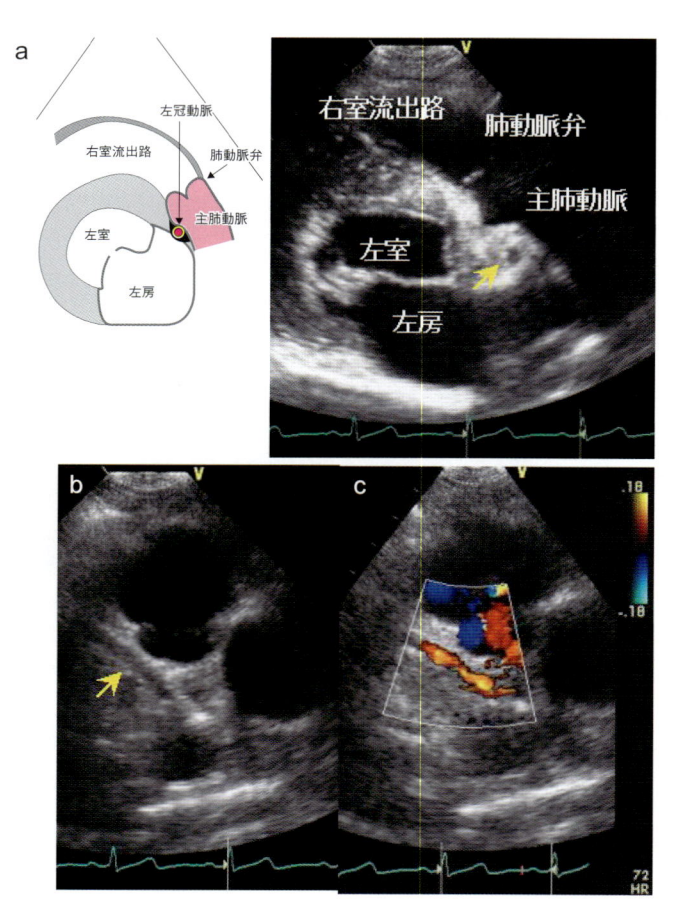

図5　左前下行枝近位部の描出断面
　a：右室流出路断面にて肺動脈弁の下，主肺動脈の横に左前下行枝の短軸像が描出される（図中矢印）．b, c：同部位でプローブを反時計回転させると，左前下行枝近位部の長軸像が描出される（図中矢印）．

の wall cut filter は低く設定する．

4．検査時のパルスドプラ法の追加調整

　血流の方向に合わせサンプルボリウムの角度補正を行うが，角度補正はなるべく小さく，少なくとも60度以内になるように描出断面を合わせる．また呼吸による横隔膜の動きに伴い心臓全体も上下動し，サンプルボリウムが血流信号から外れやすいので，呼吸を止めて記録するとよい．正常な冠動脈血流速波形は，収縮期よりも拡張期の血流速が高い二峰性のパターンを示す（**図3**）．

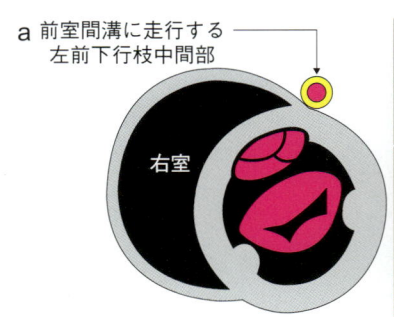

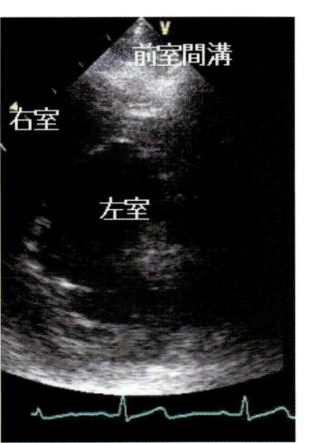

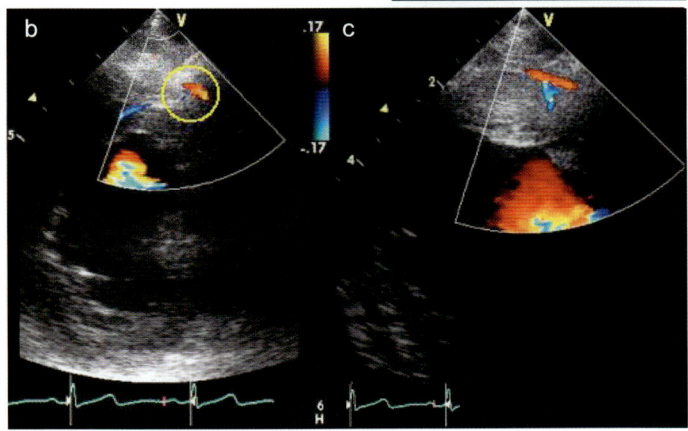

図6 左前下行枝中間部の描出断面
a：左室短軸断面にて左室と右室の境目である前室間溝にフォーカスし，カラードプラ法を設定すると，b：同部位に左前下行枝中間部が描出される（図中○）．c：同部位でプローブを反時計回転させると，前室間溝を走行する長軸像が観察できる．本例では，左前下行枝から分枝する心筋内血流も描出されている（青のカラー信号）．

D 左冠動脈の走行と描出断面

1．左冠動脈主幹部

左冠動脈は大動脈の左バルサルバ洞より分枝し，左心耳と肺動脈の間をくぐり抜けるように前方へ走行する．そこで左冠動脈主幹部の描出断面は第2～3肋間胸骨左縁の大動脈基部短軸断面より左心耳を描出し，肺動脈と左心耳の間に描出される管腔を検索する（図4）．

2．左前下行枝近位部

左冠動脈は通常，左心耳を過ぎた房室間溝の辺りで前下行枝と回旋枝に分岐する例が多い．その後，前下行枝は肺動脈の左側をさらに前方の前室間溝へと走行する．左前下行枝近位部の描出断面は，第2～3肋間から描出される右室流出路断面にて，肺動脈弁のやや下側に描出される左前下行枝の短軸像を検索し，プローブを反時計回転すると左前下行枝近位部が長軸像で描出される（図5）．

3．左前下行枝中間部から遠位部

その後左前下行枝は前室間溝に沿って心尖部側へと走行する．そこで中間部から遠位部は右室との境目である前室間溝が描出する際のランドマークとなる．中間部は第3～4肋間の左室短軸断面にて右室と左室の境目の前室間溝に左前下行枝の短軸像を検索し，プローブを反時計回転すると左前下行枝中間部が長軸像で描出される（図6）．より遠位側はやや心尖部側の傍胸骨長軸断面を描出し，心尖部側の前室間溝の左前下行枝を検索する．さらに前室間溝が前面にくるように，右室がみえなくなるまでプローブを左側に傾けると前室間溝を走行する左前下行枝の長軸像が描出される（図7）．

E ドプラ法による冠血流の臨床的評価法

1．冠動脈狭窄病変の直接描出

ドプラ法にて狭窄部の流速上昇を捉えることに

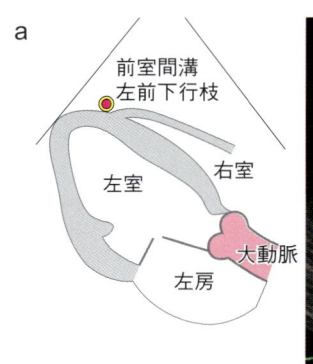

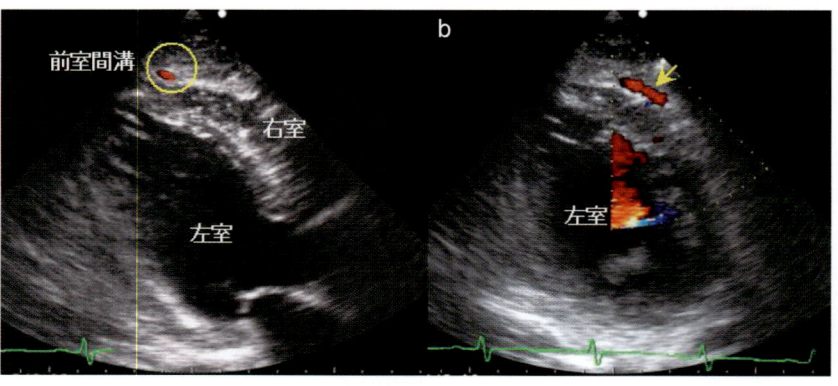

図7 左前下行枝遠位部の描出断面
a：心尖部側の傍胸骨長軸断面にて左室と右室の境目である前室間溝に左前下行枝遠位部が描出されている（図中○）．b：同部位で前室間溝が前面にくるように，右室がみえなくなるまでプローブを左側に傾けると，前室間溝を走行する長軸像が観察できる（図中矢印）．

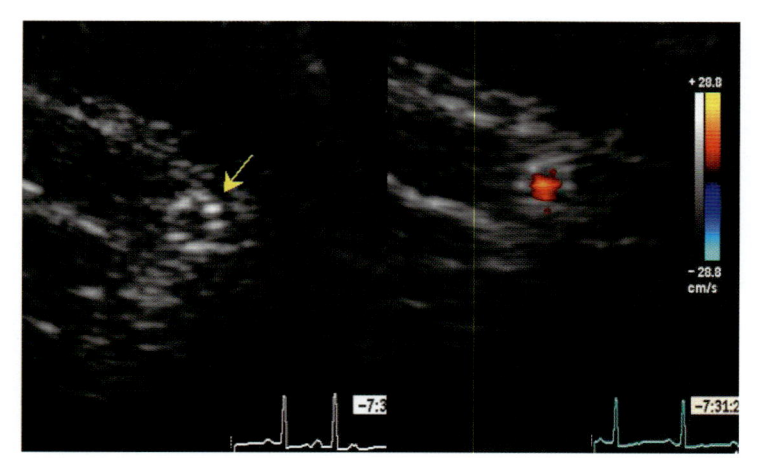

図8 左前下行枝ステント留置部
冠動脈エコーではステントからの強い反射信号により，ステント留置部の血管壁の輝度が上昇してみえる．本例は左前下行枝seg7にステントを留置しており，図は左前下行枝の短軸断面だが，ステント留置部はエコー輝度の高い点状の円形の形態として確認できる（図中矢印）．

より，狭窄部位を検出することができる．しかし，実際には冠動脈造影のようにすべての領域を冠動脈エコーで描出できるわけではなく，左前下行枝でも肋骨などにより一部描出されない部位があるため，狭窄病変の有無を完全に評価することはできない．また部位の特定も，近位部，中間部，遠位部のおおまかな分類は可能だが，冠動脈造影で使用されるAHAの分類と対比した詳細な部位の特定は困難である．しかし冠動脈内ステント留置部は，断層像でエコー輝度が高く描出され，ある程度ステント留置位置を認識することができる（図8）．そこで狭窄病変部位の直接描出による評価は，ステント留置部の再狭窄の評価等局所的に特定できる部位での評価に適していると言える

（図9）．
【評価手順】
① 狭窄部位の血流速は早いため，カラードプラ法にてモザイクパターンを示す．
② 流速レンジを徐々に上げ，最後までエイリアシング（折り返し現象）が残った部位にパルスドプラ法のサンプルボリウムを正確にあて，最高血流速を計測する．
③ 狭窄部位（エイリアシング部位）より近位の狭窄前の血流速をパルスドプラ法にて計測する．狭窄前と狭窄部位との血流速の比を算出する．

経皮的冠動脈形成術後において狭窄前と狭窄部の拡張期平均血流速の比が0.45未満の例では，

テクニック③　冠動脈エコー診断

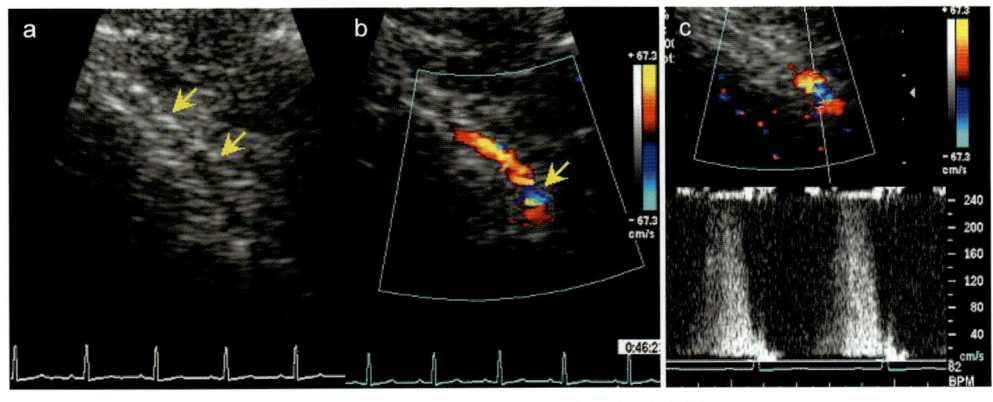

図9　左前下行枝ステント留置部狭窄例
a：左前下行枝中間部長軸像でステント留置部は点状の輝度上昇により確認できる．b：カラードプラ法にて，ステントの近位側に流速上昇を示唆する折り返し（エリアシング）がみられる（図中矢印）．c：同部位の血流速は著明に上昇しており，狭窄前との拡張期平均血流速比は0.16と高度狭窄が示唆された．緊急で施行された冠動脈造影にて，ステント留置部に99％の再狭窄が確認された．

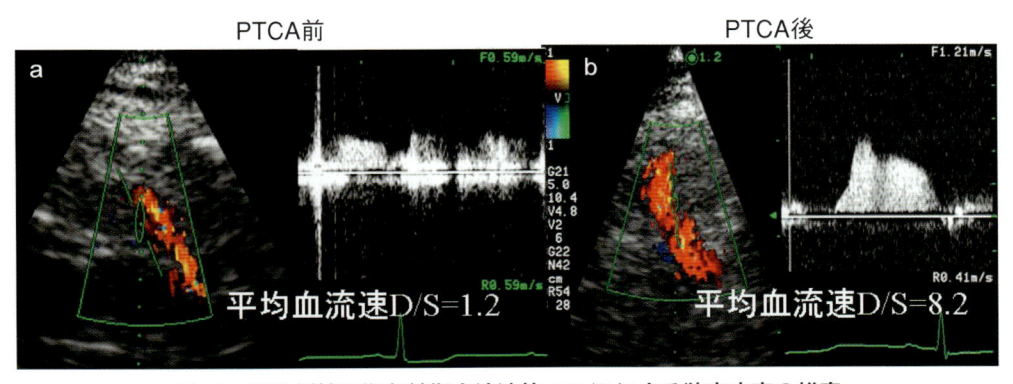

図10　遠位側拡張期収縮期血流速比：D/Sによる狭窄病変の推察
本例は急性冠症候群にて救急搬送となった症例で，冠動脈造影にて左前下行枝seg7に99％の狭窄を認めた．a：経皮的冠動脈形成術（PTCA）施行前の左前下行枝遠位側の平均血流速D/Sは1.2と低下しているが，b：PTCA後では，拡張期流速が上昇し，D/Sも8.2と著明に上昇，改善している．

感度86％，特異度93％で冠動脈造影により，径狭窄率50％以上の有意狭窄を示したと報告されている[1]．

2．冠動脈遠位側血流速波形による狭窄病変の推察

狭窄部位より遠位側の血流速波形により，高度狭窄病変の有無を推察することができる．

a．拡張期収縮期血流速比

正常例では冠動脈の血流速波形（図3）は拡張期優位のパターンを示すが，高度狭窄例では，拡張期の流速が著明に低下するため，拡張期と収縮期の血流速比（拡張期血流速／収縮期血流速）が低下する（図10）．左前下行枝病変に関する検討では，平均流速の比が1.5未満では，85％以上の高度狭窄を感度77％，特異度78％で診断できると報告されている[2]．

b．逆行性血流速波形

左前下行枝本幹が閉塞し，心尖部を介する側副血行が発達している例では，前下行枝遠位側の血流速は側副血行からの逆行性の血流速波形を示す．左前下行枝に関する検討では，逆行性血流による閉塞病変を特異度100％で診断できると報告されている[3]．実際に側副血行が発達している例では閉塞病変があるにもかかわら

ず，左室壁運動異常がみられず，虚血性心疾患の存在が見落とされがちな例も多くあり，冠血流遠位側の逆行性血流による閉塞の診断価値は高い．

3．冠予備能による狭窄病変の予測

安静時での冠血流量は，1 mL/心筋（g）/分であり酸素消費量も 0.07～0.08 mL/心筋（g）/分と低く抑えられているが，運動等によりいったん心筋の酸素消費量が増すと抵抗血管が広がり冠血流量を安静時の約4倍に増やすことができる．この増加率を冠予備能という．虚血心では，冠動脈の狭窄部より遠位側の冠予備能は低下している．冠予備能の計測は微小血管拡張剤投与後の，心筋代謝の亢進による反応性充血時の平均血流速の増加率により算出するが，微小血管拡張剤としてATPを用いた検討では，冠予備能2.0以下の症例で感度92％，特異度86％で70％以上の有意狭窄を示したと報告されている[4]．ただし，冠予備能が低下するのは冠動脈本幹の狭窄病変だけではなく，心筋内の微小循環障害でも低下することが知られている．また，肥大型心筋症など安静時から心筋の酸素消費量が高いと安静時から冠動脈の血流速

図11 冠動脈エコー法による冠予備能の評価
Case 1 は冠動脈造影で有意狭窄を認めなかった例．冠動脈エコー法にてATP負荷を行い計測した冠予備能は 4.8 と良好であった．Case 2 は左前下行枝 seg7 に90％狭窄を認めた例．ATP負荷後の反応性充血による冠血流速の上昇はごくわずかで，冠予備能は 1.4 と低下している．

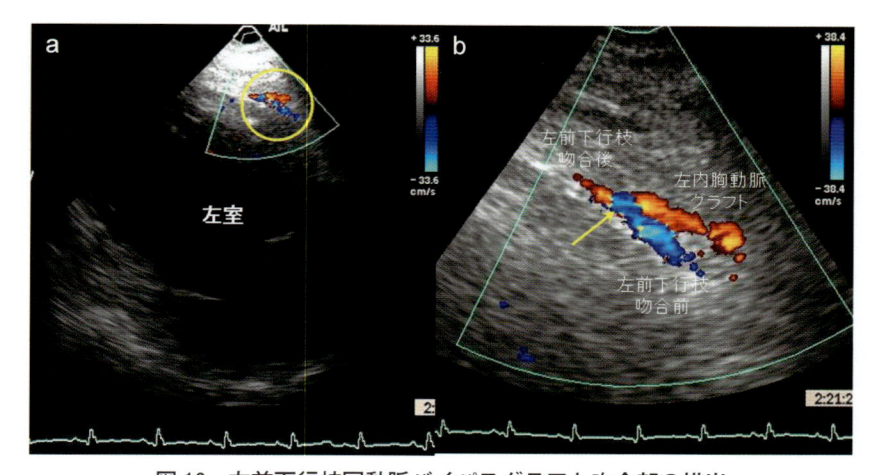

図12 左前下行枝冠動脈バイパスグラフト吻合部の描出
本例は左前下行枝 seg6 閉塞例に，左内胸動脈グラフトを seg8 に吻合している．
a：心尖部側傍胸骨長軸断面にて，前室間溝に Y 字型の吻合部の血流が描出されている（図中○）．b：同部位拡大像．吻合部（図中矢印）を境目に，吻合前は逆行性，吻合後は順行性の異なる血流方向を示している．

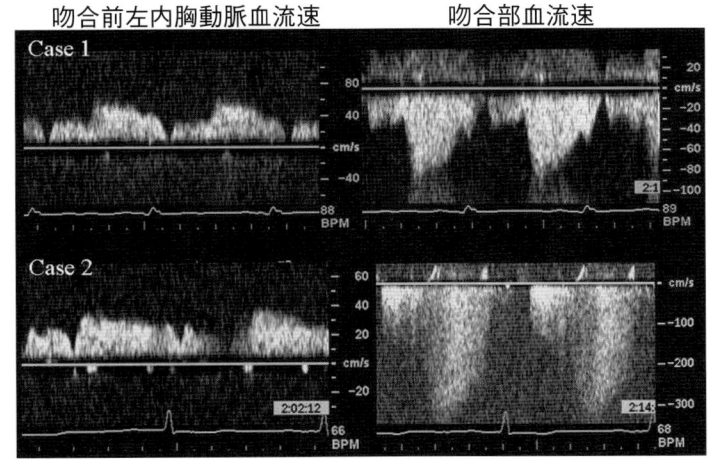

図13 左前下行枝冠動脈バイパスグラフト吻合部狭窄の診断
Case 1 では，吻合部と吻合前との平均血流速比は 1.28 で有意な狭窄は示唆されないが，Case 2 では，吻合部の流速は 3.0 m/sec 以上と著明に上昇しており，吻合部の高度狭窄が示唆された．後日施行された冠動脈造影では，吻合部に 94％の高度狭窄を認めた．連続の式を用いると冠動脈エコーの血流速から狭窄率も算出することができ，冠動脈造影での狭窄率とよく一致する[6]．本例の冠動脈エコーでの狭窄率は 96％であった．

が速く冠動脈の狭窄病変がなくても，冠予備能は低下しており，冠予備能による冠動脈狭窄の有無の診断には注意が必要である．

【ATP を用いた左前下行枝冠予備能の評価手順】
① 計測部位より遠位側に狭窄があると，冠予備能は狭窄を反映しないため，なるべく遠位側の左前下行枝の血流を描出する．また反応性充血時には，しばしば呼吸促迫がみられるので，呼吸による画像の影響が少ない位置を検索する．
② パルスドプラ法にて安静時の冠動脈の平均血流速を計測し，血圧を測定する．
③ ATP（150 μg/kg）を 1 分間かけて静注する．この間パルスドプラ法にて持続的に血流速波形を記録する．
④ 薬物投与開始後，約 30 秒位から反応性充血による血流速の上昇がみられる．薬物投与終了時（1 分）の平均血流速を計測する．血圧の測定もあわせて行う．
⑤ 反応性充血による血流速上昇は，約 1～2 分程で速やかに消失する．計測した反応性充血時と安静時の平均血流速の比が冠予備能の値となる（図11）．

4．左前下行枝への冠動脈バイパスグラフト吻合部の評価

左前下行枝へのバイパスグラフトは一般的に遠位側に吻合するため，左前下行枝の中間部から遠位部が描出される断面にて，吻合部を確認することができる．吻合部では左前下行枝へグラフトの血流が合流し，カラードプラ法にて Y 字型の血流信号を示す．左前下行枝が閉塞している例では，吻合前の左前下行枝の血流はグラフトからの逆行性血流となるため，吻合部を認識しやすい（図12）．吻合部に狭窄がある場合は，同部位の血流速が増大するが，左内胸動脈を用いた冠動脈バイパス例における評価では，吻合部と吻合前の拡張期血流速 D 波の平均流速比が 2.0 より大きい症例では感度 83％，特異度 98％で吻合部に 65％以上の有意狭窄を示したと報告されている[5]（図13）．

F　おわりに

冠動脈エコー法は，左前下行枝領域に関しては

ある程度広範囲に描出できるため，臨床的な診断価値についての検討も進み，冠動脈疾患に対する検査法として定着しつつある．またリニア型プローブを用いて，冠動脈のIMTやプラークを直接評価しようという試みも行われているが，解像度や感度についてはまだ不十分であり，超音波装置の改善が期待される．しかし，冠動脈エコーなど非侵襲的な手法による冠動脈の評価方法は，今後さらに必要性が高まると考えられる．

文献

1) Hozumi T, Yoshida K, Akasaka T, et al：Value of acceleration flow and the prestenotic to stenotic coronary flow velocity ratio by transthoracic color Doppler echocardiography in noninvasive diagnosis of restenosis after percutaneous transluminal coronary angioplasty. J Am Coll Cardiol **35**：164-168, 2000
2) Higashiue S, Watanabe H, Yokoi Y, et al：Simple detection of severe coronary stenosis using transthoracic Doppler echocardiography at rest. Am J Cardiol **87**：1064-1068, 2001
3) Watanabe N, Akasaka T, Yamaura Y, et al：Noninvasive detection of total occlusion of the left anterior descending coronary artery with transthoracic Doppler echocardiography. J Am Coll Cardiol **38**：1328-1332, 2001
4) Hozumi T, Yoshida K, Ogata Y, et al：Noninvasive assessment of significant left anterior descending coronary artery stenosis by coronary flow velocity reserve with transthoracic color Doppler echocardiography. Circulation **97**：1557-1562, 1998
5) Izumi C, Takahashi S, Kurozumi K et al：Usefulness of high-frequency transthoracic Doppler echocardiography in noninvasive diagnosis of the left internal thoracic artery graft stenosis at the anastomosis. Circ J **68**：845-849, 2004
6) Mizukami N, Minagoe S, Otsuji Y, et al：Noninvasive quantitative evaluation of the patency of internal mammary artery grafts to the left anterior descending coronary artery by transthoracic Doppler echocardiography. J Cardiol **48**：305-314, 2006

13 大動脈の動脈硬化早期診断：経食道エコー

[1)]山口大学医学部附属病院検査部　[2)]山口大学大学院器官病態内科学
村田和也[1)]，松﨑益德[2)]

　動脈硬化症は大動脈から末梢の細動脈に及ぶ全身の疾患であり，高齢化社会に伴う生活習慣病の増加を反映し，本症に起因した疾患が急増している．また近年，スタチンをはじめとした脂質異常症治療薬により脂質異常症をコントロールすることで動脈硬化が抑制されることが明らかになってきた．経食道エコー法を用いた大血管の観察は，動脈硬化の重症度診断，末梢血管の塞栓源検索，脂質異常症の治療効果の判定に有用である．

A 大動脈の動脈硬化

　大動脈の硬化病変は脳梗塞の一因と考えられており，頸動脈病変や左房内血栓などの塞栓源がない症例の約4割は大動脈アテロームが原因と言われる[1)]．大動脈アテロームの中でも，プラークの厚さが4mm以上のもの，石灰化がなく可動性に富む不安定な複合プラークは，塞栓症のリスクとして捉えられている[2,3)]．The Stroke Prevention：Assessment of Risk in a Community（SPARC）study[4)]によると，本研究に登録されランダムに経食道エコー法を実施した患者では，大動脈プラークは43.7%に存在し，7.6%の患者に複合プラークが観察された．部位別では，上行大動脈では粥状病変8.4%に対し，複合プラークは0.2%，大動脈弓ではそれぞれ31%，2.2%，下行大動脈では44.9%，6.0%であったと報告されている[4)]．

B 経食道エコー法による胸部大動脈粥状硬化病変の診断

　動脈硬化症（atherosclerosis）は，血管壁の内膜および中膜の形態学的な変化を意味する粥状病変（atherosis）と，血管壁自体の伸展性の低下を示す硬化性変化（sclerosis）よりなる．経食道エコー法では断層法により粥状病変の評価を，またMモード法により硬化性変化の評価が可能である．

1．atherosisおよびsclerosisの評価法
a．atherosisの評価法

　大動脈プラークの厚さの計測，あるいは可動性の観察には，経食道エコー法は下行大動脈に隣接すること，より高い周波数のプローブが使用可能であるため高い解像度が得られる点で経胸壁心エコーよりも優れている．

　大動脈内隆起病変の評価はプラークの厚さにより，正常<1mm，軽度1〜1.9mm，中等度2〜3.9mm，高度>4mmと分類される[2)]．筆者らはさらに，健常の内膜0点，内膜の軽度肥厚（intimal thickening：内膜中膜複合体の厚さが3mm未満）1点，内腔に突出する病変で内膜中膜複合体が3mm以上を有する粥腫（atheroma）2点，エコー輝度の増強が著しくその後方にacoustic shadowingを有する病変（calcification）3点と定義しスコア化も試みている（図1）[5,6)]．

b．sclerosisの定量評価法

　大動脈のsclerosisの評価には，Mモード法により収縮期〜拡張期での大動脈径の変化を記録し，大動脈の伸展性を評価する．心室の収縮期に胸部大動脈はその径を増大させ，左室の収縮末期の時相よりやや遅れて最大となる．また拡張末期よりやや遅れて最小となる．左室からの血液駆出に伴って下行大動脈が伸展される程度とそのときの体血圧から血管の硬さの指標を算出することができる．すなわち，収縮期最大

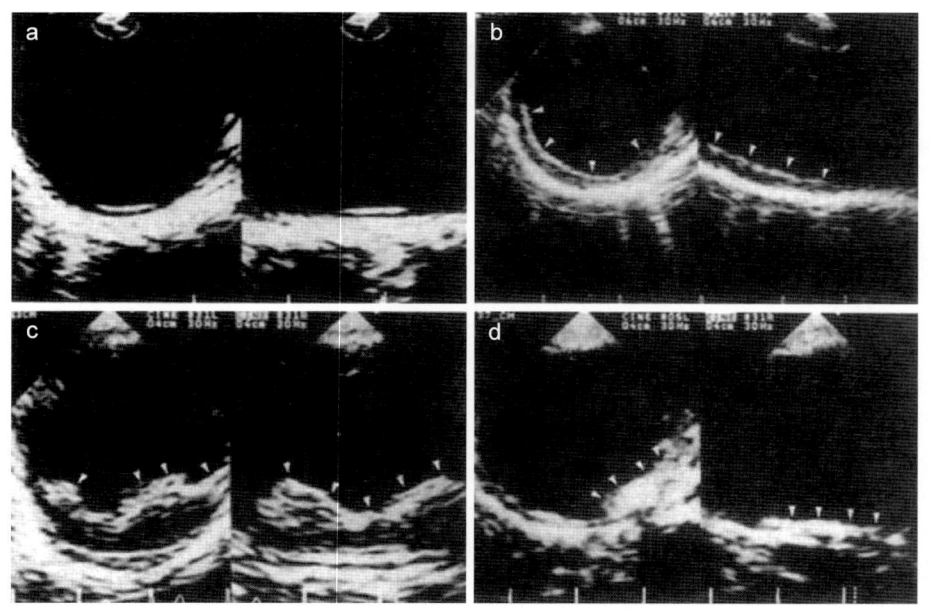

図1 経食道エコー図による下行大動脈粥状病変の重症度の分類
a：正常内膜, b：内膜の軽度肥厚, c：内腔に突出する粥腫, d：石灰化病変.

大動脈径（Dmax），最小大動脈径（Do）と体血圧（収縮期血圧：SBP，拡張期血圧：DBP）より大動脈硬化度を表わす指標 β（stiffness parameter）が求められる（図2）．

$\beta = \ln(SBP/DBP)/(Dmax-Do/Do)$

2．経食道エコー法による脂質異常症治療前後での動脈硬化病変の評価

筆者らは，動脈粥状硬化促進因子を有する家族性コレステロール血症（ヘテロ接合体型）患者（FH）22例と同年代で高血圧，糖尿病，脂質異常症などの動脈硬化促進因子を有さない健常者（N）の22例を対象として，血清脂質値の胸部大動脈粥状硬化病変に対する影響を経食道エコー法を用いて検討した[6]．FH患者に対して食事療法に加え，脂質異常症治療薬（プロブコール 1,000 mg/日＋プラバスタチン 10～20 mg/日）の投与を行い，初回の経食道エコー検査後平均13ヵ月目に2度目の検査が施行可能であった12例に関して脂質異常症治療薬による大動脈病変の改善を観察した．12例の検討では，脂質異常症治療薬により，血清総コレステロール値は 333±45→219±39 mg/dL へ，LDL コレステロール値は 264±49→149±22 mg/dL に低下し，β 値は有意に改善した

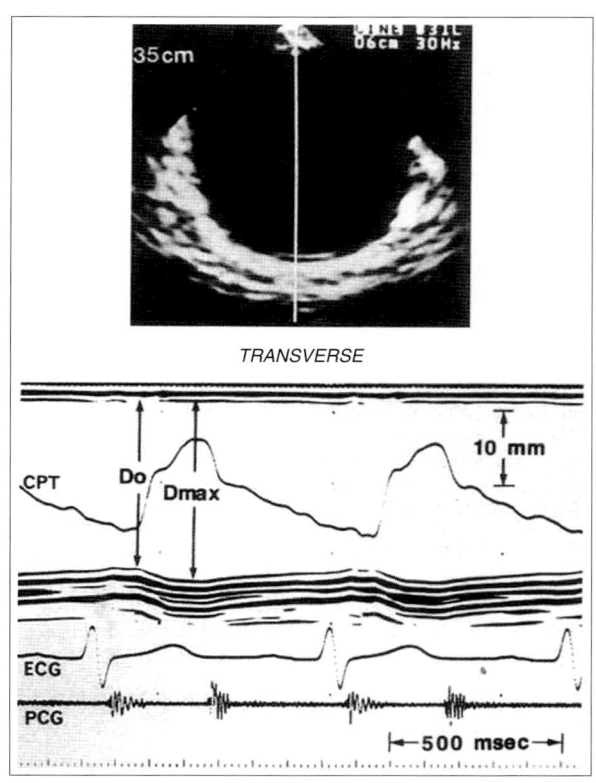

図2 大動脈硬化度（β）の定量法
Do：最小大動脈径, Dmax：最大大動脈径

(β：9.88±5.03→7.88±3.92). 図3の症例は, 16ヵ月間の治療により血清総コレステロール値は432から248 mg/dLへ低下し, 粥腫の退縮が確認された. 図4は, 約15ヵ月間の治療によって血清総コレステロール値は293から203 mg/dLへ低下した症例であり, 大動脈最小径には変化が認められないにもかかわらず, 収縮期最大径および収縮期振幅も増大し, β値は5.1から3.9へと低下がみられた. これらの結果から, 経食道エコー法は脂質異常症治療の効果判定に有用な方法であり, コレステロール低下療法によって有意な血清脂質値の低下が得られれば胸部下行大動脈の粥状硬化病変の退縮が期待できることが示された.

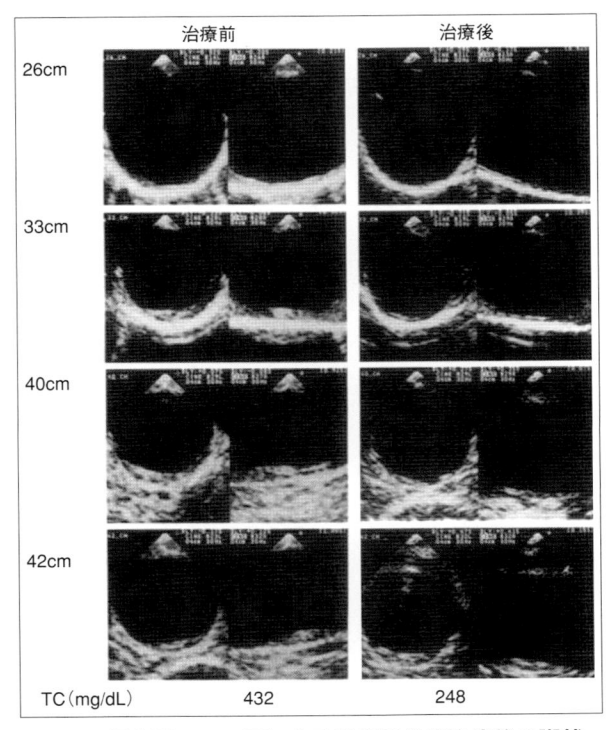

図3 経食道エコー図による脂質異常症治療後の粥状病変の退縮
長さは門歯からの距離を表す.

C おわりに

経食道エコー法により大動脈の動脈硬化病変の可視化, 定量化を行うことにより, 塞栓源のリスク評価としての大動脈硬化病変の評価や, 動脈硬化治療効果の客観的な評価が可能である. しかしながら, 本法は少なからず侵襲を伴うことや, 胸部大動脈でも観察困難な部位が存在することも認識したうえで, 他の評価法 (CTやMRI等) と組み合わせた評価が必要である.

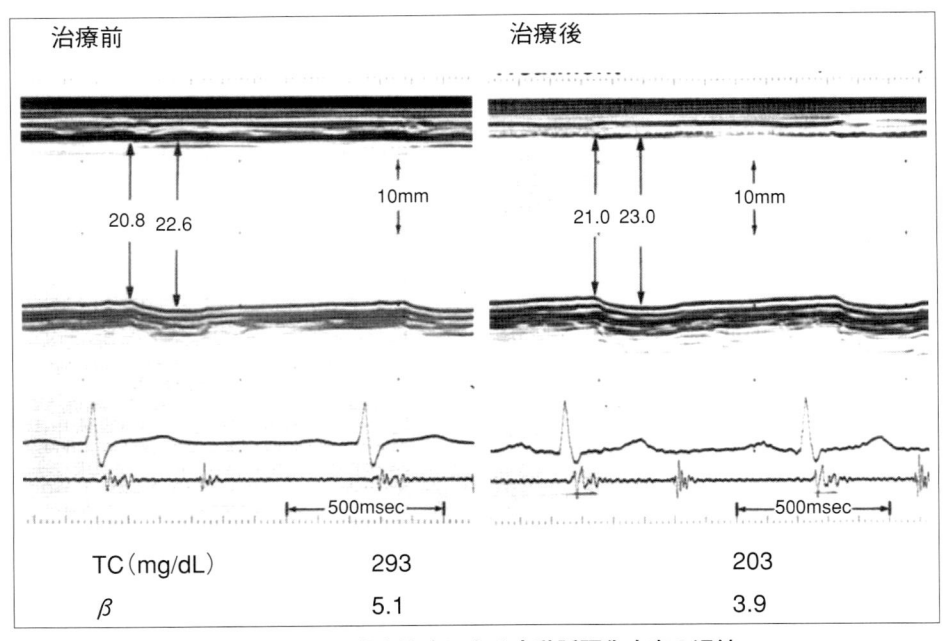

図4 脂質異常症治療による大動脈硬化病変の退縮

文 献

1) Sacco RL, Ellenberg JH, Mohr JP, et al：Infarcts of undetermined cause：the NINCDS Stroke Data Bank. Ann Neurol **25**：382-390, 1989
2) Kronzon I, Tunick PA：Aortic atherosclerotic disease and stroke. Circulation **114**：63-75, 2006
3) Frazin LJ, Glowney JW：Mobile ascending aortic atheroma diagnosed by transesophageal echocardiography as source of peripheral vascular embolism. J Am Soc Echocardiogr **22**：972 e1-4, 2009
4) Meissner I, Khandheria BK, Sheps SG, et al：Atherosclerosis of the aorta：risk factor, risk marker, or innocent bystander? A prospective population-based transesophageal echocardiography study. J Am Coll Cardiol **44**：1018-1024, 2004
5) Matsuzaki M, Ono S, Tomochika Y, et al：Advances in transesophageal echocardiography for the evaluation of atherosclerotic lesions in thoracic aorta--the effects of hypertension, hypercholesterolemia, and aging on atherosclerotic lesions. Jpn Circ J **56**：592-602, 1992
6) Tomochika Y, Okuda F, Tanaka N, et al：Improvement of atherosclerosis and stiffness of the thoracic descending aorta with cholesterol-lowering therapies in familial hypercholesterolemia. Arterioscler Thromb Vasc Biol **16**：955-962, 1996

14 大動脈動脈硬化病変の超音波診断

埼玉医科大学国際医療センター心臓内科
松村　誠

脳梗塞患者における超音波を用いた多くの研究から，進行した大動脈アテローム硬化病変と血管イベントの関連性が明らかにされ，上行・弓部大動脈の隆起性アテローム病変は脳梗塞再発の危険因子として広く認識されるようになった．その後，一般地域住民を対象に超音波を用いて大動脈硬化病変と脳梗塞などの血管イベントの関連性について大規模調査が行われている．

本稿ではその一部を紹介するとともに，他書ではあまり解説されていない超音波によるアテローム硬化病変の形態診断について概説する．

A 動脈硬化による大動脈壁の形態変化と疾患

動脈硬化には粥状（アテローム）硬化，動脈壁硬化，中膜硬化（メンケベルク型），細動脈硬化があるが，大動脈に主として生じるのは前2者である．アテローム硬化は動脈壁に脂質，細胞，線維成分，血液由来物質などが蓄積して生じる内膜の変化であり，早期では内膜肥厚（内膜中膜複合体の肥厚）として観察される．進行すると全体に内膜肥厚の程度が増加するだけでなく，局所性に隆起あるいはエコー輝度が増加する領域が出現したり，内膜面も不整になる（図1）．さらに，アテローム（脂質に富んだ壊死崩壊物質の集積巣）に亀裂や破綻が起こるとそこに潰瘍や血栓，石灰沈着などの複合病変が形成される．大動脈のアテロームは大きくなっても，一般に血流を障害するほどの狭窄や閉塞を生じることは少ない（図2a）．しかし，内腔に隆起する大きなものや複合病変を形成する進行したアテローム硬化病変は脳梗塞や末梢動脈塞栓例などで多く検出され，これらの危険因子と考えられている．

一方，大動脈壁の硬化は加齢とともに中膜の弾性線維が減少し膠原線維が増加することで生じる変化であり，壁の脆弱化により動脈の蛇行や内腔拡張などの形態変化が生じる．ただし，このような壁硬化は単独で認められることは少なく，多くの場合，アテローム硬化病変を伴っている（図3）．高齢者における大動脈瘤の主要な成因である．

B 超音波による大動脈動脈硬化病変の観察方法

超音波による大動脈アテローム硬化病変の観察は胸部では主に食道内からアプローチする経食道心エコー（transesophageal echocardiography：TEE），腹部では腹壁からコンベックス型超音波プローブを用いて行われる．また，観血的には血管内超音波法（intravascular ultrasound：IVUS），心臓・大動脈外科手術時には直接，超音波プローブを大動脈の上から当てて観察する方法（epiaortic ultrasound：EAU）も行われている．使用周波数は腹部エコー3.5 MHz，TEE 5 MHz，EAU 7.5〜12 MHz，IVUS 10〜20 MHzである．解像度は周波数の高さに比例し，最も多く利用されるTEEの分解能（深さ方向）は0.3 mmである．

C 超音波診断と重症度分類

超音波を用いた大動脈アテローム硬化に関する報告[1〜15]は多いが，診断ガイドラインはまだ作成されていない．通常，内部のエコー輝度増加を伴う不整な壁肥厚（内膜中膜肥厚）所見が認められ

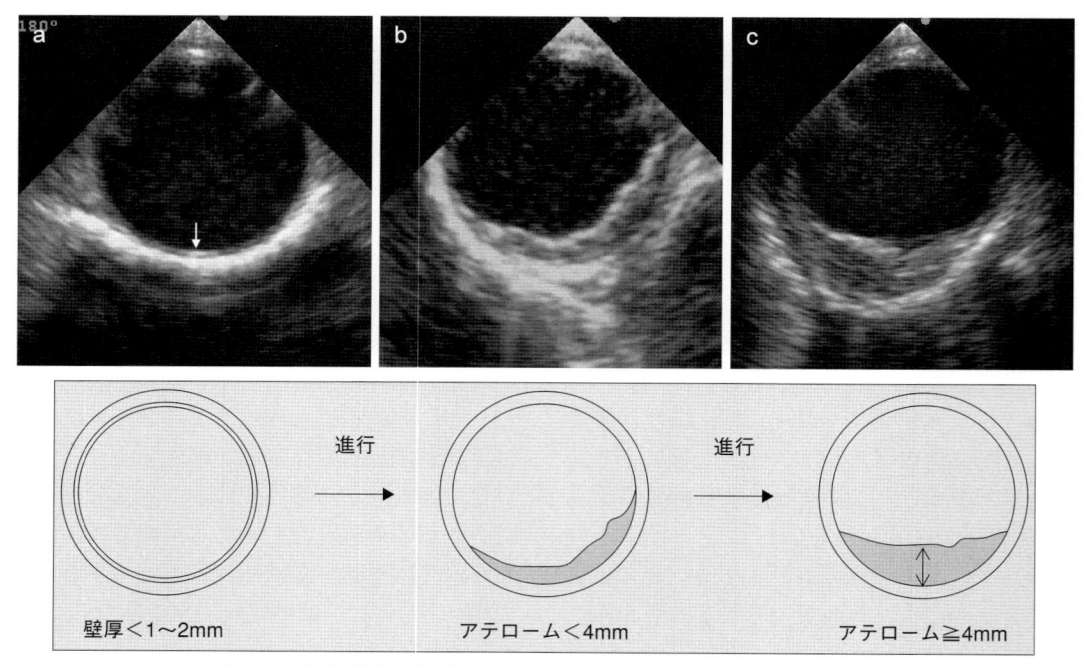

図1 下行大動脈におけるアテローム硬化病変の超音波像（TEE）
a：正常血管，b：軽度から中等度の動脈硬化，c：中等度から高度の動脈硬化．
動脈硬化の進行に伴い内膜中膜複合体は肥厚してくる．矢印は超音波ビーム中心部における高反射信号に基づくエコー輝度増加部位を示す．

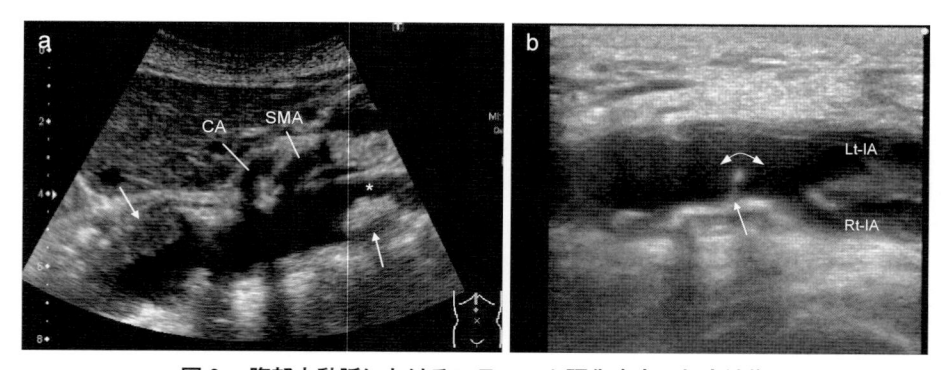

図2 腹部大動脈におけるアテローム硬化病変の超音波像
a：近位腹部大動脈，b：遠位腹部大動脈．後壁側のアテロームから内腔に突出する長さ6mmのヒモ状構造物が観察される．
CA：腹腔動脈，SMA：上腸間膜動脈，Rt（Lt）-IA：右（左）腸骨動脈．
矢印は隆起性アテローム，＊は狭窄部位，両矢印は可動病変の動きを示す．

るものをアテローム硬化病変あるいはプラークと判定している．壁厚に関しては1mm以上を壁肥厚とするグループと2mm以上とするグループがいるが，最近の傾向では2mm以上である．重症度に関しては，脳梗塞例，心臓外科手術例，TEE施行例，一般住民を対象にした研究結果から様々な分類が提唱されている．それぞれに臨床的意義（重症度によって血管イベントとの関連性に違いがある）のある分類である．

代表的な研究による重症度分類とその内容および結果を表1に示す[1〜12]．分類法を要約すると主にアテローム（あるいはプラーク）の厚さ，あるいは内腔への突出距離を基にⅢ〜Ⅴ度に分けているものが多い．また，潰瘍，血栓，石灰沈着など

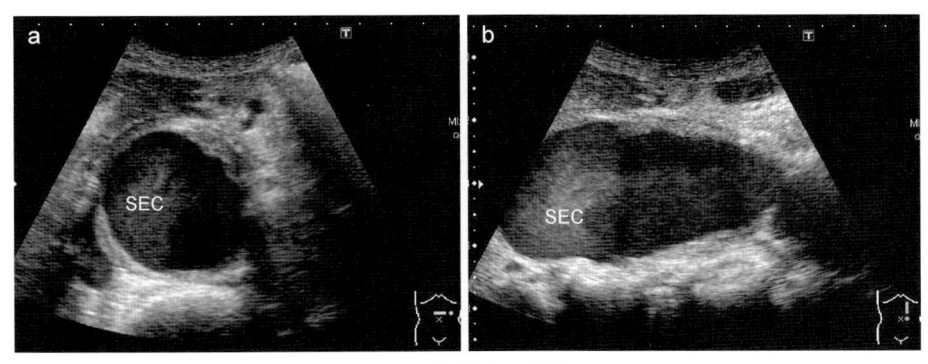

図3　腹部大動脈瘤

a：短軸像，b：長軸像．
大動脈内腔は著明に拡大し，壁は全周性に肥厚している．また壁のエコー輝度増加，内膜面の不整も認められる．血流はうっ滞し，瘤内を渦状に旋回するもやもやエコー（spontaneous echo contrast：SEC）が観察される．

の複合病変の合併や可動病変を伴うものはより進行した状態としてアテロームの厚さの程度に関係なく重度あるいは高度群に分類している．

D　大動脈アテローム硬化病変の超音波像

正常血管では前記の如く，大動脈の壁厚（内膜中膜複合体の厚さ）は1〜2mm以下である．内膜面は平滑であり，内部エコー輝度の増加は基本的にないが，超音波ビームの中心部では反射信号が強くなるため正常例（図1a）でも後壁側（プローブから遠い方の領域）のエコー輝度は高い．動脈硬化の進行に伴い壁厚は増大し不均一となり内部エコー輝度は増加する．また，それに伴い内膜面の不整も明らかになってくる（図1b, c）．中には腫瘤状に内腔に大きく突出してくることもある（図3a）．

肥厚部位は進行すると広範囲に及ぶこともあるが，早期には限局している場合が多い．大動脈の部位別のアテロームの検出頻度は，TrehanのTEEで観察した3,660例の検討によると[7]，上行大動脈3.4%，弓部23.2%，下行大動脈14.6%である．ただし，超音波法の限界としてプローブに近い領域は鮮明に描出されないため，TEEでは上行大動脈の後壁側，弓部の小湾側，下行の前壁側の病変は検出されていない可能性がある．腹部大動脈では5cm以下の小さい大動脈瘤ではエコー上，壁の石灰化病変の多いほうが瘤径拡大が

少ないとの報告[16]はあるが，アテローム硬化病変と血管イベントとの関連性は不明である．

E　大動脈アテローム硬化複合病変の超音波像

潰瘍，可動病変，石灰化病変などの複合病変の大多数は厚さ4〜5mm以上の隆起性アテロームに認められる．また，各病変は単独に存在するのではなく複数が同時に観察されることが多い．石灰化病変はアテローム内に音響陰影を伴う高エコー輝度領域として観察される．多くの場合，内部エコーは不均一性（heteroechogenecity）を示す．潰瘍病変は隆起性アテロームのクレータであり，超音波では陥凹あるいは欠損部の深さと広さが2mm以上ある場合に診断される（図4）．可動病変は厚さ4mm以上のアテロームの表面から内腔に突出し，拍動血流とともに動く構造物として描出される．呼び名は報告者により，mobile component，- plaque，- atheroma，- thrombusあるいは free-floating thrombus，aortic debrisなど様々である．詳細に観察すると形態と大きさから①細片（大きさ1〜2mm程度のdebris）（図5a），②ヒモ状構造物（細くて長い）（図2b），③腫瘤（数mm〜数cm）（図5b）の3つに分類される．

表1 大動脈アテローム硬化病変のエコー分類と血管イベントに関する研究一覧

研究者, 調査名, 年度	重症度	エコー所見	対象, 例数・観察期間, 手法	研究内容と結果
Katz, et al[1] 1992年	I	正常あるいは軽度内膜肥厚	心臓手術, 人工心肺使用例130例 TEE	・弓部大動脈アテロームと周術期脳梗塞発症の関係について検討. ・隆起性アテローム（IV, V度群）の検出頻度18% ・周術期脳梗塞は5例（4%）, そのうち3例はV度群 ・隆起性アテロームは脳梗塞の独立危険因子（I〜III度群の5.8倍） ・可動性アテローム例では, ない例より周術期脳梗塞が多い（25% vs 2%）
	II	高度内膜肥厚		
	III	アテローム<5 mm		
	IV	アテローム≧5 mm		
	V	可動性アテローム		
Amarenco, et al[2] 1994年	I	プラーク<1 mm	脳梗塞例, 対照 case control study, 各250例 TEE	・弓部大動脈プラークと脳梗塞の危険性について検討 ・弓部大動脈の4 mm以上のプラークは脳梗塞の危険因子（上行・近位弓部13.8倍, 遠位弓部5.5倍, 下行大動脈1.5倍） ・原因不明例の28.2%に4 mm以上のプラークが存在
	IIa	プラーク1〜1.9 mm		
	III	プラーク2〜2.9 mm		
	IV	プラーク3〜3.9 mm		
	V	プラーク≧4 mm		
Davila-Roman, et al[3] 1996年	None	内膜肥厚なし	CABG手術例44例, 術中対比 TEE EAU（Epiaortic ultrasound）	・TEEとEAUによる上行大動脈の粥状硬化の重症度を対比 ・TEEはEAUに比較して内膜肥厚を過小評価 ・部位別では近位39%, 遠位上行大動脈66%で過小評価
	Mild	内膜肥厚<3 mm, 不整なし		
	Moderate	内膜肥厚≧3 mm, 不整, 石灰病変		
	Severe	内膜肥厚>5 mm, debris, 血栓, 潰瘍		
French study[4] 1996年	I	大動脈壁厚<1 mm	脳梗塞例331例, 観察期間2〜4年 TEE	・弓部大動脈アテロームと脳梗塞の再発ついて検討 ・III度群はII, I度群より高率に再発（26% vs 9.1%, 5.9%） ・III度群は脳梗塞再発の独立危険因子（危険度3.8）
	II	大動脈壁厚1〜3.9 mm		
	III	大動脈壁厚≧4 mm		
Montgomery, et al[5] 1996年	I	内膜肥厚なし	TEE施行例191例 観察期間平均20ヵ月	・大動脈アテロームの自然経過について検討 ・アテロームの頻度はIII度群32%, IV度群10%, V度群7% ・アテロームの増大は23%, 縮小10%, 無変化67% ・可動性アテロームは流動的に変化する（70%消退, 61%新しく出現）
	II	内膜肥厚あり		
	III	アテローム<5 mm		
	IV	アテローム≧5 mm		
	V	可動性アテローム		
Acarturk, et al[5] 1999年	I	内膜エコー輝度増加なし	冠動脈造影例60例 TEE	・大動脈アテローマと冠動脈疾患との関係について検討 ・III〜V度群のアテロームは閉塞性冠動脈病変の存在を示唆 ・冠動脈病変に対するアテロームの診断感度76%, 特異度68%
	II	内膜エコー輝度増加, 平滑		
	III	アテローム<3 mm		
	IV	アテローム≧3 mm		
	V	可動性アテローム		
Ferrari, et al[6] 1999年	I	プラーク1〜3.9 mm	TEE施行例112例, 観察期間22ヵ月 TEE	・大動脈debris例の予後と抗凝固薬の効果について検討 ・debrisの検出率は3.0%（I度群4.0%, II度群4.5%） ・イベント発生率（相対危険度）はII度群24%（2.7）, debris群39.2%（4.3） ・抗凝固薬使用例のイベント発生率は抗血小板薬例より低い（8.5% vs 32.9%） ・特にdebris例では抗凝固薬のイベント抑制効果が高い（相対危険度7.1）
	II	プラーク≧4 mm		
	III	可動性debris		

14. 大動脈動脈硬化病変の超音波診断

研究者, 調査名, 年度	重症度	エコー所見	対象, 例数・観察期間, 手法	研究内容と結果
Trehan, et al[7] 2000年	I II III	プラーク＜5mm, 平滑 プラーク≧5mm, 不整 可動性プラーク	CABG手術例(on+off pump)3,660例, 前向き調査 プラークの部位と程度により手術方法を工夫 TEE	・可動性プラークと周術期の脳梗塞/血管イベントの関係について検討 ・可動性プラークの検出率は2.84%（104/3,660例）, そのうちの94%は弓部 ・周術期の脳梗塞は1例（0.96%）のみ, 末梢動脈塞栓は2例（1.92%） ・手術の工夫（遮断やカニュレーション部位変更, off-pumpなど）は可動性プラーク例での周術期動脈塞栓の発生を軽減させる
Meissner, et al[8] SPARC study 2004年	Simple plaque Complex plaque	＜4mm ≧4mm, 隆起性, 可動debris, 潰瘍	地域住民, 無作為抽出585人, 平均観察期間5年 TEE	・大動脈複合プラーク（complex plaque）の頻度と血管イベントの発生を調査 ・心血管イベンは95人（16.2%）脳血管イベントは41人（7.0%）に発生 ・Simple群（全体の43.2%）はイベントに関連しない ・Complex群（7.5%）のイベント発生率はSimple群より高い（危険率2.3） ・しかし, 多変量解析すると独立危険因子ではない（危険率1.22 p=0.64）
Nohara, et al[9] 2004年	I II III IV	正常あるいは内膜肥厚＜3mm 内膜肥厚≧3mm, 平滑 内膜肥厚≧3mm, 不整 可動性プラーク	CABG手術例(on pump)314例 エコー輝度をコンピュータ解析 TEE	・プラークのエコー輝度と術後の血管イベントの関係について検討 ・血管イベント例のエコー輝度は非イベント例より高い（151 vs 91, p<.001） ・エコー輝度解析（II度以上）は周術期イベントのリスク層別化に有用
Sen, et al[10] 2007年	I II III	プラーク＜1mm プラーク1～3.9mm プラーク≧4mm	脳梗塞例125例, 観察期間（0.5～4.5年） TEE再評価	・弓部大動脈アテローマの増大と血管イベントの再発について検討 ・アテローマの増大（I度以上）は28%, 退縮14%, イベント発生20% ・増大例ではホモシステイン値と好中球数が高く, イベント危険率は5.8
Di Tullio, et al[11] APRIS study 2008年	No Plaque Small Plaque Large Plaque	＜2mm ＜4mm ≧4mm, 可動性プラーク, 潰瘍	脳梗塞例, 対照255例, 209例 TEE, 血液凝固機能検査	・大動脈プラークと脳梗塞リスクにおける凝固性亢進の影響について検討 ・脳梗塞では対照例より大きなプラークの検出率が高い（49% vs 24%, 危険率2.4） ・特に潰瘍プラークではその違いが大きい（21% vs 6%, 危険率3.3） ・大きなプラーク群では凝固性（Prothrombin fragment F 1.2）が亢進している
Russo, et al[12] APRIS study 2009年	No Plaque Small Plaque Large Plaque	＜2mm ＜4mm ≧4mm, 可動性プラーク, 潰瘍	地域住民209例 平均観察期間74ヵ月 TEE	・弓部大動脈プラークの大きさと血管イベントの発生を調査 ・弓部大動脈プラークの検出率はsmall 40%, Large 22% ・イベント（stroke, 心筋梗塞, 死亡）発生率は22.4/1,000人/年 ・単変量解析ではプラークは大きさに関係なく, イベントに関連する（危険率；small 4.35, large 4.85） ・しかし, 多変量解析ではいずれも有意性なし

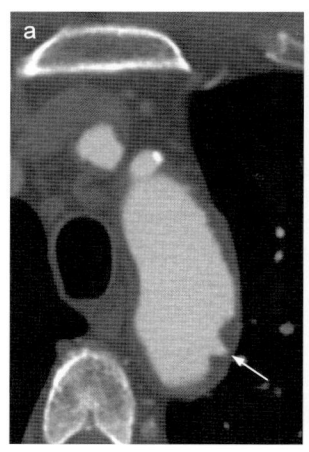

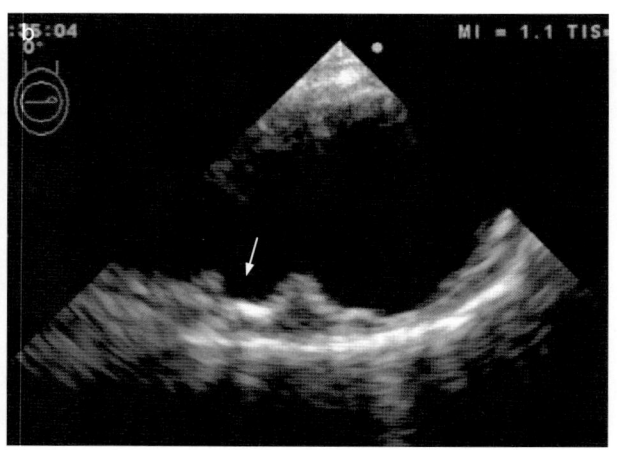

図4 遠位弓部大動脈の潰瘍化アテローム
a：CT像，b：TEE像．
矢印は潰瘍を示す．

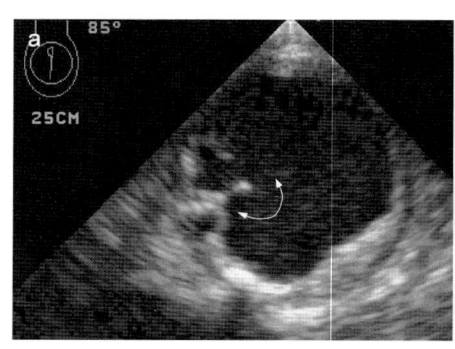

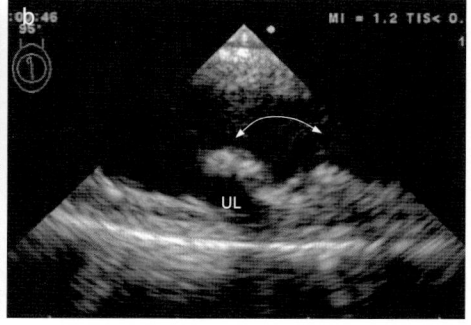

図5 可動病変を伴うアテロームの超音波像
a：遠位弓部大動脈の短軸像．隆起性アテロームの表面から内腔に突出する長さ2mmの小さな細片（debris）が観察される．
b：近位下行大動脈の長軸像．著明に肥厚した隆起性アテロームの表面に付着する25mm×8mmの大きな腫瘤が観察される．
いずれも脳梗塞例，UL＝潰瘍，両矢印は可動病変の動きを示す．

F 脳梗塞例の血管イベントと関連する大動脈アテローム病変

French studyを中心に脳梗塞例[2,4,10,11,13]を対象にした多くの研究結果から，将来の血管イベント発生の独立危険因子とされるのは厚さ4mm以上，あるいは，複合病変（潰瘍や可動病変，低エコー輝度領域）を伴う大動脈アテロームである．脳梗塞の再発あるいは血管イベントの発症に対する危険度は3.8〜5.8である[4,10]．部位別では脳梗塞群と対照群の比較結果（上行・近位弓部13.8倍，遠位弓部5.5倍，下行大動脈1.5倍）から，弓部大動脈におけるアテロームの危険性が高いとされている[2]．複合病変の中では潰瘍と低エコー輝度病変はイベント発症に関連する（相対危険度は2.4と3.1）が，4mm以上のアテロームがある場合，潰瘍や低エコー輝度病変の存在は必ずしも危険度をさらに増加させるものではない[13]．

一方，石灰化病変はイベントに関連せず，相対危険度はむしろ非石灰化病変のほうが高い．最も危険度の高い複合病変は石灰沈着のない4mm以上のアテロームであり，相対危険度は10.3である．脳梗塞患者では大動脈の非石灰化アテロームがその後の血管イベントの発生に大きく関与し

ている.

G 一般地域住民における大動脈アテローム病変の意義

地域住民を対象とした調査（MayoグループのSPARC studyとColumbia大学グループのAPRIS study）[8,12]では，年齢や性別などを調整し，多変量解析を行うと大動脈アテロームと血管イベント発症の間には有意な関連性（危険率1.22，P=0.64）が認められないことから，大動脈アテロームは必ずしも一般母集団では血管イベントの独立危険因子ではないと結論している.

H 周術期の血管イベントと関連する大動脈アテローム病変

心臓外科手術例の術中あるいは術後における様々な血管イベントの発生と大動脈アテロームの関係を検討した報告では[1]，弓部大動脈の厚さ5mm以上の隆起性アテロームが血管イベント発症の独立危険因子（危険率5.8倍）である．特に可動成分を有するアテローム例では可動成分のない例に比較してイベントの発生率が極めて高い（25% vs 2%）．Trehanら[7]は術前，術中のTEEで隆起性あるいは可動性アテロームが検出された場合，イベント発症の危険を回避するために冠動脈バイパス術例では人工心肺を使用しない術式（off-pump CAB）を選択することを推奨している．また，心内操作を必要とする人工心肺使用例では上行大動脈の遮断やカニュレーション部位を変更するなどの工夫を行うことにより，周術期のイベントの発症を1％にまで軽減させることができることを報告している．また，TEEとEAUによる上行大動脈のアテローム硬化病変の重症度を対比すると[3]，TEEはEAUに比較して内膜肥厚を過小評価（近位で39％，遠位上行大動脈では66％の例で過小評価）していることから，術中評価におけるEAUの有用性が見直され，2007年にEAUの応用に関するガイドラインが出された[14].

I 可動病変の正体は

可動病変の組織について病理学的に検討した報告は少ないがフィブリン血栓，アテローム硬化，コレステリン結晶などが考えられている．大動脈アテロームの自然経過を観察した報告[5]では，可動病変は流動的に変化（20ヵ月の観察期間中消失70％，新規出現70％）することから，病変の主体はフィブリン血栓の可能性が高い．また，Laperche Tらは若年者（動脈塞栓23例，平均年齢45歳）にみられる可動血栓の付着部位の組織を病理学的に検討した結果[15]，全例で付着部位に動脈硬化所見が認められることから，可動血栓は動脈硬化の異型であると報告している.

文 献

1) Katz ES, Tunick PA, Rusinek H, et al：Protruding aortic atheromas predict stroke in elderly patients undergoing cardiopulmonary bypass：experience with intraoperative transesophageal echocardiography. J Am Coll Cardiol 20：70-77, 1992
2) Amarenco P, Cohen A, Tzourio C, et al：Atherosclerotic disease of the aortic arch and the risk of ischemic stroke. N Engl J Med 331：1474-1479, 1994
3) Davila-Roman VG, Phillips KJ, Daily BB, et al：Intraoperative transesophageal echocardiography and epiaortic ultrasound for assessment of atherosclerosis of the thoracic aorta. J Am Coll Cardiol 28：942-947, 1996
4) The french study of aortic plaques in stroke group：Atherosclerotic disease of the aortic arch as a risk factor for recurrent ischemic stroke. The French Study of Aortic Plaques in Stroke Group. N Engl J Med 334：1216-1221, 1996
5) Montgomery DH, Ververis JJ, McGorisk G, et al：Natural history of severe atheromatous disease of the thoracic aorta：a transesophageal echocardiographic study. J Am Coll Cardiol 27：95-101, 1996
6) Ferrari E, Vidal R, Chevallier T, et al：Atherosclerosis of the thoracic aorta and aortic debris as a marker of poor prognosis：benefit of oral anticoagulants. J Am Coll Cardiol 33：1317-1322, 1999
7) Trehan N, Mishra M, Kasliwal RR, et al：Reduced neurological injury during CABG in patients with mobile aortic atheromas：a five-year follow-up study. Ann Thorac Surg 70：1558-1564, 2000
8) Meissner I, Khandheria BK, Sheps SG, et al：Atherosclerosis of the aorta：risk factor, risk marker, or innocent bystander? A prospective population-based transesophageal echocardiography study. J Am Coll Cardiol 44：

1018-1024, 2004

9) Nohara H, Shida T, Mukohara N, et al : Ultrasonic plaque density of aortic atheroma and stroke in patients undergoing on-pump coronary bypass surgery. Ann Thorac Cardiovasc Surg **10** : 235-240, 2004

10) Sen S, Hinderliter A, Sen PK, et al : Aortic arch atheroma progression and recurrent vascular events in patients with stroke or transient ischemic attack. Circulation **116** : 928-935, 2007

11) Di Tullio MR, Homma S, Jin Z, et al : Aortic atherosclerosis, hypercoagulability, and stroke : The APRIS (aortic plaque and risk of ischemic stroke) study. J Am Coll Cardiol **52** : 855-861, 2008

12) Russo C, Jin Z, Rundek T, et al : Atherosclerotic disease of the proximal aorta and the risk of vascular events in a population-based cohort : The aortic plaques and risk of ischemic stroke (APRIS) study. Stroke **40** : 2313-2318, 2009

13) Cohen A, Tzourio C, Bertrand B, et al : Aortic plaque morphology and vascular events : a follow-up study in patients with ischemic stroke. FAPS Investigators. French Study of Aortic Plaques in Stroke. Circulation **96** : 3838-3841, 1997

14) Glas KE, Swaminathan M, Reeves ST, et al : Guidelines for the performance of a comprehensive intraoperative epiaortic ultrasonographic examination : Recommendations of the american society of echocardiography and the society of cardiovascular anesthesiologists ; Endorsed by the Society of Thoracic Surgeons. J Am Soc Echocardiogr **20** : 1227-1235, 2007

15) Laperche T, Laurian C, Roudaut R, et al : Mobile Thromboses of the Aortic Arch Without Aortic Debris : A Transesophageal Echocardiographic Finding Associated With Unexplained Arterial Embolism. Circulation **96** : 288-294, 1997

16) Lindholt JS : Aneurysmal wall calcification predicts natural history of small abdominal aortic aneurysms. Atherosclerosis **197** : 673-638, 2008

15 大動脈のMR, CT

岩手医科大学附属病院循環器医療センター循環器放射線科
田中良一, 吉岡邦浩

大動脈疾患の画像診断は診断機器の発達により, 侵襲的な血管造影検査から低侵襲なCTやMRIによる診断へと移行してきた. 特に, マルチスライスCTの登場で, 体軸方向に高精細なデータを得られるようになり, 連続した脈管構造を正確に描出できるようになった.

同時に多彩な病態について詳細な検討ができるようになったが, その分, それぞれの画像診断機器の特性を理解することが的確な診断および治療方針決定に重要となってきている.

本稿ではCT, MRIの機器の特性を簡単に述べ, 動脈硬化性大動脈疾患への応用について解説する.

A 機器の特徴

1. CT (computed tomography)

CTは単純X線写真や血管造影装置と同様にX線の吸収コントラストを利用して画像を得るが, 被検者の体軸に対して横断する断層画像を撮影できる特徴がある.

横断像を得るためにX線管と対になった検出器を被検者の体軸周りに回転させ円周方向にデータ収集する(図1)が, この横断像を積み重ねることで立体画像や体軸方向に展開した画像を作成することができる.

体軸方向に高精細な像を得るためにはスライス厚を薄くする必要がある. しかし, 一定時間内に同じ範囲のスキャンを終了するには一回転で撮影できるスライス枚数を増やすか, 回転速度を上げる必要がある.

マルチスライスCTの登場は一回転で撮影できるスライス枚数の増加をもたらすとともに回転速度も向上しているため, 圧倒的な撮影時間の短縮をもたらし, この問題の解決に寄与したが, スライス厚の減少と回転速度の上昇は検出器に入るX線の量を減らす結果となり, ノイズ成分が増えるなど画質の低下につながりやすい. また, 体軸方向のスライス枚数増加により辺縁部では斜めに入射するX線を体軸に垂直な方向に補正する必要があるため, アーチファクトを生じる原因となる. したがって, 造影剤が存在する脈管構造などの高コントラスト領域を撮影する場合と実質臓器内の病変を観察する低コントラスト分解能が重要視される場合とでは撮影方法を変更する必要がある.

2. MRI (magnetic resonance imaging)

MRIはMRA (magnetic resonance angiography) という用語が単独で使用されることが多いために両者が別物と扱われることが多く, しばしばMRと略されるがMRAはMRIの撮影方法の一つと考えるのが適当で, imagingという意味でMRIという用語を使用するのが本来は正しい使

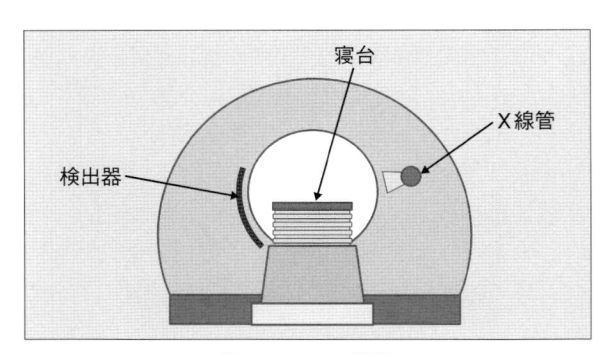

図1 CTの構造
寝台を中心にX線管と検出器が対向するように配置され, 円周方向に回転することで360度のデータ収集を行う.

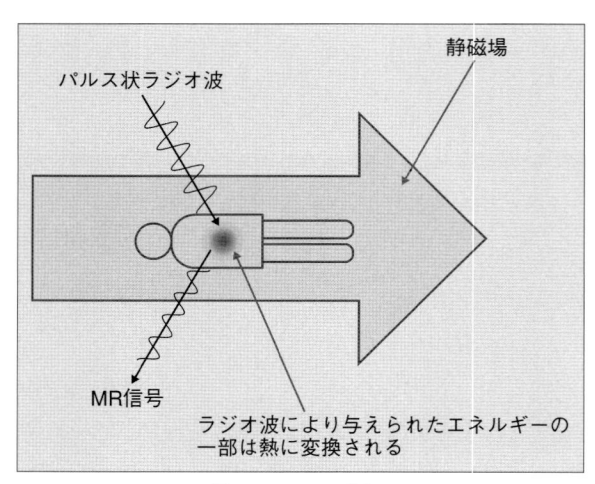

図2 MRIの原理
静磁場におかれた人体にパルス状ラジオ波を照射する．体内に蓄積されたエネルギーの大部分は熱エネルギーに変換されるが，一部はMR信号として放出される．MR信号は体内のプロトンが置かれた状況に応じて変化するので，これを検出することで体内構造や病変を描出する．

用方法である．

MRIは人体に存在するプロトン（水素原子核）を利用してデータを収集する．しばしば誤解されているが，MRIはデータ収集にあたり磁場だけを用いているわけではない．MRIで使用される磁場には静磁場と傾斜磁場があるが，静磁場は測定の原点を作成するためのものであり，傾斜磁場はデータ収集に適した環境を作り出すために使用されていると考えるのが妥当である．

静磁場におかれた自由なプロトンは磁場方向に従い一定の方向に向いた状態で安定する．これがエネルギー的に一番安定した状態になるが，そこにパルス状のラジオ波を照射することによりエネルギーが与えられプロトンの向きが乱される．つまり，エネルギー値が高い状態に移行するが，ラジオ波の照射をやめるとプロトンは元の安定した状態に戻ろうとする．エネルギー保存の法則に従い，安定な状態に戻る際にはエネルギーが放出され，多くは熱エネルギーに変換されるが，一部はラジオ波として体外に放出される（**図2**）．このエネルギー放出にかかる時間や度合いがプロトンが置かれている状態に影響を受けるため，信号を検出するタイミングなどにより様々なコントラスト

が生まれる．これを利用したのがMRIである．異なるコントラストを得る方法や三次元的な位置を特定するために実際にはもっと複雑な操作が行われているが，ここではその原理については割愛する．

MRIはCTとは異なりプロトンの挙動を利用するため，撮影時間の短縮には原理的に限界がある．また，放出される信号が強いものではないため，ある一定の信号を得ようとする際には撮影の繰り返しが必要になり，データ収集範囲を広くとる必要も出てくるため，スライス厚を薄くするにも制約が生まれる．

造影をしなくても様々なコントラストを得ることができ，自由な方向の断層画像を得ることができる利点もあるが，上記の制約もあるため，CTと同様に検査の目的に応じた適切な撮影方法の選択が必要になるのは言うまでもない．

B 造影について

1．造影剤投与の目的

代表的な造影剤は血管内に投与され，血液にコントラストをつけることを目的として使用される．MRIは撮影方法によっては必ずしも造影剤を必要としないが，検査の目的によっては造影剤投与が必要となる．

2．造影剤の種類

CTで用いられる造影剤はヨード造影剤でヨードのX線吸収力を利用している．MRIで用いられる造影剤は目的に応じて様々な種類があるが，脈管系の撮影に用いられる造影剤はガドリニウム造影剤である．ガドリニウムは金属の一種でT1短縮効果があり，これを利用している．ガドリニウム自体は非常に毒性が高い物質であり，これが血中に単体で出ないようにキレート剤となっている．

3．造影剤の副作用

アナフィラキシーなどアレルギー性の反応は他の薬剤と同様に起こりうる．その詳細はここでは割愛するが，脈管画像診断において最も問題となるのが腎毒性である．ヨード造影剤もガドリニウム造影剤も多くは腎臓で濾過され尿中に排泄され

るが，ヨード造影剤は使用される量がガドリニウム製剤に比べて圧倒的に多く腎毒性も強いため，腎機能低下症例におけるヨード造影剤の使用は慎重に行われるべきである．しかし，マルチスライスCTによる撮影時間短縮の効果は造影剤の投与方法にも影響を与え，より少ない量の造影剤でも良好なコントラストが得られるようになってきているため，腎機能に与える影響もより少なくなっている．

ガドリニウム製剤は腎毒性は低いため従来は腎機能低下症例でもよく用いられていたが，近年，腎性全身性線維症（nephrogenic systemic fibrosis：NSF）が問題となっている．比較的発生頻度は低い合併症ではあるが非可逆的な合併症であり，致死的な場合もあるため，腎機能低下症例におけるガドリニウム製剤の投与は極めて慎重に行われるべきである．発生の原因としては，キレートから外れたガドリニウムによるのではないかと推測されている．腎機能低下症例では体内にガドリニウム製剤が長く停滞することにより，キレートから外れる可能性が高くなると推察され，腎機能低下症例において透析することによりガドリニウム製剤を早く排泄させることによりNSFの発生を減らせるのではないかと考えられているが，現時点で明確なエビデンスはない．また，発生してしまったNSFを改善させる効果は透析にはない．また，透析自体のリスクもあるため，腎機能滴下症例における安易なガドリニウム製剤の投与は厳に慎むべきであろう．

特に動脈硬化性疾患を有する症例は多くが高齢で潜在的に腎機能低下があるため，適応は慎重に決める必要がある．

4．造影剤の投与方法

造影剤は主として経静脈的に投与される．

通常は肘静脈から投与ルートが確保されるが，心臓に到達するまでのルートには高濃度の造影剤が入ることになるため，その周囲の脈管構造はしばしばアーチファクトの影響を受けることになる．特に大動脈弓部ではその前面を無名静脈が走行するため，左腕からの造影を行った場合，大動脈弓部やその分枝近位部の診断が困難になることが多い．また，無名静脈の閉塞がしばしばみられ，その際は胸壁や頸部，背部の皮静脈などが側副路となる．網の目状のアーチファクトが広範囲にみられることになり，さらに診断が難しくなる．したがって，胸部脈管系の画像診断を行う場合は右肘静脈からの造影が原則となる．また，できるだけ尺側からルートを確保することが重要である．橈側の肘静脈は上腕の外側から肩を回り肺尖部の近傍で鎖骨下静脈に合流するが，撮影時の上肢挙上により肩の部分で静脈が圧迫され狭窄することにより造影剤の流入が障害される場合があるからである．

5．造影剤の効果

造影剤使用目的の項でも述べたが，血液にコントラストをもたらすことにより脈管の内腔のコントラストをもたらすことが一番大きな効果であり，これにより血管の拡張や狭窄を的確に診断することができる．また，壁在血栓やプラークの存在を把握するためにも大きな役割を果たす．造影剤が細動脈から静脈に分布する時相では血液に富む臓器や組織に造影効果が生まれる．造影される時相が血流の状態により変化するため，性状診断にも一定の役割を果たす．

CTでは造影剤の投与によりX線が体内で吸収される割合が高くなるため，体外で検出されるX線の量が減少し，結果として高濃度の造影剤が存在する周囲のCT値は造影剤濃度の影響を受けることになる．また，CT値自体が画像再構成カーネルの選択によっても影響を受けるものであり，本来ばらつきが大きいものであるため，CT値の小さな差で組織性状を論じることは困難である．

MRIでも信号強度は撮影方法や環境によって大きく影響を受け，例えば被検者の体格によっても変化する．したがって，造影効果の定量化は非常に難しい．相対値から定性的診断はある程度可能ではあるが，その特性を理解しておく必要はある．

C　CT，MRIを用いた動脈硬化疾患の実際

1．CT，MRIで診断される疾患

先に述べたように，血管造影で行われていた診

断の大部分は今やCT，MRIによる診断に置き換わっている．大動脈瘤や大動脈解離はその最たるものである．特に切迫破裂が疑われる瘤や急性解離の場合，カテーテル検査は動脈にカテーテルを入れるという侵襲性のみならず，造影剤の急速注入による大動脈への直接の負荷も考慮する必要があり，場合によっては病態を悪化させるリスクもあった．しかし，CTやMRIの発達により，病態が不安定な症例においても低侵襲に検査ができるようになり，これらの検査のほとんどはCT・MRIに移行したといっても過言ではない．

a．大動脈瘤
①撮影時の注意点

　大動脈瘤の診断においては動脈瘤の存在診断がまず重要である．血管造影においては厚い壁在血栓を有する瘤の場合，血流腔は一見正常にみえることも多く，瘤の全体像を把握することが難しい場合もあったが，CT，MRIでは血流腔以外の壁在血栓や血管壁そのものも描出されるため，より正確な診断が可能である．CTは原理上，死角がほとんどないが，MRIの場合はMRAだけを行った場合，血管造影と同様に壁在血栓や血管壁の情報が欠落することがあり，診断が困難となることがある（**図3**）．必ず軟部組織を一緒に描出する撮影方法を追加すべきである．通常は血流信号を抑制したT1強調画像やT2強調画像が撮影されることが多いが，steady state free precession（SSFP）と呼ばれる方法を用いて血液情報と同時に周囲構造を描出する方法もしばしば用いられる．

　動脈瘤はしばしば多発するため，初期診断においては大動脈全体の検索が望ましい．機器によっては同時撮影が困難な場合もあるので，一連の検査を予定する中で過不足なく情報が得られるように計画する必要がある．

　肝臓や膵臓など臓器を対象とした撮影の場合は骨盤部を除いた腹部だけの撮影でもよいが，血管疾患は連続した病変であることが多いため，病変の局在によっては撮影範囲を延長することも重要である．例えば，胸腹部大動脈瘤の際にしばしば胸部の撮影と腹部の撮影に分割されてしまい，病変を連続性をもって診断するこ

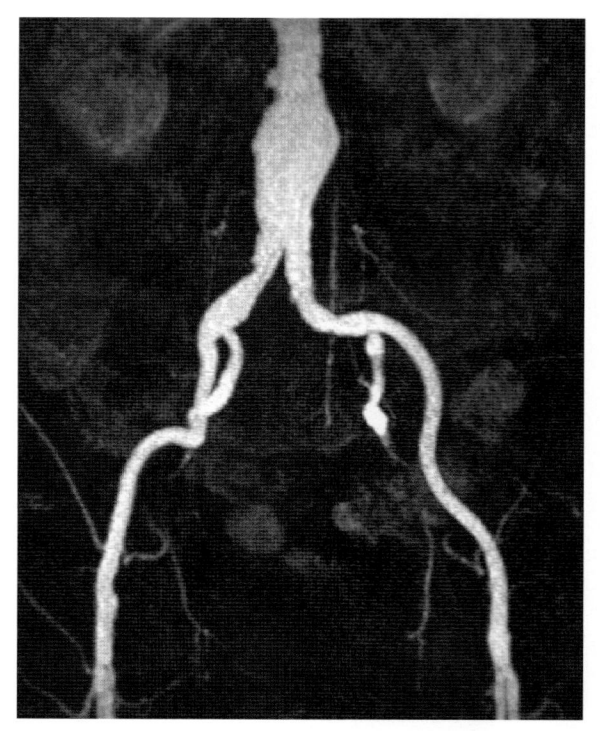

図3　MRAによる腹部大動脈瘤の評価
腎動脈下腹部大動脈瘤が描出されているが，壁在血栓はMRAでは描出されない．壁在血栓を含む全体像の把握のためには別の撮影法を追加する必要がある．

とが難しい場合がある．このような場合は，既定の撮影範囲に囚われることなく，病変の連続性が把握できるような撮影範囲を設定することが必要である．

②診断時のポイント

　診断においては瘤と分枝血管の関係，分枝血管への瘤の進展の有無，瘤壁の性状（石灰化，壁在血栓など），瘤の前後の血管性状，治療の際のアクセスルートなどが重要なポイントとなる（**図4**）．

　動脈瘤は真性動脈瘤，仮性動脈瘤のほか，炎症性動脈瘤，感染性動脈瘤などに分類される．動脈硬化を原因とする場合は真性動脈瘤であることが多いが，しばしば合併もみられるため，画像の特徴を把握しておく必要がある．

　真性動脈瘤の場合，壁の石灰化を伴うことが多く，壁在血栓もしばしば観察される．瘤の形状が重要であり，囊状と紡錘状の分類はもちろ

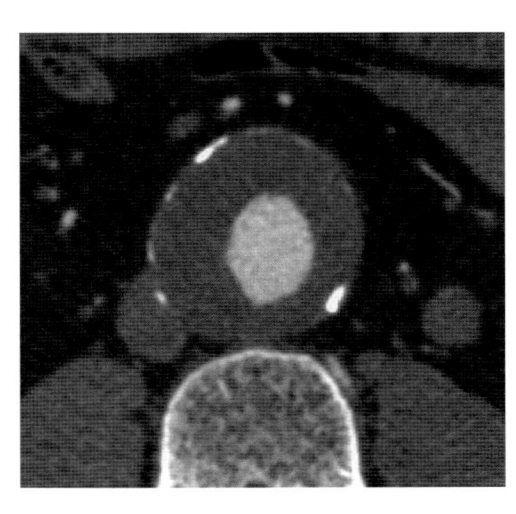

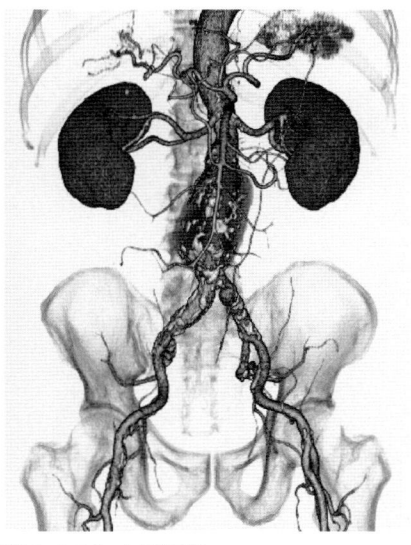

図4　壁在血栓を伴う大動脈瘤のCTによる評価
CTでは壁在血栓を含めて瘤全体の把握が容易である．ボリュームレンダリング像（右）でも血栓のセグメントをトレースすることにより全体像を立体的に描出できる．

んだが，経時的な観察が重要であるため最大短径（横断像による測定で，病変が最も大きい部分での短径．長径は断層面のズレの影響を受けやすいが，短径ではこれを最小限に抑えることができる）の計測も重要である[1]．囊状瘤や紡錘状瘤も一方向への突出が目立つ場合は，長径を併記することも重要である．

切迫破裂を疑う場合には，CTでは瘤の壁在血栓内に比較的新しい血栓であることを示唆するhigh density areaが出現することがあり，high-attenuating crescent signと呼ばれる[2]が，必ずしも特異的な所見ではないため，症状や炎症所見の存在などと合わせて診断する必要がある．

MRIでは壁の性状や壁在血栓の性状もCTより精密に評価可能であるが，壁在血栓の信号強度は極めて多彩であるため時期的な判断が難しい場合も多い．

b．大動脈解離

①撮影時の注意点

慢性大動脈解離においては大動脈瘤の診断に準じて考えてよいが，急性大動脈解離の場合は急性期治療のための末梢ルートや各種モニターが装着されることが多く，MRIより造影CTの適応を考えるほうがよいと思われる．検査に入る前に血行動態の安定状態によっては撮影法を変える必要はあるが，基本的には単純CT，造影CT早期相，造影CT平衡相の三相の撮影を行うのが望ましい．

単純CTは大動脈壁やフラップの石灰化がわかるだけではなく，血栓閉塞型解離の場合には血栓化した偽腔が軽度のhigh densityを示すことにより病変の進展を把握するにも有用である（図5）．特に偽腔が早期に血栓閉塞し薄い場合は，単純CTによるhigh density areaの分布をみないと偽腔の存在と動脈硬化に伴う壁肥厚との鑑別が困難になることも多い．造影早期相はフラップの存在範囲と分枝血管との関係把握に重要であり，intimal tearの同定にも必須である．偽腔が完全に造影されないタイミングでの撮影であるため，偽腔の造影濃度差もintimal tearの位置同定の参考になる．平衡相は偽腔の開存範囲を同定するのに有用である．また，実質臓器や静脈の造影もみられるため，臓器虚血の有無を判断するにも有用である．

慢性期の診断にはMRIも有用で，特に腎機能低下症例では非造影のMRIにて内腔の評価を行える点が有用である．先に述べたSSFP

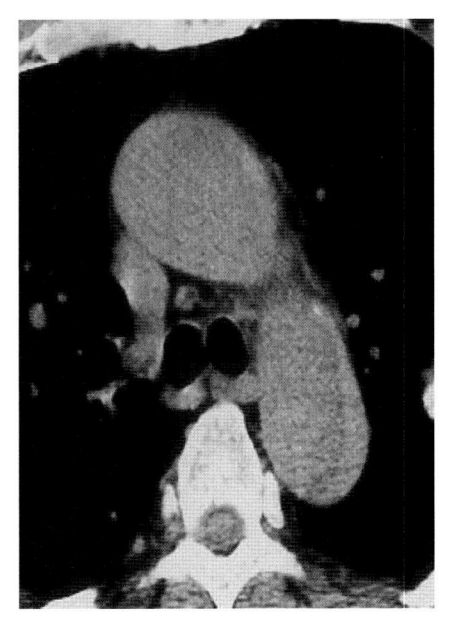

図5　単純 CT にて検出された血栓閉塞型解離
下行大動脈の偽腔が単純 CT にてやや high density に描出されており，血栓閉塞型解離であると推察される．

を用いた方法が有用である．Cine MRI は血流情報を描出できる点で優れているが撮影範囲が限定されるなどの制約もあるので，目的に応じた使い分けが必要である．

②診断のポイント

治療方針の決定のために，まずは病型分類を行うことが必要である．少なくとも Stanford 分類，もしくは DeBakey 分類に従って病型判定し，上行大動脈に解離がある場合は，冠動脈や弓部分枝への解離の進展や上行大動脈周囲の血腫の有無や心タンポナーデの合併の有無に注意が必要である．心エコーによる大動脈弁逆流の判定や頸部エコーによる血行動態評価も重要である．

偽腔の開存の有無は治療方針の決定にも影響を与える所見であり，特に平衡相において偽腔の血栓化の状態を正確に判定することが重要である．

合併症についても評価が必要である．特に腹部に解離が及ぶ場合は実質臓器の虚血について評価が必要で，腹腔動脈，上腸間膜動脈，腎動脈，下腸間膜動脈の開存性や偽腔との関係について判定すべきである．また，血管の状態だけではなく臓器の造影効果にも注意が必要で，腸管虚血のリスクが考えられる場合，上腸間膜静脈の太さによる血流状態の判定など，間接所見にも注意が必要である．

解離においては用語の使い分けが国際的に明瞭ではない部分も多く，ulcer-like projection (ULP)[3] と penetrating atherosclerotic ulcer (PAU)[4] （図6）や血栓閉塞型解離と intramural hematoma (IMH)[5] がしばしば混同されて使用されている．まだまだ議論が多いところではあるが，わが国におけるこれらの分類は欧米と比べて先進的に細分化されていると思われ，より病態を正確に反映していると思われる．詳細についてはガイドライン等の詳細を参照されたい．

c．炎症性大動脈瘤と感染性大動脈瘤

炎症性大動脈瘤はいまだ完全に病態が解明されているわけではないが，動脈硬化との関連も完全には否定されていない．動脈壁の炎症を合併した瘤で外膜の周囲に mantle sign と呼ばれる線維性肥厚がみられるのが特徴で，一般に前壁や側壁にみられることが多いとされる．CT や MRI では線維性肥厚の部分は造影平衡相にて強く造影される特徴があるため，平衡相の撮影は必須である．

感染性大動脈瘤は動脈硬化とは必ずしも関連しない．しばしば炎症性大動脈瘤と混同されているが，細菌感染を契機として生じるもので全く異なる病態である．CT や MRI では典型的には大動脈壁内や壁在血栓内に膿瘍による周囲とは異なる信号の領域がみられ，特に造影平衡相で周囲が造影されるため，所見が顕著になる．膿瘍腔は CT では通常，周囲の壁や壁在血栓より low density に描出される．MRI では周囲の血栓の状態により相対的なコントラストは必ずしも一定ではないが，液状成分に富むことが多いため T2 強調画像での高信号領域として描出されることが多い．

D　大動脈における動脈硬化診断の展望

現在は動脈硬化の診断は主として形態診断であ

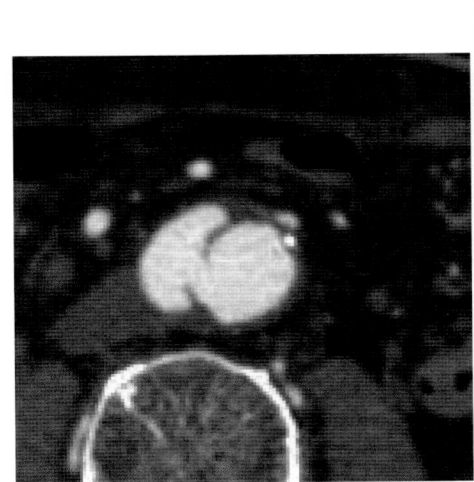

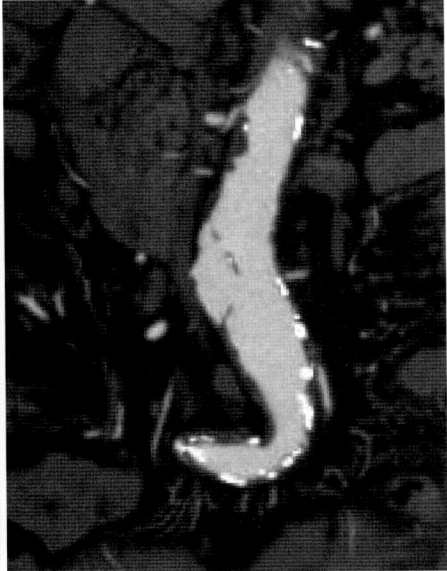

図6 Penetrating atherosclerotic ulcer（PAU）
動脈硬化による内膜の erosion から壁内に潰瘍を形成したもの．これが広がれば解離に進展することもあると考えられている．また，小さいものは慢性解離で残存した ULP との鑑別が難しいことがある．

る．CT や MRI はこの部分では最も威力を発揮する診断機器であると言えるが，動脈硬化そのものの活動性を評価する方法が確立されているわけではない．

現在，様々なモダリティで動脈硬化による炎症の程度を画像化しようという試みもなされており[6]，実用化されれば予防医学への応用も考えられるかもしれない．

動脈硬化関連の疾患に関しては極端に悪化した病変を補正する治療法はあるが，今のところ動脈硬化そのものを治癒させる治療はなく，今後の動脈硬化の治療法の変遷に従い，画像診断機器の使用方法も変化していくものと思われる．

文献

1) Hirose Y, Hamada S, Takamiya M, et al：Aortic aneurysms：growth rates measured with CT. Radiology **185**：249-252, 1992
2) Mehard WB, Heiken JP, Sicard GA：High-attenuating crescent in abdominal aortic aneurysm wall at CT：a sign of acute or impending rupture. Radiology **192**：359-362, 1994
3) Tisnado J, Cho SR, Beachley MC, et al：Ulcerlike projections：a precursor angiographic sign to thoracic aortic dissection. AJR Am J Roentgenol **135**：719-722, 1980
4) Hayashi H, Matsuoka Y, Sakamoto I, et al：Penetrating atherosclerotic ulcer of the aorta：imaging features and disease concept. Radiographics **20**：995-1005, 2000
5) Park KH, Lim C, Choi JH, et al：Prevalence of aortic intimal defect in surgically treated acute type A intramural hematoma. Ann Thorac Surg **86**：1494-1500, 2008
6) Sakalihasan N, Michel JB：Functional imaging of atherosclerosis to advance vascular biology. Eur J Vasc Endovasc Surg **37**：728-734, 2009

テクニック Lesson
④ 大動脈エコー

済生会熊本病院中央検査部心エコー室
富田文子

　大動脈疾患は，症状に乏しいことが多く，診断されたときには危険な状況であったということもめずらしくはない．そのような状況では，正確な情報を短時間の検査で評価しなければならない．また，大動脈疾患はほかの検査を施行中に偶然みつかることも多い．心エコーなどの検査の際には普段から必ず大動脈もスクリーニングすることが大切であり，そのことがいざというときに，慌てずに短時間で大動脈を描出することへとつながる．

　本稿では，胸部大動脈から両腸骨動脈までの描出のポイントを紹介する．

A 大動脈の走行

　大動脈は体の中央やや左側，胸骨左縁第4肋間付近で大動脈弁を経て上行大動脈として，体の中央を頭部へ向かう．上行大動脈基部にはバルサルバ洞と呼ばれる膨隆部があり，このバルサルバ洞から上行大動脈へと移行する部分をST junctionと言う．この部分の拡大が大動脈弁逆流を悪化させる要因ともなるため注意が必要である．上行大動脈は第二肋骨付近に到達すると，腕頭動脈，左総頸動脈，左鎖骨下動脈を分枝しながら左背側へ屈曲する．この部分を弓部と言う．その後，下行大動脈と名称を変え，背側やや左側を下降する．バルサルバ洞から下行大動脈までを胸部大動脈という．

　横隔膜を越えると腹部大動脈と名称が変わる．背側を走行していた大動脈は横隔膜付近から体表面へと向かい，体中央を腹腔動脈，上腸間膜動脈，左右腎動脈，下腸間膜動脈を分枝しながら走行する．臍部で最も体表面へ近くなり，左右腸骨動脈へと分岐する（**図1**）．

　各動脈径の基準値は**表1**のとおりである[1]．

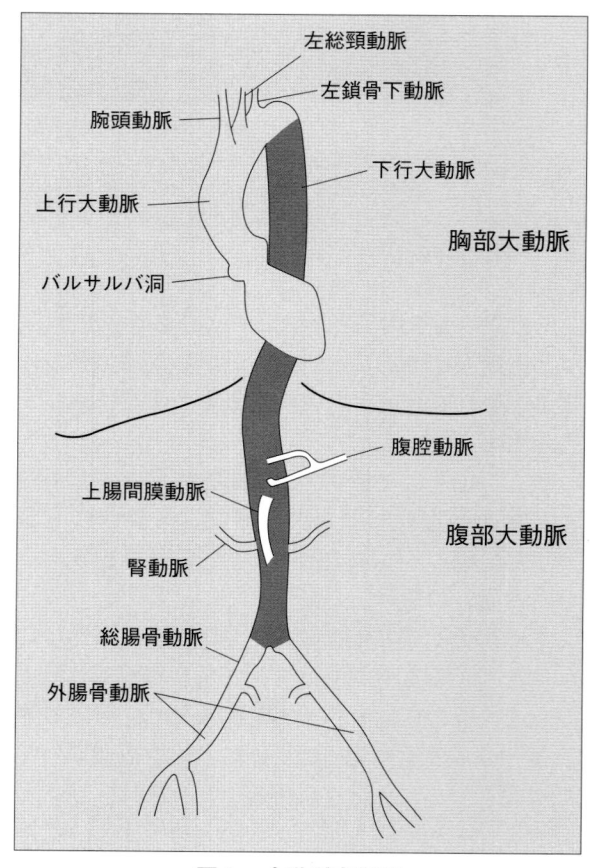

図1　大動脈走行図

表1　大動脈径基準値

	上行大動脈	大動脈弓部	下行大動脈
正常値	3.2 cm 以下	3.0 cm 以下	2.7 cm 以下
拡大	3.5 cm 以上	3.3 cm 以上	3.0 cm 以上
瘤	4.2 cm 以上	4.0 cm 以上	4.0 cm 以上
手術適応	5～6 cm 以上	5～6 cm 以上	5～6 cm 以上

B 使用装置および装置設定方法

　セクタ型プローブ，コンベックス型プローブを使用する．マイクロコンベックス型プローブやリニア型プローブもあると便利である（図2）[2]．流速レンジは上行・弓部は心エコー検査時と同じかやや低めの50～60 cm/sec前後，腹部動脈はさらに低めの20～40 cm/sec前後が観察しやすい．セクタ型プローブからコンベックス型プローブに切り替えた場合は，そのままの装置設定だと評価しにくいことが多い．まず，可能であれば超音波走査線の同時処理数等を調整し，フレームレートの低下を防ぎ，鮮明な画像が得られるようにダイナミックレンジを調整する．プローブごとに最適な設定をプリセットとして，あらかじめ装置にセットしておくと便利であり，検査時間の短縮にもつながる．

C 描出方法

1．上行大動脈

　セクタ型プローブを用いる．左側臥位胸骨左縁第4肋間付近にて，左室長軸像を描出した際に，バルサルバ洞および上行大動脈基部がよく観察される．この部分は短軸像も描出しやすいため，解離が疑われる場合には両方を丁寧に観察する（図3）．そこから，上位肋間にプローブを移動させ，上行大動脈を追う．上行大動脈は胸骨右縁からの描出も組み合わせると観察範囲を広げることができる．通常は右側臥位で行うが，径が拡大している場合には仰臥位のままでも右縁からアプローチすることが可能である（図4）．

2．大動脈弓部

　セクタ型プローブを用いる．仰臥位で顎を上げてもらい，胸骨上窩を広くとる．枕を外してもよい．胸骨上窩のくぼみにプローブをもぐりこませるようにしっかりとあて，下左背中側をみにいくような角度に倒す（図5，図6）．腕頭動脈分岐部をみたいときは，プローブをほんの少し下方向にずらしながら右前面へ振ると描出しやすい．左鎖骨下動脈は走行がプローブと平行に近くなりカラーがのりにくいことが多い．プローブを胸骨上窩から左胸鎖乳突筋胸骨頭を越えたくぼみ付近までずらすと，鎖骨下動脈の起始部が観察しやすくなる．マイクロコンベックスや5MHzのセクタ型プローブを利用すると鎖骨下動脈内の観察がより鮮明となる（図7）．

3．下行大動脈

　胸骨上窩から大動脈弓部を観察すると，下行動脈近位部も観察できる．ただし，やや不鮮明であることが多い．傍胸骨左縁からの像で左室をエコーウィンドウにし，左室の背側を走行する下行

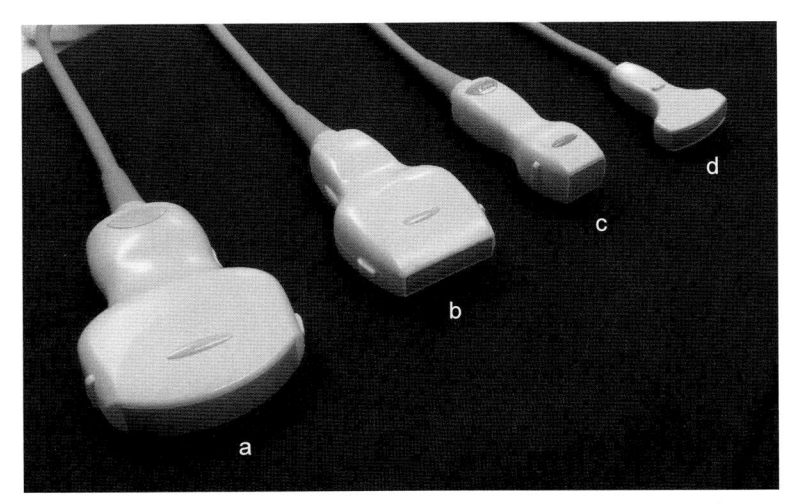

図2 大動脈エコーで用いるプローブ（東芝メディカル社製 Aplio用）
a：3.75 MHz コンベックス型プローブ，b：7.5 MHz リニア型プローブ，
c：3.0 MHz セクタ型プローブ，d：7.0 MHz マイクロコンベックス型プローブ．

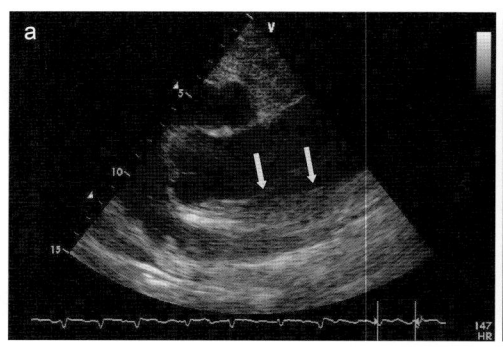

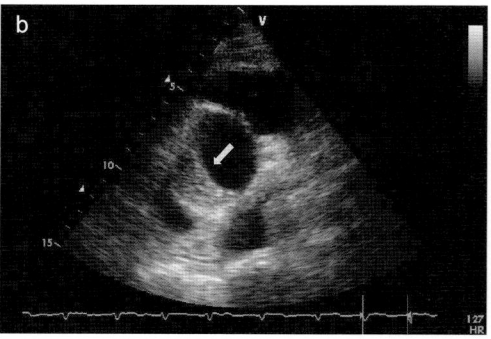

図3 上行大動脈
a：上行大動脈は拡大し血栓閉塞した偽腔を認める（矢印）．
b：上行大動脈短軸像．長軸像にくらべ偽腔がはっきり描出される．

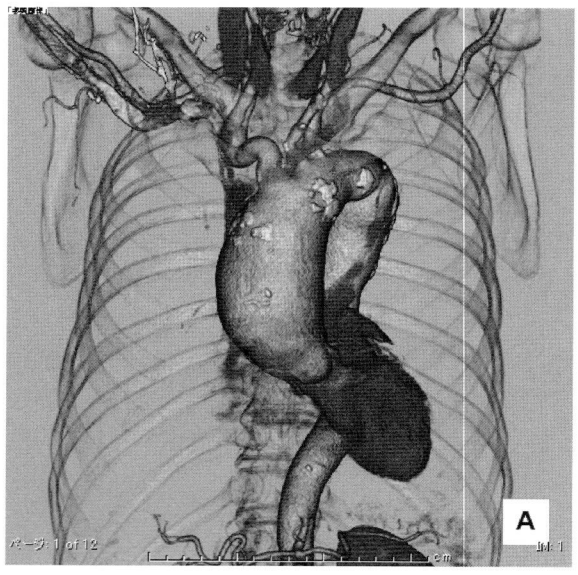

図4 上行大動脈瘤 3DCT 像
上行大動脈は拡大し右胸壁へ張り出している．
このような場合，右胸壁からのアプローチが適している．

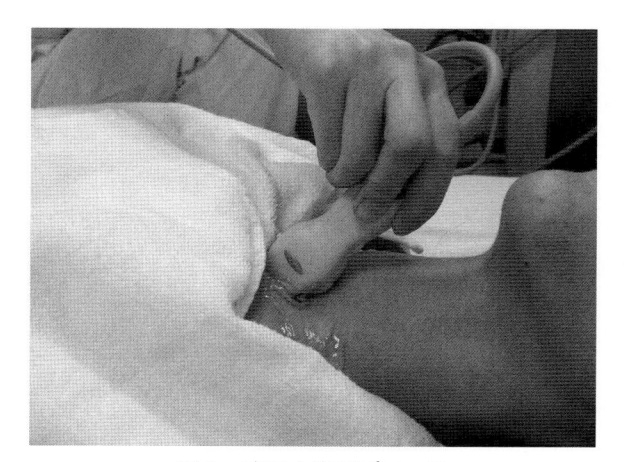

図5 胸骨上窩アプローチ
胸骨上窩のくぼみにプローブをあて下背側を覗き込むようにプローブを倒す（プローブの様子がわかりやすいよう実際よりプローブ上部を持ち操作）．

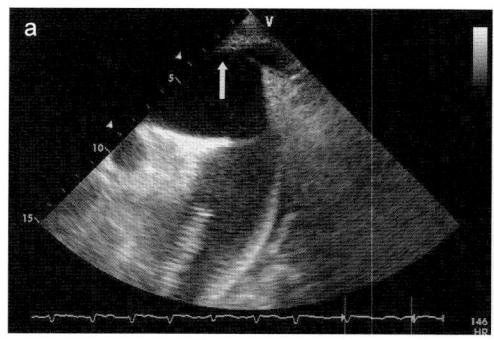

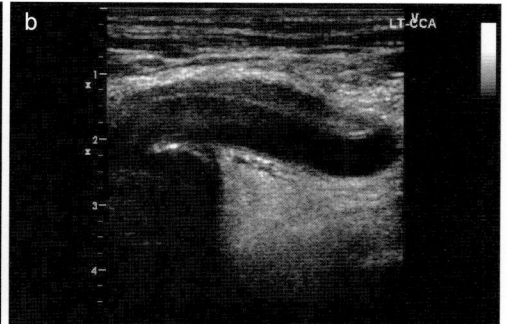

図6 大動脈解離（Stanford A 型）の弓部大動脈
a：左総頸動脈まで解離があるようにみえるがはっきりしない（矢印）．
b：深度が浅い箇所はリニア型プローブを使用すると内腔が明瞭に描出され，解離が及んでいることがわかる．

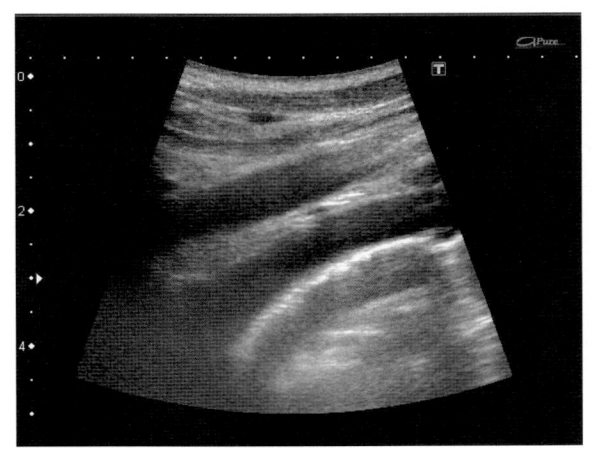

図7　左鎖骨下動脈起始部
マイクロコンベックス型プローブを使用．胸骨上窩から左方向にアプローチをずらすと鎖骨下動脈内も起始部から明瞭に描出される．

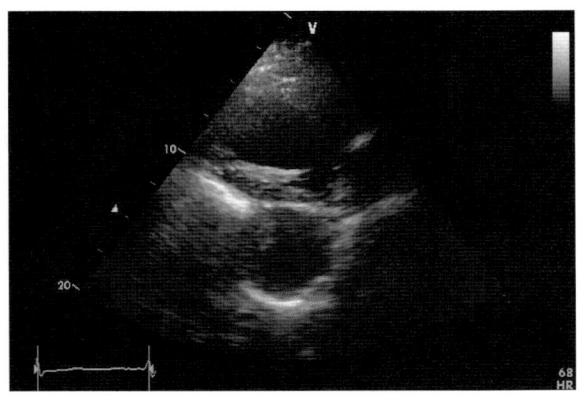

図8　下行大動脈
左室背側に5cm大の拡大した下行大動脈が観察される．視野深度は20cmとなっている．

大動脈を描出するのが一般的である（図8）．通常の心エコー検査では視野深度を15cmに設定するのが一般的だが，それでは，左室の背側にある構造物を観察しそこなう可能性がある．ルーチン操作として，左室長軸像を観察する際は必ず視野深度を深くし，下行大動脈の拡大がないかどうかもチェックしたい．また，拡大した下行大動脈は背中側へ張り出していることが多い．そのような場合には背中からのアプローチが適している．肋骨によるアーチファクトのため，下行大動脈全体を長軸像できれいに描出することはできないが，血管径の計測や血管内の血栓・flapの有無を観察するのに必要十分な画像が得られる（図9）．

4．腹部大動脈

セクタ型プローブもしくはコンベックス型プローブを使用する．肋弓下にプローブをあて頭側を覗き込むようにプローブを軽く倒し，下大静脈短軸像を描出する．倒したプローブを立てながら足側へ操作すると，腹部大動脈短軸像が描出されてくる．血管径や血管内の状態を知りたいときには，プローブは動脈に対し直角にあたるよう操作したほうが画像が鮮明となる．腹部動脈内の血流を観察する際は，プローブと血流のなす角度が90度以下になるようプローブを少し寝かせて操作するとよい．

腹部大動脈の径を測定する際，大切なことは，最大短径を計測するということである（図10）．腹部大動脈は蛇行していることが多い．径が拡大してくるとさらに蛇行が増強し，腹部横断像が楕円に描出されるが，正確な短軸像の描出に心がけ，計測することが必要である．楕円のまま計測し，血管径を過大評価することは避けなければならない（図10）．

腹部大動脈瘤の場合，径の計測と同時に瘤の存在部位，瘤と腎動脈との位置関係を観察する必要がある．瘤が腎動脈より上から始まっているのか，下からか，瘤から腎動脈までの距離はどのくらいかを観察，計測する．腎動脈から瘤までの距離は長軸像では同一断面上に描出されず計測が難しいため，上腸間膜動脈から瘤までの距離を測ることで代用することが多い（図11）．

大動脈瘤周囲に関しても注意する必要がある．炎症性大動脈瘤では，周囲の線維化を反映して低エコー域（マントルサイン）を認める．このような症例では，近くを走行する尿管が巻きこまれ，尿管狭窄をきたすことがある（図12）．

動脈内にある血栓や疣腫の観察も大切である．特にそれらが可動性を有する場合は末梢血管への塞栓症の原因となる可能性があるため，その評価が重要である（図13）．

動脈解離の場合は，flapの範囲，偽腔の大きさ，分枝血管と真腔・偽腔との関係などが重要となってくる．

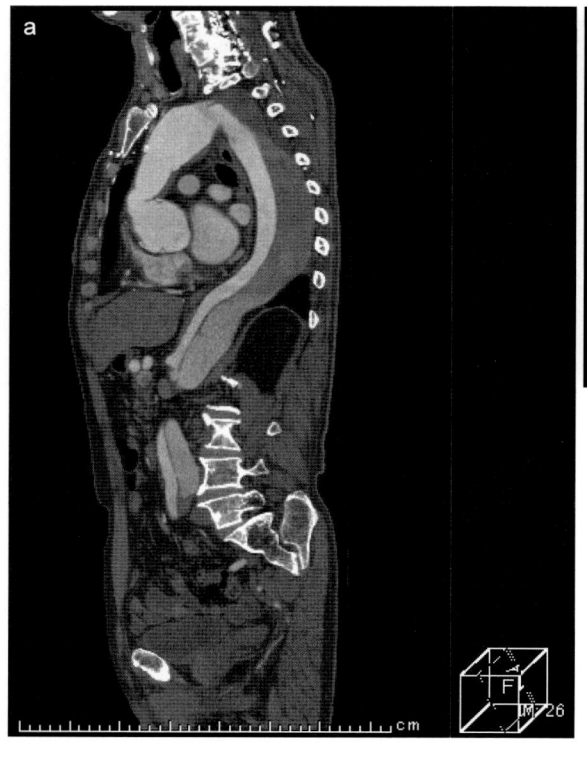

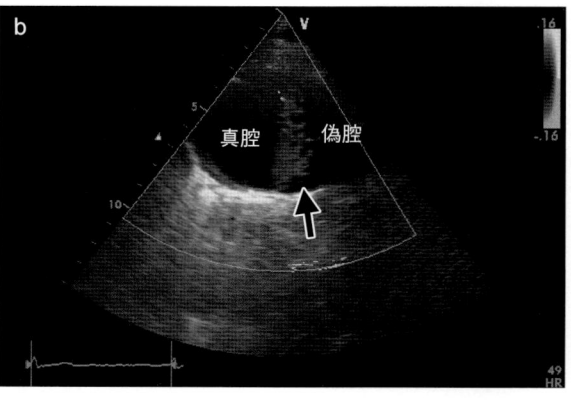

図9 大動脈解離（Stanford A 型）
a：下行大動脈は背側へ張り出しており，背中からのエコーアプローチが可能となる．
b：背中からアプローチした下行大動脈短軸像．flap と真腔内の血流が描出される（矢印）．

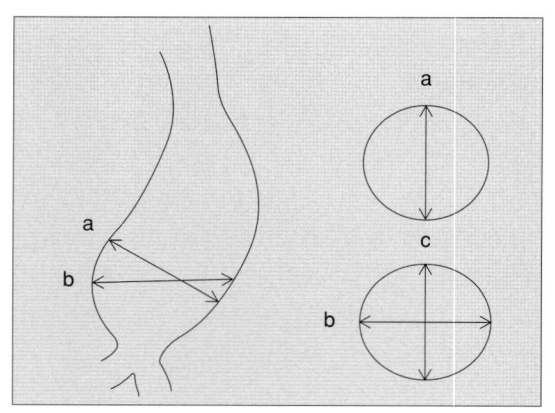

図10 瘤径測定
瘤径測定では，大動脈の走行に垂直な短軸像を描出し径を測定する（a）．斜めに入った短軸像は楕円形に描出されるため，その長径を計測すると瘤径を過大評価する可能性がある（b）．径の測定には最大短径を用いる（c）．

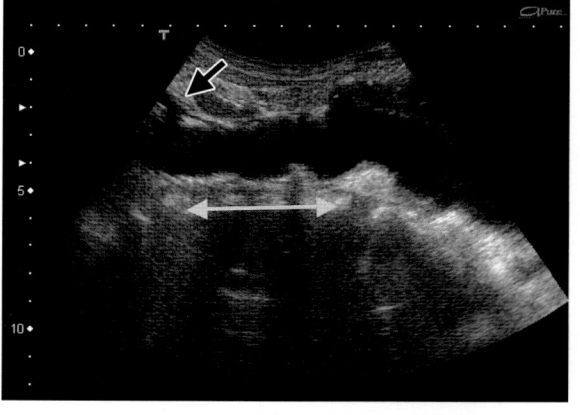

図11 腎動脈分岐部までの距離計測
上腸間膜動脈起始部（矢印）から瘤拡張開始点までの距離を測ることで，腎動脈から瘤までの距離と代用することが多い（両矢印）．ステントグラフトが使用可能な条件の一つに，この距離が 15 mm 以上あることがあげられる[3]．

5．腸骨動脈

セクタもしくはコンベックス型プローブを用いる．深さ 4 cm 程度までならリニア型プローブも血管内が詳細に観察できるため併用するとよい．腸骨動脈は臍部より 1 cm 前後中枢側で腹部動脈から左右に分岐する．

消化管ガスが多くなるため，ゆっくりとプローブを操作し血管を丁寧に追い，狭窄や瘤がないかを観察する．特に総腸骨動脈および内腸骨動脈は，囊状瘤の好発部位であるため注意が必要である．短軸像だけで観察すると，囊状瘤を見逃す可能性もあるため，長軸像も併用し，丁寧に観察したい．消化管ガス対策として，患者の腹部をプ

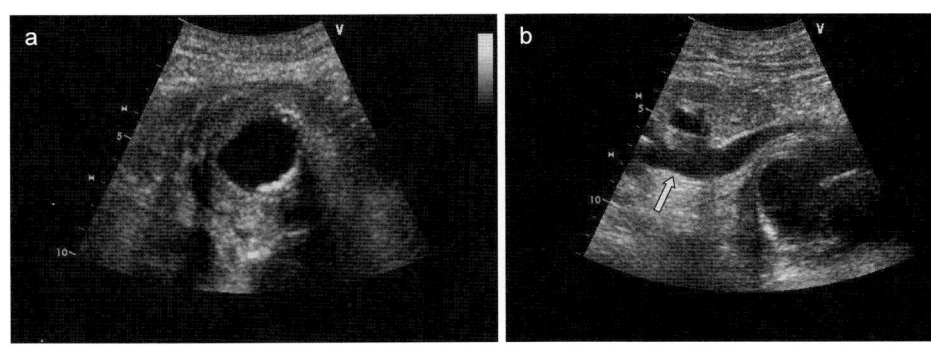

図12　炎症性腹部大動脈瘤
a：大動脈瘤周囲にマントルサインがみられる．
b：炎症性腹部大動脈周囲の線維化により尿管が閉塞し，中枢側が拡張した右尿管（矢印）．

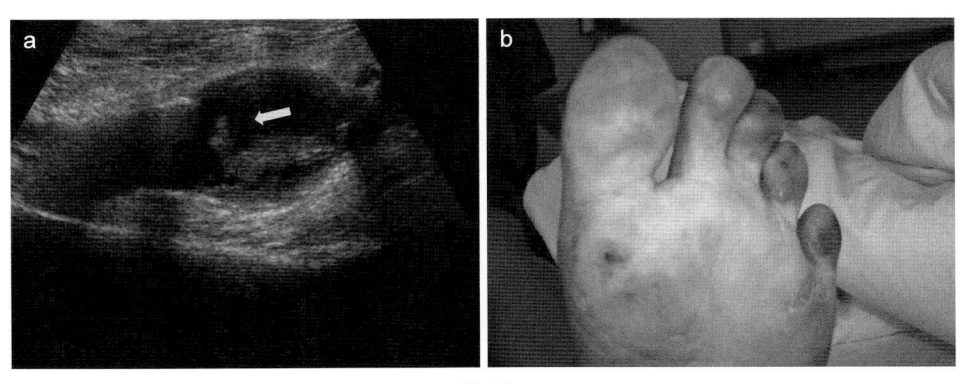

図13
a：可動性プラーク，b：Blue tue syndrome.

ローブで強めに圧迫する必要があるが，いきなり強く押すと患者は反射的にお腹に力を入れるためプローブがはね返されてしまう．そのため，プローブでの圧迫は患者の呼気時に，呼吸に合わせゆっくりと押し込むのがコツである．アプローチをガスを避ける方向から行うのも効果的である．

D　まとめ

　エコー検査では病変部とその前後の血管が同一画像に入りきれないことが多く，全体を把握できているのは，実際に検査を行った検査者のみという場合が少なくない．そのため，血管全体が俯瞰できるようなシェーマを利用し，報告書と画像を合わせみることにより，平面でしか表現できないエコーの弱点を補う必要がある．
　また，大動脈は，体の深い部分にあったり，消化管ガスにはばまれたりと，エコーですべてを描出できないことも多い．きれいなエコー画像を目指すあまり，検査に時間をかけすぎ，CTなど血管全体を描出する能力の高い検査の開始が遅れ，治療の妨げとならない注意が必要である．しかしながら，エコーで発見しなければ手遅れになっていたケースも多い．本稿が日頃のスクリーニングを短時間で行うための参考になれば幸いである．

文　献

1) 富田文子，西上和宏：各論　大動脈．胸部．血管エコーABC．松尾　汎，メジカルビュー社，東京，pp132-141，2006
2) 久保田義則：ワンランク上のプローブテクニック．血管エコー達人養成講座．松尾　汎，久保田義則．メディカ出版，大阪，pp40-45，2009
3) 高本眞一，石丸　新，上田裕一，他：循環器病の診断と治療に関するガイドライン（2004-2005年度合同研究班報告）．大動脈瘤・大動脈解離診療ガイドライン（2006年改訂版）．Circ J 70（Suppl IV）：1617，2006

16 腎動脈狭窄の画像診断

滋賀医科大学糖尿病・腎臓・神経内科
宇津　貴

　腎動脈狭窄症は，高血圧の原因となるのみではなく，進行すれば腎不全に至る．また，動脈硬化に基づく腎動脈狭窄は，全身の動脈硬化病変が進行しているため，生命予後が不良であり，適切な診断・治療が望まれる．しかし，腎動脈狭窄は，症候が非特異的であるため，疑わないと診断できない．腎機能低下例が多いこと，解剖学的のみではなく血行力学的な診断も必要であることも本症の特徴である．腎機能，腎外症候を把握したうえで，腎シンチグラム，超音波検査，CT血管造影，MR血管造影などの非侵襲的検査を行い，大動脈または選択的腎動脈血管造影にて確定診断に至るが，それぞれの特徴を十分理解して画像検査法を選択する必要がある．

A 腎動脈狭窄の原因疾患とその特徴

　腎動脈狭窄は，動脈硬化，線維筋性異型性症（fibromuscular dysplasia：FMD），大動脈炎，動脈瘤，動脈解離など様々な疾患によって生じるが，動脈硬化性腎動脈狭窄症（atherosclerotic renal artery stenosis：ARAS）とFMDでその大半を占めている．報告によってその割合は異なるが，ARASが最も頻度が高く，次いでFMDであることは異論がない．ARASは，全身の動脈硬化病変の一部分症であるため，中高年者で，他部位（冠動脈，頸動脈，下肢の動脈など）に動脈硬化性狭窄病変を合併する者が多い．ほとんどの腎動脈病変は起始部に生じ，両側性であることも少なくない．FMDは，若年女性に多く，中小動脈の，中膜または内膜に変化を伴う非動脈硬化性，非炎症性の血管病変である．血管造影所見上，FMDはARASより末梢部位に生じ数珠上の狭窄像を呈することが特徴とされる．

B どのような患者に腎動脈狭窄を疑うか

　腎動脈狭窄症を疑うべき患者像を表1に示した．原因疾患によって，腎動脈狭窄を疑うべき患者像は異なる．大動脈炎，動脈瘤，動脈解離などに合併する場合は，大動脈の画像検査を行った際に診断されることが多い．実際には，疑わないと診断に至らないのは，ARASおよびFMDである．腎動脈狭窄が生じると，まず狭窄側の腎からレニンが分泌され血圧が上昇する．片側病変の場合，健側腎の糸球体濾過が亢進するため健側腎は腫大，狭窄側腎は虚血により萎縮するため，腎サイズの左右差が生じる．適切な治療を行わないと血圧は上昇し，悪性高血圧をきたすこともある．片側性病変に対しては，レニン-アンジオテンシン系阻害薬が有効であるが，両側性病変を有しているとレニン-アンジオテンシン系阻害薬により急激な腎機能低下を生じることがある．また，両側性病変を有する場合には，高血圧症が治療抵抗性となることが多い．ARASは動脈硬化一部分

表1　腎動脈狭窄症を疑うべき臨床的所見

- 若年発症（＜35歳）で家族歴のない高血圧症（線維筋性異型性症：FMD）
- 動脈硬化性疾患（特に末梢血管障害）
- 治療抵抗性高血圧症
- RAS阻害薬による腎機能の低下
- 蛋白尿を伴わない腎機能障害
- くりかえす肺水腫
- 腎サイズの左右差（＞1.5 cm）
- 二次性アルドステロン症（低Na・高K）

RAS：レニン-アンジオテンシン系

表2

検査法	感度(%)	特異度(%)	問題点・特徴など
カプトプリル腎シンチ	65〜96	62〜100	両側性・腎機能低下例では有用性低い
超音波検査	84〜98	62〜99	検者により感度・特異度が異なる
CT血管造影	89〜100	82〜100	造影剤による腎障害. 高度な石灰化があると評価困難
MR血管造影	91〜100	71〜100	ペースメーカーなど検査できない患者の存在. ガドミニウムによるNSF

NSF：Nephrogenic Systemic Fibrosis

症であり，冠動脈，頸動脈，末梢動脈などに狭窄があればその頻度は高くなる．一方，若年発症(35歳未満)で家族歴のない高血圧症患者には二次性高血圧症を疑い腎血管性高血圧症の鑑別を行う．

C 画像検査法の種類と特徴

1．非侵襲的検査法

検査にはそれぞれ特徴があり，合併症を生じる可能性もある．無益な検査を避けるために，病態を考え検査法を選択がする必要がある．それぞれの感度・特異度および特徴を表2に示した．

2．カプトプリル負荷腎シンチグラフィー

99mTc-DTPAや99mTc-MAG3を用い，糸球体濾過量(glomerular filtration rate：GFR)や腎血流量の変化をカルトプリル服用前後で測定する．腎臓動脈狭窄では狭窄側腎のレニン活性上昇に基づくアンジオテンシンⅡが血流維持に働くため，アンジオテンシン変換酵素阻害薬によってその産生を阻害すると，狭窄側と非狭窄側との腎機能差，集積ピークまでの時間差がより明確になる．分腎機能とともに腎臓のサイズも評価できる．この検査は，特異度に優れるとの報告もあるが，腎機能低下や両側性病変があると感度・特異度ともに低くなる．ARASでは，約20％が両側腎動脈に狭窄病変が存在していること，腎機能が低下している症例が多いことより，有用性が低い症例が多い．

3．超音波検査

超音波診断の詳細は次項に譲るが，腎サイズ・狭窄部位・狭窄の程度とともに圧較差の推定が可能であり，簡便に行える優れた検査法である．スクリーニング検査として，第一に行うべき検査であると同時に，CTやMR血管造影で認められた狭窄病変が血行力学的に有意か否かを診断することができる．ただし，この検査は，患者条件(肥満・腸管ガスなど)や検者の経験などに影響され，報告によって感度・特異度に大きな幅がある．

4．CT血管造影およびMR血管造影検査

CT血管造影(CTA)は，血管内を造影剤が通過しているタイミングで撮像された多数のCT画像から，三次元画像に再構成するものである．複数の検出器列を配列し，一度に複数の画像を撮像できるマルチスライスCTにて，短時間に広い範囲のCT像を得ることが可能になったため，さらに診断能が向上している(図1)．CTAは石灰化の程度や分布がわかるところが利点であるが，石灰化が高度になると血管内腔の観察が困難になる．また，放射線被曝が避けられないこと，ヨード造影剤により特に腎に対する副作用の危険性があることに留意が必要である．MR血管造影(MRA)は，石灰化の影響を受けない利点はあるが，空間分解能はCTAに劣り，内径の小さな血管の狭窄を評価することが困難である．つまり，腎動脈遠位部や過剰腎動脈の評価が難しい．MRAはこれまで腎障害患者に対しても安全に施行できる検査であると考えられていたが，ガドリニウム造影剤の投与後に皮膚の腫脹や硬化，疼痛などを生じ，進行すると四肢関節の拘縮を生じる腎性全身性線維症(nephrogenic systemic fibrosis：NSF)の発症が報告され，日本腎臓学会と日本医学放射線学会の合同委員会から，透析患者，GFRが30 mL/min/1.73 m²未満の慢性腎不全および急性腎不全患者では他の検査で代替えすべきであり，eGFRが30〜60 mL/min/1.73 m²の場合にも，慎重に検討すべきであると提言されている．CTAとMRAは，同等の検査ではなくそれぞれの目的に応じて適切に使い分けられるべき検査法である．

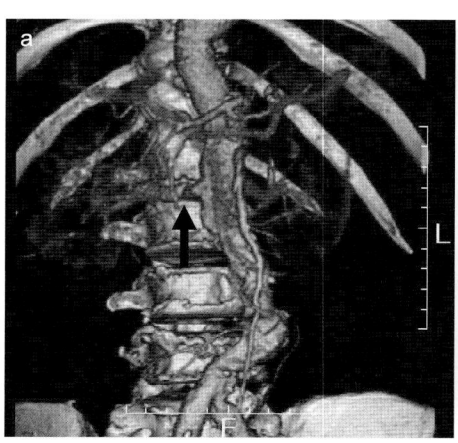

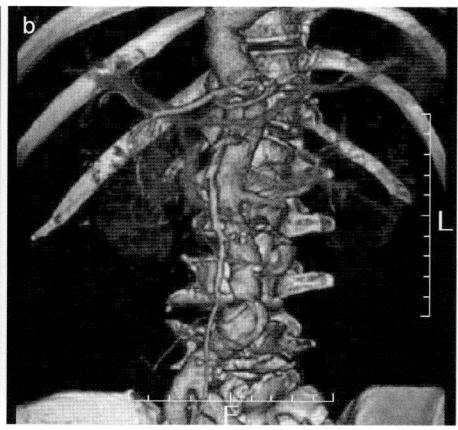

図1 右腎動脈狭窄の CT 血管造影像
aでは狭窄像が明らかであるが（矢印），bでは上腸間膜動脈に重なり診断できない．動脈造影は，一方向しか撮影できないため，留意が必要である．

5．血管造影法

血管造影は腎動脈狭窄症の gold standard であり，腎動脈インターベンションを施行するためにも必要な検査である．大動脈造影と選択的腎動脈造影がある．冠動脈造影時に大動脈造影を行えば高頻度に腎動脈狭窄を検出できることが報告されているが，造影剤の使用量が増加すること，一方向の血管造影では下記のような解剖学的な理由により腎動脈の描出が困難な場合もある．非侵襲的な検査にて評価した後に血管造影を行うことが妥当であろう．選択的動脈造影は，病変部位の診断に優れているとともに，腎動脈の末梢部，腎内動脈病変の評価ができる．しかし，冠動脈とことなり多方向からの観察ができないため病変を過小評価することがある．CKDガイドライン[1]では，腎動脈狭窄の侵襲的検査について，「臨床所見，非侵襲的検査で確定診断に至らない場合に，大動脈造影あるいは選択的腎動脈造影が推奨される」としている．

D 画像診断上の問題点

その狭窄は本当に有意なのか？

腎動脈狭窄症に対し治療を考えるうえで重要なのは，画像診断で認められた狭窄病変が本当に有意なものであるかを判断することである．腎動脈狭窄の病態の基本は，腎還流圧低下にある．解剖

表3　有意腎動脈狭窄の判定

1）血管造影上 70％以上の高度狭窄 　　（圧較差は問わない）
2）血管造影上 50～70％の中等度狭窄 　　かつ，狭窄前後の圧較差（最高点≧20 mmHg または平均≧10 mmHg） 　　あるいは腎ドプラにて peak systolic velocity 180～200 cm/sec

Rundback JH, et al：Circulation **106**：1572-1585, 2002[2]，Hirsch AT, et al：Circulation **113**：e463-654, 2006[3] より一部改変．

学的な動脈狭窄が高度になると還流圧低下が生じ，ある一定以上に還流圧が低下すると，腎からレニンが分泌される．臨床の場において，カテーテルにて腎動脈抵抗を変化させた報告によれば，圧較差が20％以上になるとレニン分泌が亢進することが示されている．また，20％の圧較差は70～80％狭窄に相当することが知られている．このことは，70％未満の腎動脈狭窄には，血行状態にかかわっていないものがあるため，生理学的な検討も必要であることを示している．つまり，高度な病変は血管造影だけでも診断できるが，中等度狭窄の場合はプレッシャーワイヤーや超音波検査による検討が必要となる（**表3**）．解剖学的のみではなく，「血行動態的に有意な狭窄か」が，腎動脈狭窄症の診断には必須である[2,3]．

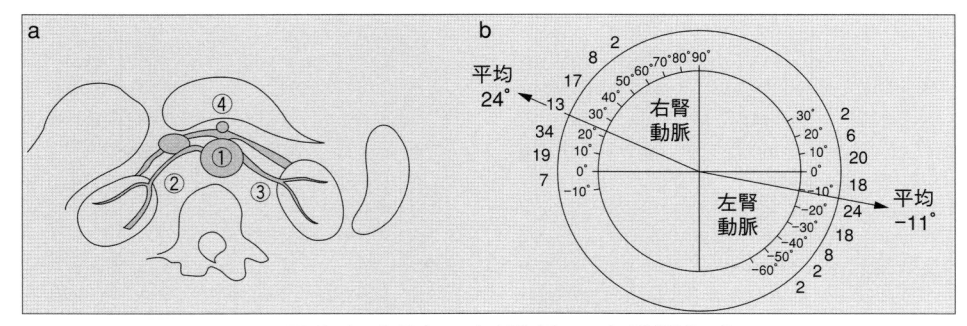

図2 腎動脈の起始部は右が腹側へ，左が背側へ出る
a：① 大動脈，② 右腎動脈，③ 左腎動脈，④ 上腸間膜動脈
b：100 例の CT 所見の平均と各症例の腎動脈起始部方向は様々である（単位のない数字は症例数）．
Beregi JP, et al：Eur Radiol **9**：1330-1334, 1999[4]）より一部改変．

E 解剖学的な問題点

腎動脈には，その分岐の高さ，方向，数など多くの変異がある．スクリーニングとして優れている超音波診断では当然のこと，診断の gold standard である血管造影法においてもこれらの変異が影響することを認識しておく必要がある．

1．腎動脈の分岐する高さと方向

腎動脈は第一腰椎の高さで分岐するが，ほぼ同じ高さで分岐するのは約半数でしかない．右が左よりも高い位置で分岐する症例が多く，平均約 8 mm 右の腎動脈分岐部が高いとされている．左右起始部の高さが 5 cm 以上離れている症例も報告されている[4]）．右腎動脈は腹側に出た後に背側へ向かうが左は最初から背側に向かうため，両側起始部を評価するために腹部血管造影は左前斜位 10～20 度が推奨されているが，この方向にも様々な変異がある（**図2**）．さらに，右腎動脈が上腸管膜動脈と重なることにも留意する必要がある．

2．過剰腎動脈

腎動脈は複数ある場合が多く，「両側の腎動脈に狭窄がみつからない」ことと「腎動脈狭窄がない」ことは異なる．特に超音波検査の場合，複数の腎動脈をすべて描出することは困難である．人種，性別，右左でその頻度が異なるとの報告もあるが，少数例での解析が多く明確な違いは明らかにされていない．855 例の連続した腎動脈造影を行った検討では[5]），腎摘出術後の 13 例を除いた 842 例中，131 例（15.6%）が右に，113 例（13.4%）が左に複数の腎動脈が存在しており，片側に 3～4 本存在する例も少なからず存在している（**表4**）．

表4　血管造影による左右腎動脈本数

本数	1本	2本	3本	4本
右	713（84%）	126（15%）	9（1%）	0
左	736（87%）	105（12%）	6（1%）	2（0.2%）

症例数（%），腎摘症例（右7，左6）摘出側を除く．
Ozkan U, et al：Diagn Interv Radiol **12**：183-186, 2006[5]）より一部改変．

F おわりに

診断機器・技術の進歩により，血管造影が他の検査法より優れているとは必ずしも言えなくなった．腎動脈狭窄の診断には，形態のみではなく血行動態からのアプローチを行う必要があること，有意でない狭窄も進展の可能性があり経過観察が必要なことより，超音波検査がスクリーニングを含め中心的な検査になるであろう．今後は，超音波検査技術の標準化により検者間の差を小さくすることとともに，腎障害患者に対するに対する安全な造影剤の開発により，診断能の進歩が望まれる．

文　献

1) 日本腎臓学会編：エビデンスに基づく CKD ガイドライン 2009．東京医学社，東京，2009
2) Rundback JH, et al：Guidelines for the reporting of renal artery revascularization in clinical trials. American

Heart Association. Circulation **106**：1572-1585, 2002
3) Hirsch AT, et al：ACC/AHA 2005 Practice Guidelines for the management of patients with peripheral arterial disease (lower extremity, renal, mesenteric, and abdominal aortic)：a collaborative report from the American Association for Vascular Surgery/Society for Vascular Surgery, Society for Cardiovascular Angiography and Interventions, Society for Vascular Medicine and Biology, Society of Interventional Radiology, and the ACC/AHA Task Force on Practice Guidelines (Writing Committee to Develop Guidelines for the Management of Patients With Peripheral Arterial Disease)：endorsed by the American Association of Cardiovascular and Pulmonary Rehabilitation；National Heart, Lung, and Blood Institute；Society for Vascular Nursing；TransAtlantic Inter-Society Consensus；and Vascular Disease Foundation. Circulation **113**：e463-654, 2006
4) Beregi JP, et al：Anatomic variation in the origin of the main renal arteries：spiral CTA evaluation. Eur Radiol **9**：1330-1334, 1999
5) Ozkan U, et al：Renal artery origins and variations：angiographic evaluation of 855 consecutive patients. Diagn Interv Radiol **12**：183-186, 2006

17 腎動脈狭窄の超音波検査

小倉記念病院循環器科
横井　宏佳

A 腎動脈狭窄症の臨床的意義

　血行動態的に有意な腎動脈狭窄症は高血圧症[1]，慢性腎不全[2]，反復性の心不全[3]を発症することが知られている．腎動脈狭窄症の原因としては線維筋性異形成症（fibromuscular dysplasia：FMD）と動脈硬化性腎動脈狭窄症（atherosclerotic renal artery stenosis：ARAS）が主要なものであり，両者とも薬物治療抵抗性の高血圧症として発症するが，後者は慢性腎機能低下を併発することが多い．また，前者は若年，女性でFMD診断のきっかけとなることが多く，後者は高齢，男性で危険因子を有する動脈硬化性疾患の患者に発見されることが多い．両者ともインターベンションにより高血圧症は劇的に改善するが，その適応，治療法には異なる点もある．

　欧米ではARASによる腎動脈狭窄症が増加し，進行性腎機能低下による透析患者の増大，反復性心不全による入院患者の増大，難治性高血圧症による薬剤数の増大など医療費を高騰し，また心血管事故による生命予後の悪化にも影響し大きな問題となっている．わが国でも少子高齢化，過食と運動不足による生活習慣病の増加により動脈硬化性疾患は増大しており，ARASが注目されている．

　ARASは腎動脈の入口部から2cm以内に生じることが通常である．狭窄病変は腎動脈内部ではなく腹部大動脈へ連続したプラークであることが多い．腎動脈内の分岐部も狭窄病変の好発部位であるが，遠位部に病変を認めることはまれである．年齢は50歳以上で，両側腎動脈狭窄で発見されることが多い[4]．発生頻度は正確には困難であるが4％といわれている[5]．しかし，血管病のリスクを有する患者には25～50％と高率に生じることが知られている[4]．

　ARASは慢性的に進行する病態である．多くの研究が約50％の症例に進行のリスクがあると報告している．進行のリスクは初期の狭窄度に依存している．60％以上の狭窄が完全閉塞になるのは5％/年の頻度である[4]．腎動脈狭窄の進行は血圧のコントロールが良好であれば発見されることはまれで，腎機能の進行性悪化や腎サイズの縮小によって指摘されることが多い．

B 腎動脈狭窄症の診断

1．臨床症状

　診断の第一ステップは腎動脈狭窄を疑うことである．腎動脈狭窄を有する患者は高血圧，腎機能低下，急性心不全症状を発症する．腹部血管雑音で発見されるARASはまれである．ARASは高齢，最近発症した高血圧，女性，他の動脈硬化症の存在，喫煙，腹部雑音，腎機能低下，高脂血症の患者では疑うべきである．

2．患者のスクリーニング

　非選択的に高血圧症患者をスクリーニングしたときに検出される腎血管性高血圧症の頻度は1～5％と低率である．DRASTIC試験は1,133人の高血圧症患者から腎動脈狭窄症を診断する最適な検査方法をみつけるために計画された試験で，喫煙，年齢，BMI，血清クレアチニンがスクリーニングのアルゴリズムに含まれていた項目であった．ACC/AHAのガイドラインでは，30歳未満の若年高血圧，家族歴のない最近急速に発症した55歳以上の高血圧，増悪する難治性または悪性高血圧，原因不明の萎縮腎または腎の大きさの左右

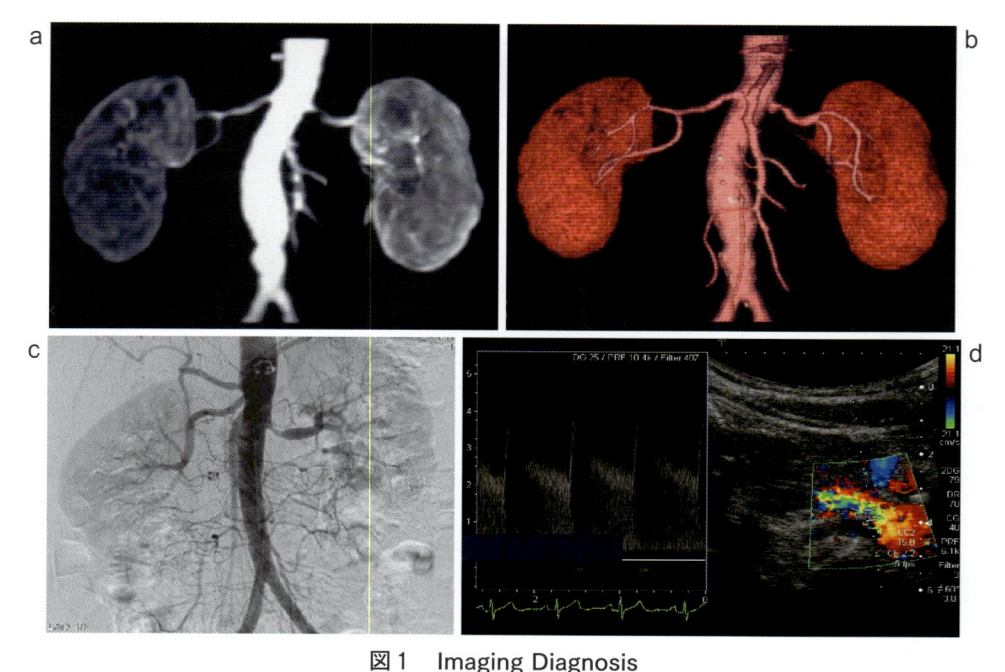

図1　Imaging Diagnosis
a：MRA，b：CTA，c：Drive-by angiography，d：Duplex ultrasonography.

差，ACE，ARB投与後の腎機能低下，原因不明の腎機能障害，突然発症した原因不明の肺水腫，冠動脈多肢病変，原因不明のうっ血性心不全，難治性狭心症を認めるときは腎動脈狭窄症を疑うように勧告している．冠動脈罹患枝数（相対危険度2.1）や他の血管病の存在がARASの強い予知因子であるといわれている．395人の血管病を有する患者の調査では腹部大動脈瘤の38％，腸骨動脈閉塞症の33％，浅大腿動脈閉塞症の50％にARASが検出されると報告している．

以上より，治療抵抗性の高血圧，進行性の腎機能低下患者，反復性心不全患者は腎動脈狭窄を疑い精査を進める必要がある．

3．検査法（図1）

ARASの検査法としてはカプトプリル負荷腎シンチグラフィー，血管超音波，MRA，CTAがあげられる．CTAとMRAが正確性において優れているが，血管超音波検査はカプトプリル負荷腎シンチグラフィーよりも有効である．血管超音波は技師の技量により正確性は変わってくる．CTAは造影剤を使用するため腎機能低下患者には使用しにくい．MRAはコストと検査時間，過大評価となることもある．ARASのスクリーニング検査としては高い精度と経済的・時間的効率が要求される．この観点から超音波検査は経済的で，短時間で結果が得られ，造影剤を使用しないため繰り返し検査が可能で，腎サイズも計測でき，萎縮の合併も評価でき，日常臨床に導入しやすい．また超音波検査はスクリーニングのみならず，治療法の選択や血行再建の適応決定，治療効果の予測，再狭窄評価にも有用であり，ARAS診断の中心的役割を担うと考えられる．MRAやCTAは超音波検査で評価困難な場合や腹部大動脈と腎動脈の解剖学的情報を得るときに有用である．

C　超音波検査の実際（図2）

前述のごとくARASの好発部位は腎動脈入口部がほとんどで，末梢部位のみの病変はまれである．腎動脈入口部血流測定は上腹部からカラーガイド下で腎動脈基部を描出し，血流測定で狭窄の有無や程度が診断できる．血流測定部位はドプラ入射角をできるだけ小さくなるように設定し，血流速度測定を行わなければならない．腎動脈ドプラ法で計測される血流指標として収縮期最高血流速度（peak systolic velocity：PSV），拡張末期血

- Peak systolic velocity > 180〜200 cm/sec
- Renal / Aortic PSV Ratio > 3.5

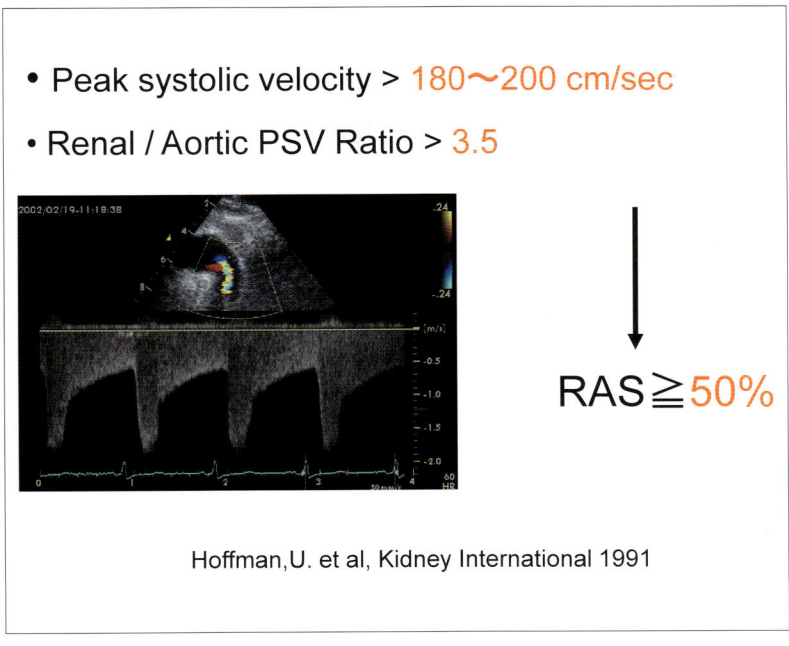

RAS ≧ 50%

Hoffman, U. et al, Kidney International 1991

図2　Significant RAS by PSV

流速度（end diastolic velocity：EDV），抵抗係数（resitance index：RI），収縮期立ち上がり時間（acceleration time：ACT），Renal/Aorta Ratio（RAR），Diastolic/Systolic Ratio（DSR）がある．RARは腹部大動脈血流速度と腎動脈血流速度の比を算出するが，腹部大動脈血流測定部位は腎動脈分岐部の血流を測定する．

　ARASの診断基準はPSV＞200 cm/秒で血管造影上60％狭窄をカットオフポイントとすると感度92％，特異度90％，またRAR＞3.5をカットオフポイントとすると感度92％，特異度62％と報告されている．狭窄率の分類で60％未満はPSV＜200 cm/秒，RAR＜3.5，60％以上ではPSV＞200 cm/秒，RAR＞3.5としている．狭窄部血流速度とプレッシャーワイアーを用いて計測した圧較差との検討では狭窄部圧較差20 mmHgに相当する血流速度はPSV 219 cm/秒，RAR 3.4で，感度，特異度89％で診断できるといわれている．

　現在，ARASに対する腎動脈インターベンションの適応としては血管造影上70％以上の狭窄または50％以上でPSV 200 cm/秒以上の狭窄を有する病変で，かつ難治性高血圧，反復性心不全，進行性腎機能低下のいずれかの臨床徴候を有する場合とガイドラインでは規定されている．

　腎実質の検査として腎サイズの計測を行う．腎サイズの計測は上極から下極の長さを測定し，左右のサイズ差，萎縮，肥大について観察する．腎サイズの正常値は11.0±1 cmであり，8.5 cm以下が腎萎縮として定義される．また左右の腎臓に1.5 cm以上の差がある場合は腎萎縮を疑う．腎実質の観察は皮質の非薄化の有無，腎全体の血流を観察する．腎実質障害の程度を示す指標としてDSRやRI（RI＝PSV－EDV/PSV）が用いられる．腎実質障害では末梢血管抵抗が増大するため拡張期血流速度が低下する．RIが0.8以上またはDSR 0.2以下の場合，虚血性障害，腎硬化症，糖尿病性腎症などによる腎実質性障害が示唆される．RIが0.8以上であると血行再建後の効果が乏しくなることが報告されている．

　血行再建（腎動脈ステント）後における経過観察は，ドプラ法でステント内の血流測定で評価する．経過観察ではステント内のPSV，RAR，腎内血流，腎サイズの計測を行う．再狭窄の診断基準はPSV＞200 cm/秒，RAR 3.5以上とされており，腎動脈ステントの臨床評価に用いられている．

D まとめ

 上記のごとくARASのスクリーニング，診断，治療適応の決定，治療後の評価に超音波検査は有用である．慢性腎臓病（chronic kidney disease：CKD）が増加し，動脈硬化性疾患患者の予後に影響を及ぼすことが明らかになるなかで，CKDの原因としてARASの評価はますます重要になると思われる．しかし，わが国における血管超音波検査の普及は未だ十分ではなく，正確な技量をもち合わせた血管超音波専門技師の育成は急務である．

文献

1) Granger JP, Schnackenberg CG：Renal mechanisms of angiotensin II-induced hypertension. Semin Nephrol **20**：417-425, 2000
2) Textor SC：Pathophysiology of renal failure in renovascular disease. Am J Kidney Dis **24**：642-651, 1994
3) Pickering TG, Herman L, Devereux RB, et al：Recurrent pulmonary oedema in hypertension due to bilateral renal artery stenosis：treatment by angioplasty or surgical intervention. Lancet **2**：551-552, 1988
4) McLaughlin K, Jardine AG, Moss JG：ABC of arterial and venous disease：renal artery stenosis. BMJ **320**：1124-1127, 2000
5) Sawicki PT, Kaiser S, Heinemann L, et al：Prevalence of renal artery stenosis in diabetes mellitus-an autopsy study. J Intern Med **229**：489-492, 1991

Lesson テクニック

⑤ 腎動脈エコー

国立循環器病研究センター臨床検査部
久保田義則

　腎動脈エコー（超音波）検査は，超音波機器の性能向上と描出技術の習熟度向上に伴い，多くの施設で検査が行われるようになりつつある．その背景には，腎動脈狭窄症が超音波検査で評価できることが一般的に認識されてきたことと，腎動脈狭窄が血管内治療により，一定の成績を収めていることにある．腎動脈狭窄症の患者は，全高血圧症の5％程度であるが，動脈硬化性疾患患者の増加と，超音波検査の普及に伴い，今後さらに増加することが予測される．腎動脈狭窄症や腎疾患が，心臓などを含めた全身状態に悪影響を与えることが解明されるにつれて，本症検出の重要性がクローズアップされている．腎動脈超音波検査の主な目的は，腎動脈狭窄を診断することにあるが，形態診断や血行動態的な腎機能評価も行えることより，応用範囲は広い．腎動脈狭窄の主な原因には表1に示す病態があり，動脈硬化性病変が最も多い．

A　腎動脈狭窄の病態

　高齢者の急激な血圧上昇の場合には，動脈硬化性病変を疑い，起始部を中心に検索を行うこととなる．逆に若年者の高血圧であると，線維筋性異形成症（fibro muscular dysplasia：FMD）を疑う必要があり，腎動脈中央から末梢側の検索を丹念に行う必要がある．若年女性の場合は，大動脈炎症候群も疑う必要があるなど，複数疾患の合併なども念頭において，全長にわたり評価すべきであることは無論のことである．

B　解剖を理解する

　腎は第11胸椎から第3腰椎に位置するそら豆状の形態をした後腹膜臓器であり，右腎は左腎より下側に位置することが多い．長径は10～12 cmで，組織表面は線維皮膜，腎周囲脂肪組織，腎筋膜の順番に覆われている．腎動脈は，解剖図では左右に1本ずつ描かれているが，3割程度の例では複数本を有し，稀ではあるが，腸骨動脈から分枝している例もある．ここでは，一般的な走行例を対象に記述する．図1に血管走行を示すが，腎動脈を同定するためには，分枝血管との位置関係が重要であるので，立体的に把握してほしい．超音波の断層画像のみでは理解できにくい場合は，3DCT画像の活用が合理的である．右腎動脈は下大静脈の背側を走行し，左腎動脈は左腎静脈の背側を走行する．腎動脈は腎門部直前で腎盂を挟むように前枝と後枝に分かれ，腎門部で4～5本の区域動脈に分枝する．区域動脈はその後分枝して葉間動脈となる．

表1　腎動脈狭窄の原疾患と特徴

原疾患	年齢等	好発部	特徴
動脈硬化	中年後男性	起始部	両側
線維筋性異形成	若年	中央～末梢	数珠状
大動脈炎症候群（高安動脈炎）	若年女性	起始部	両側　動脈瘤，異型大動脈縮窄症
その他	大動脈解離，腎動脈解離		
	血栓塞栓，コレステロール塞栓		
	膠原病		
	神経線維膠腫症		
	外傷		
	腎移植後		
	放射線治療後		

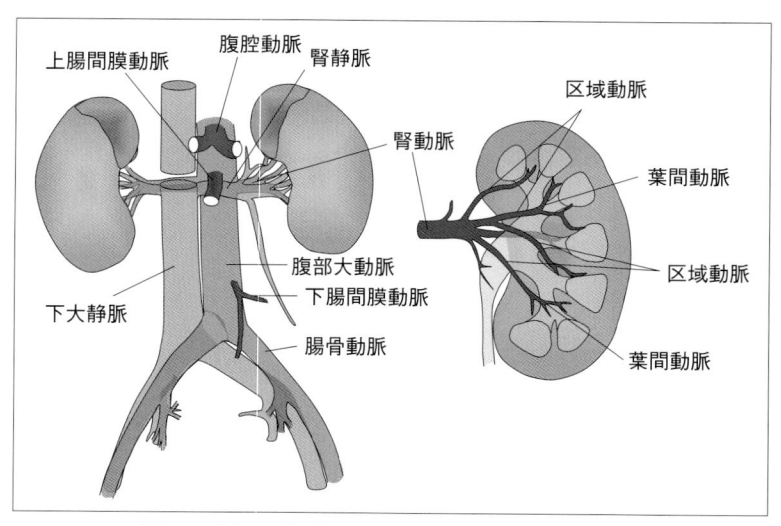

図1 腹部大動脈と腎動脈および分枝血管の解剖

C 腎臓の機能と腎動脈狭窄

腎臓には老廃物の排泄，体液調節，内分泌・代謝機能があり，血流量は左右合わせて，心拍出量の1/4に相当する900〜1,200 mL/minが流れている．腎動脈狭窄などにより血流量の低下が生じると，腎機能障害を惹起し，機能障害の進行によりさらに血流量の低下を招く．

D 検査の準備

① 腎動脈周囲には邪魔となる消化管ガスが多く，4時間以上の絶食が推奨されている．
② 喫煙による影響の報告もあることから，当日は禁煙とする．

E 検査手順

1．周囲の状況把握
a．仰臥位にて，検査を行う

コンベックス型プローブを使用し，腹部大動脈および分枝血管や諸臓器を観察する．腹部エコー用プリセットの，ダイナミックレンジを55〜60 dB程度に下げた設定が使いやすい機種が多い．正中横断像にて可能な限り中枢側から腹部大動脈終末部まで走査・観察を行う．慣れてくれば，腸骨動脈瘤の有無も容易に評価できるので，手順に入れることが推奨される．動脈瘤や解離は腹部大動脈の他に，脾動脈や上腸間膜動脈，総腸骨動脈，内腸骨動脈などで発見される．動脈瘤や解離は無症状のことも多く，破裂症例での救命率の低さを考えると，早期発見の意義は大きい．

b．横—後側から観察

腎臓の形態や大きさを観察・計測する．このとき，腎実質の変化や腎内占拠性病変の有無，副腎腫大の有無なども観察をする．

2．血流情報の取得
c．腹部大動脈血流速度を計測する

流速計測は，セクタ型プローブのほうが計測しやすい場合が多いので，できれば持ち替える．計測は，腎動脈検査用のプリセットを用いて行う．腹腔動脈分枝より中枢側で，腹部大動脈の血流速度を計測する（図2）．この収縮期最高血流速度（peak systolic velocity：PSV）が腎動脈の狭窄性病変を評価するための参照流速として使われるので，正確に測定する．

d．腎動脈を同定する

まずは，上腸間膜動脈を同定し，上腸間膜動脈と腹部大動脈の間を横断する左腎静脈を同定する．腎静脈が同定できれば，腎静脈の後方を並走する腎動脈が同定できる（図3）．正中横断

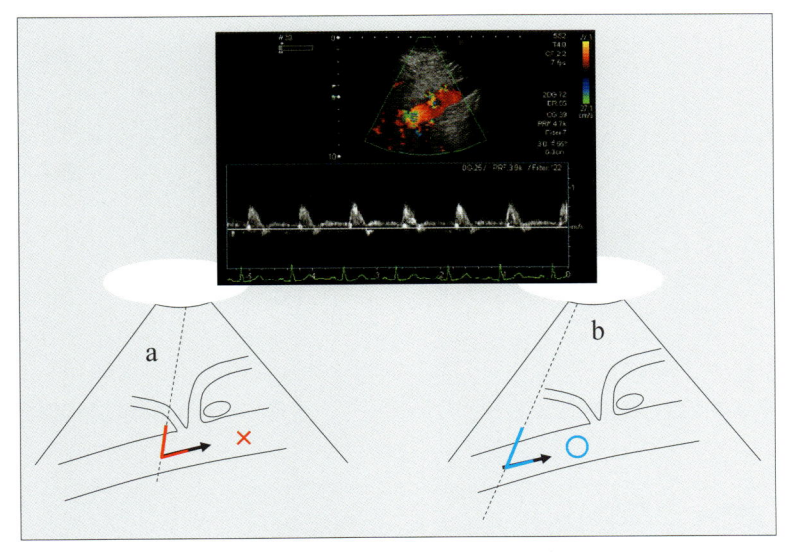

図2　腹部大動脈血流波形の取得
a：画面中央付近で計測．補正角度が大きい．b：画面端で計測．入射角度が適正化．

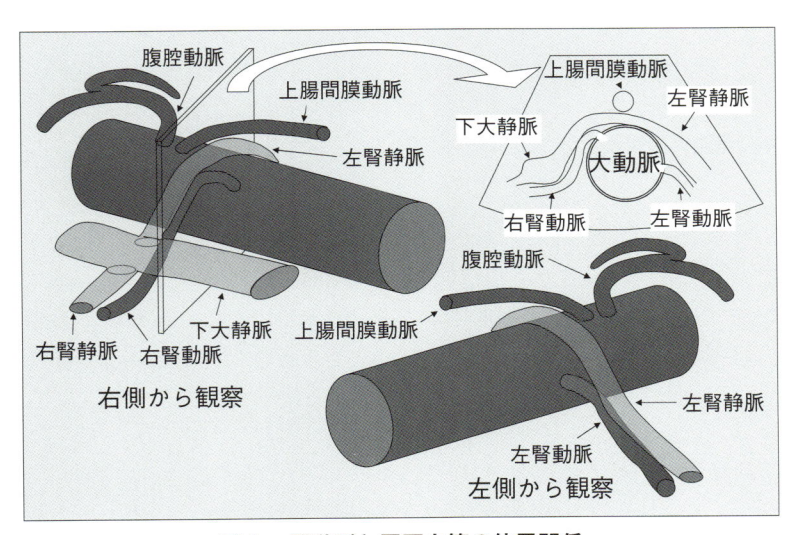

図3　腎動脈と周囲血管の位置関係

像で同定を進めるが，必要に応じて矢状断の観察も行う．血管の位置関係を掌握するのに慣れてきたら，直接腎動脈を同定できるようになるので，不必要な手順となるが，観察窓の狭い症例や閉塞症例では，上記手順により評価を行わざるを得ない症例もあるので，一度は周囲の位置関係から把握する方法も試しておいたほうがよい．

e．腎動脈の血流速度を計測する

正中横断像からのアプローチでは，右腎動脈は9時から12時方向に分岐する症例が多く，左腎動脈は3時から6時方向への分岐が多い．流速レンジを20〜40 cm/sec程度に設定し，カラードプラガイド下で観察をする．多くの症例では正中からのアプローチ（**図4**）で，許容範囲内の角度補正で腎動脈の血流速度を計測できる．しかし，起始部の詳細な観察や，狭窄部流

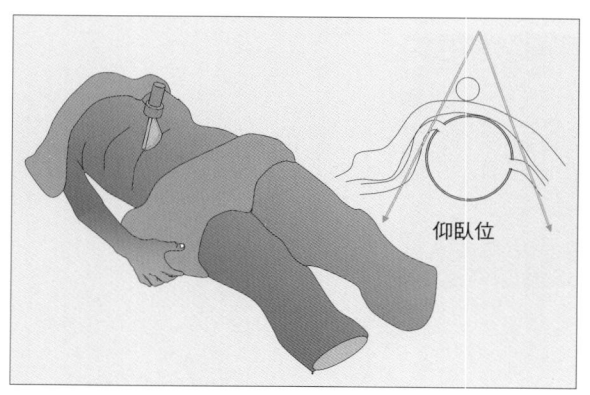

図4　両腎動脈流速の測定と検査体位（右例）

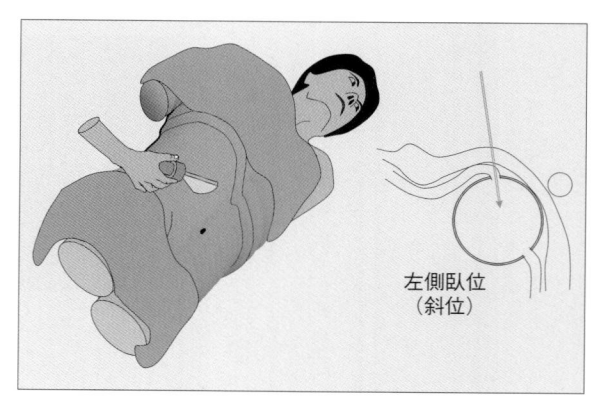

図5　右腎動脈流速の測定と検査体位

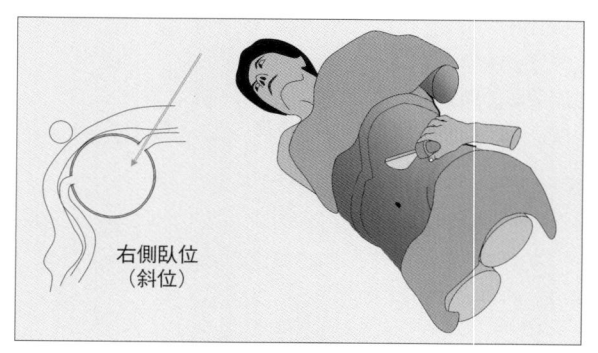

図6　左腎動脈流速の測定と検査体位

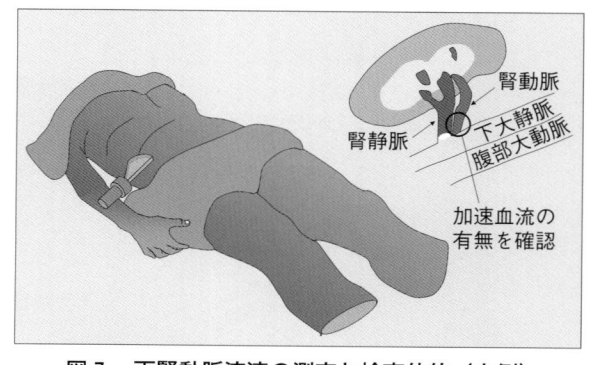

図7　両腎動脈流速の測定と検査体位（右例）

速を，より正確に計測しようとする場合あるいは，腸管ガス等の影響により腎動脈の描出困難な症例では，側腹部からのアプローチや側臥位，あるいは斜位での計測が向く（**図5，図6**）．特に腹囲の大きな症例において，状況が好転する症例もあり試行する価値はあるが，体位変換直後は却ってみづらくなるので，少し時間をおいてから検査を開始するとよい．状況好転までの待ち時間には，周囲臓器の異常所見の有無を観察したり，腎内血流の計測を行うと効率よく，多くの情報を得ることができる．プローブ走査は，少し横腹に食い込ませる要領で行うので，痛ければ遠慮なく言ってもらうように伝えてから開始する．右腎動脈の検索は，下大静脈の画面下方を走行する血管をみつけるとよい．斜位がみやすい症例が多いが，観察困難な場合は左側臥位まで体位変換を行う．右斜位で左腎動脈をみつける方法は，腹部大動脈の末梢側から中枢側に走査を行うと，左腎静脈がみえてくる．

その位置で腎静脈の画面下を走行する左腎動脈をみつける方法が採られる．標的としている腎動脈ではなく，反対側の腎動脈が条件よく観察できる場合もあるので，全体を見渡す習慣をつける．それでも計測不可能な場合には，断層画像は不鮮明であるが，腎臓をエコー窓にしてカラーガイド下に血流速度を計測する（**図7**）．高速流が検出された場合は，連続波ドプラを使用し，出来る限り角度補正の小さくなる方向から計測をする（**図8**）．できれば複数方向からのアプローチを試みて，角度補正なしで最も高流速が検出できる方向からの計測値を採用する．2 m/sec以上の高速血流や乱流が観察される場合は，より詳細な評価のための情報収集に努める．線維筋性異形成症例など，腎動脈中央から遠位部に狭窄性病変が疑われる症例では，流速測定のみに留まらず，斜位などの体位を積極的に利用して血管の詳細な観察に心がける．

テクニック⑤　腎動脈エコー

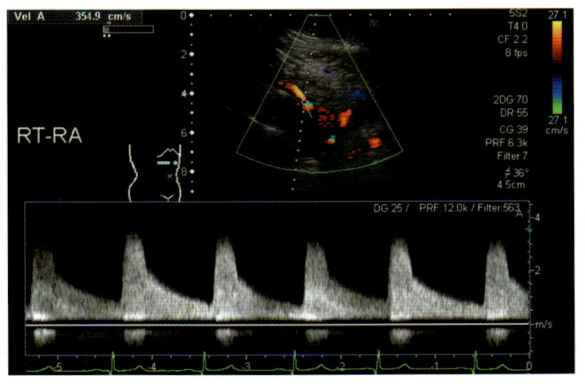

図8　右腎動脈起始部狭窄例（右斜位）
角度補正なしで2.9 m/sec の高速血流が観察される．
角度補正36度で3.5 m/sec に計測される．
仰臥位では描出条件悪く，2 m/sec 程度にしか測定されない．

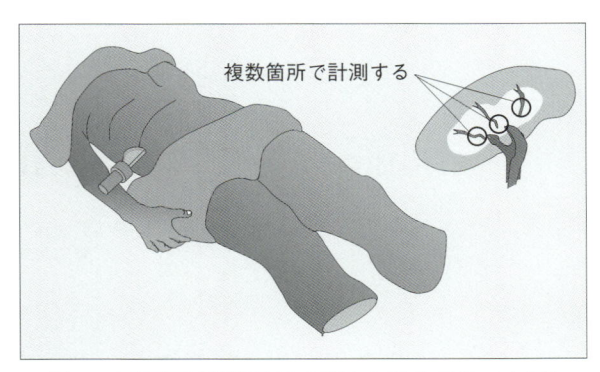

図9　両腎区域動脈流速の測定と検査体位（右例）

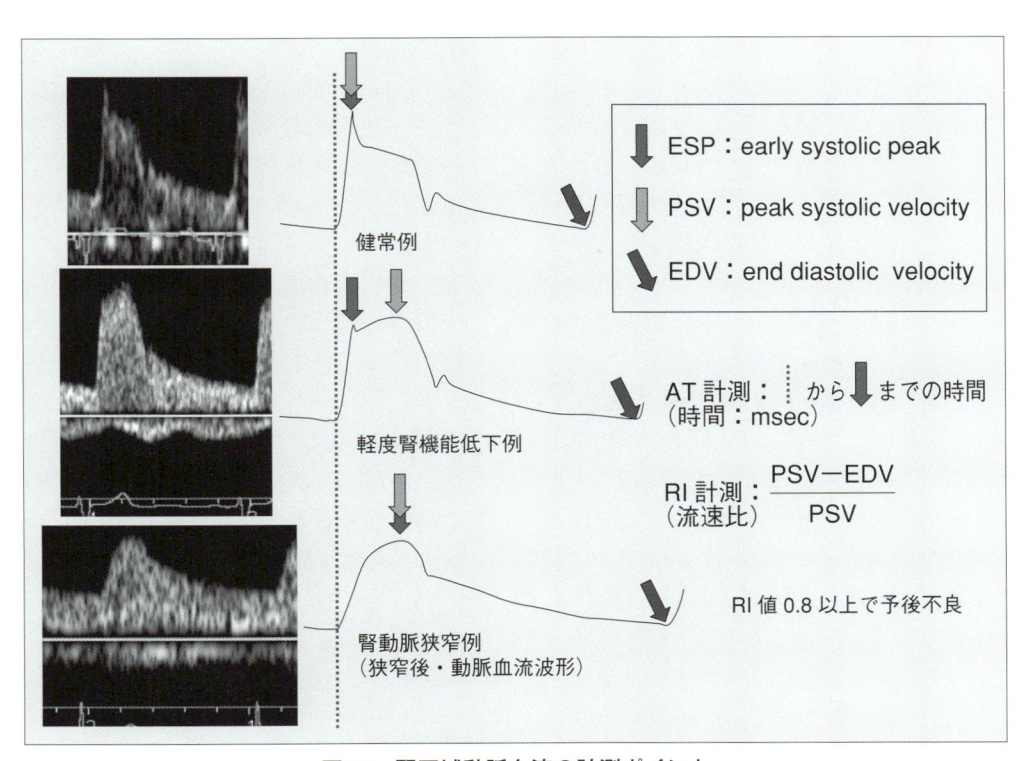

図10　腎区域動脈血流の計測ポイント

f．腎区域動脈の血流速度を計測する

　カラードプラの流速レンジは，腎動脈検査時と同等でよいが，少し低めに設定したほうが観察しやすい症例が多い．検査体位は仰臥位，側臥位，斜位，腹臥位のいずれからもアプローチできる（図9）．腹臥位は走査しやすく血流を検出しやすいが，長時間の検査体位には辛いので，配慮が必要である．血流速度を計測する部位は出来る限り広範囲であることが望ましいが，カラードプラ上での観察で大きな問題がなさそうであれば，上・中・下3箇所の代表的な血流についての計測が推奨される．当該区域における

```
3.5m/s
         1.1m/s
加速部(3.5m/s)
長径                        長径
94mm                      104mm
        1.8m/s
        (SMA)
```

血流速度(PSV : cm/sec)
腹部大動脈 72

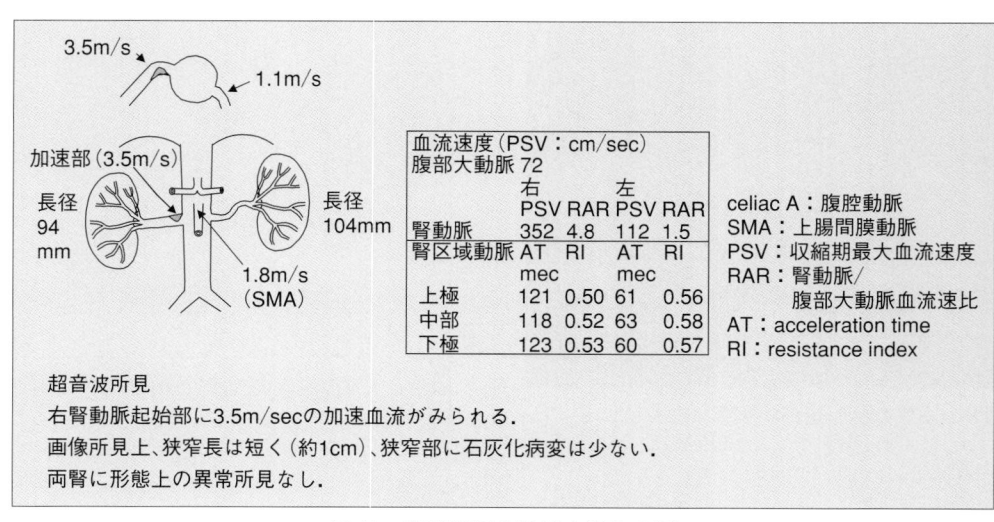

	右		左	
	PSV	RAR	PSV	RAR
腎動脈	352	4.8	112	1.5
腎区域動脈	AT mec	RI	AT mec	RI
上極	121	0.50	61	0.56
中部	118	0.52	63	0.58
下極	123	0.53	60	0.57

celiac A：腹腔動脈
SMA：上腸間膜動脈
PSV：収縮期最大血流速度
RAR：腎動脈/腹部大動脈血流速比
AT：acceleration time
RI：resistance index

超音波所見
右腎動脈起始部に3.5m/secの加速血流がみられる。
画像所見上、狭窄長は短く（約1cm）、狭窄部に石灰化病変は少ない。
両腎に形態上の異常所見なし。

図11 腎動脈超音波検査報告書例

血流状態の低下が判明する症例もあり、1箇所のみの計測手順はあまり推奨されない．呼吸により対象血管は大きく動くので，タイミングを見計らって，呼吸を止めてもらう．呼吸コントロールのできない症例では，同一点で最も長く血流が表示されるポイントで待ち構えて，タイミングよく計測を行う．パルスドプラのサンプルボリュウムは対象血管より少し広めに設定すると効率がよい．併走する静脈の波形も同時に検出してしまうが，動脈波形の計測に邪魔にならないことが多い．腎内に高速血流が観察される場合には，区域動脈の狭窄や動静脈瘻などを疑い，正確な流速を測定する努力をする．区域動脈の血流速度波形から得られる情報には図10に示す項目がある．

g．評価する

腎動脈の有意狭窄を評価するための基準は，直接所見として腎動脈で2.0m/sec以上（または1.8m/sec以上）の高速血流の存在と，腹部大動脈の流速との比であるRAR（renal artery to aortic peak sytolic velocity ratio）が3.5以上であれば，有意狭窄と判断する．間接所見としては，腎内区域動脈の血流波形から①収縮早期ピーク波の消失，②収縮期加速時間（AT）0.07秒以上，③tardus parvus 血流速波形，④RI（resistance index）の左右差0.15以上の場合に径狭窄率60％以上の病変の存在を疑う．
腎機能評価の指標としては，RIが0.8以上であると，高度の腎障害があり予後不良とされている．

h．報告書作成

報告書には下記項目の記載が必要である．①依頼内容に対する所見の記載，②超音波診断のもととなった画像所見や各種計測値の記載，③周囲にみられた重要所見があれば記載．図11に報告書記載例を示すが，超音波の画像も同時に貼付できるような環境を整えることができれば，さらに説得力のある報告書となる．

参考文献

1) Rundback, J. H., et al：Guidelines for the reporting of renal artery revascularization in clinical trials. Circulation **106**：1572-1585, 2002
2) Standness, D. E, Jr.：Duplex imaging for the detection of renal artery stenosis. Am J Kidney Dis **24**：674-678, 1994
3) 血管診療技師認定機構・血管無侵襲診断法研究会編：血管無侵襲診断テキスト．南江堂，東京，2007
4) 米田智也，佐藤 洋：末梢動脈疾患と超音波検査の進め方・評価・腎動脈．Medical Technology 別冊．医歯薬出版，東京，pp 96-119, 2009

18 末梢動脈硬化の画像診断

済生会熊本病院放射線科
浦田 譲治

　末梢動脈の病的硬化性変化は，閉塞性動脈硬化症（arteriosclerosis obliterans：ASO）または末梢動脈閉塞性疾患（peripheral arterial disease：PAD）と呼ばれる．このPADの診断および治療法の選択における画像診断の果たす役割は大きい．以前より，末梢動脈の画像診断は血管造影がゴールド・スタンダードであった．しかし，最近ではUSやCT，MRなどの侵襲性の低い画像診断がスクリーニングや精査として主流になってきており，血管造影は血管内治療の目的で行われることがほとんどである．末梢動脈硬化のUS診断については，別稿で詳しく解説されるので，本稿では，CTおよびMR診断を中心に解説する．

A 末梢動脈硬化における画像診断の役割

　PADに対する治療には，運動療法や薬物治療，経皮的血行再建術（interventional radiology：IVR），外科的血行再建術などがあり，集学的に治療が行われている．このPADの診断・治療の統一したガイドラインとして，2000年に欧米の関連14学会により，TransAtlantic Inter-Society Consensus（TASC）が作成された[1]．このTASCに示されるように，治療法の選択に際しては，病変の部位や性状，範囲，末梢のrunoffの状態を評価することが必要である．特に，IVRの方針を考えるうえでは，石灰化の有無や狭窄病変の局在（偏在性，中心性）などの鑑別も重要である．これらの情報を提供することが画像診断の役割と言える．

B 末梢動脈硬化におけるCT，MR診断

　CT，MRを用い，血管造影と類似した画像を表示する方法を，それぞれCT angiography（CTA），MR angiography（MRA）と呼んでいる．いずれも，血管造影と比較して侵襲性は非常に低く，三次元表示により様々な方向からの観察が可能である．下肢動脈は解剖学的に体軸方向に長く，末梢動脈疾患の治療方針の決定には，腹部から下腿までの広範囲を撮る撮像技術が必要であるが，最近のCTやMR装置の進歩により，広範囲を短時間で撮像可能となり，診断能も向上し，臨床に広く応用されるようになった．以下に，CTAとMRAについて簡単に説明する．

1．CT angiography（CTA）
a．CTAの利点

　多検出器CT（Multidetector-row CT：MDCT）の登場により，薄いスライス厚で，広範囲を短時間に撮像できるようになり，詳細な三次元のCTA（3D-CTA）が作成可能となった[2]．1998年に4列のMDCTが臨床応用され，その後，16，64列MDCTが次々と登場し，最近では128列，256列が実用化され，320列といった面検出器CTまで臨床に応用され始めた．

　下肢の末梢動脈はMDCTが最も威力を発揮できる領域の一つと言える．通常の造影CTと同様に，心電同期などの特別な装置や前処置は不要で，息止めも腹部から骨盤部を撮像している数秒間のみで済み，患者に負担なく，簡便に行える．

　このようにMDCTを用いたCTAは，低侵襲であるほか，三次元表示により様々な方向か

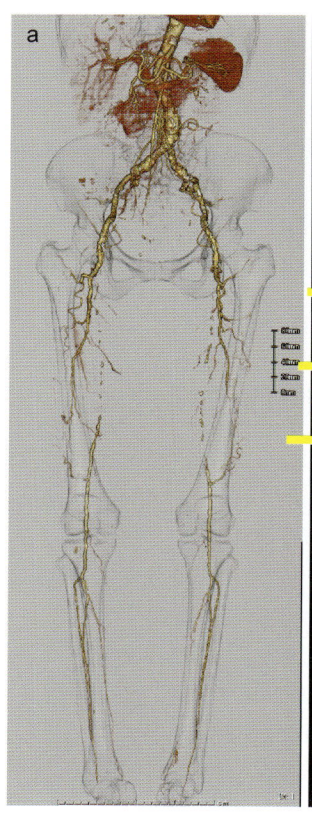

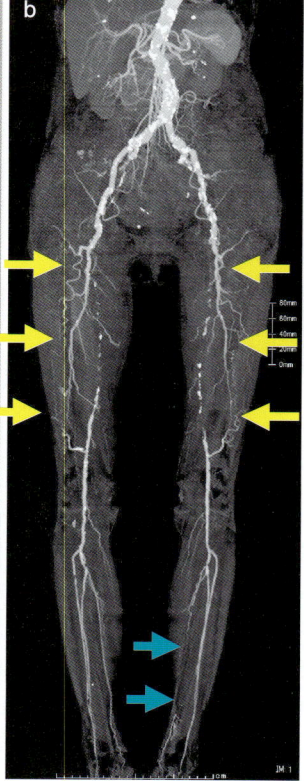

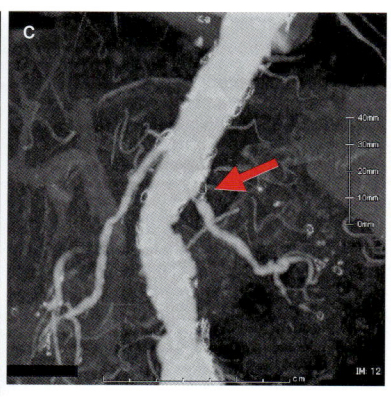

図1 72歳女性，両側浅大腿動脈閉塞（CTA）
a：CTA（VR） b：CTA（MIP） c：腎動脈CTA（MIP左前斜位像，石灰化除去ソフトによる処理）．
　a，b：両側浅大腿動脈は閉塞し，深大腿動脈からの側副路（黄矢印）により，膝窩動脈にrunoffが認められる．左後脛骨動脈にも閉塞があり，側副路により末梢の描出が認められる（青矢印）．
　c：左腎動脈起始部にも高度の狭窄が合併していた（赤矢印）．

らの観察が可能であり，血管内腔のみならず，血管壁の石灰化といった内腔以外の評価が可能である．また，CTAでは血管造影と異なり，造影剤を経静脈性に投与するため，様々な側副路の状況を広い範囲で評価できる（図1，図2）．最新の系統的レビューにおいては，PADに対するMDCTの診断能は，血管造影をゴールド・スタンダードとした場合，2列/4列MDCTでは感度が88〜96％，特異度89〜96％，16列/64列MDCTでは感度が95〜98％，特異度96〜99％で，検出器の列数が多いほど精度は有意に向上していると報告している[3]．

b．CTAの撮像テクニックとポイント

PADの治療法の選択には，腹部大動脈や腎動脈などの主要な分枝血管の評価が重要であり，上腹部から下肢を撮像する必要がある．PADの外科的治療や血管内治療の適否の決定には，末梢側のrunoffの評価が非常に重要であり，足部まで十分に含める．

詳細な三次元画像を得るためには，スライス厚は2.5mm以下が望ましい[2]．撮影や造影の方法は施設によって異なっているが，適切な寝台移動速度を選択し，良好なタイミングで撮影する必要がある．筆者の施設では，非イオン性ヨード造影剤を体重あたりのヨード量450mgI/kgを，経静脈性に30秒間でボーラス投与し，撮像を開始している．開始のタイミングは，大動脈内のCT値をモニタリングする方法（ボーラス・トラッキング法）や少量の造影剤を用い到達時間をあらかじめ計測する方法（テスト・インジェクション法）が用いられる．

末梢動脈の血流速度は大動脈と比べ遅く，かなりの個人差がある．PADの症例においては，さらに注意する必要がある．16列以上のMDCTで高速撮像を選択すると，血流（造影剤）を追い越し，末梢で造影不十分となる場合がある．また，心不全や動脈瘤を合併している症例でも，血流が遅い場合があり，同様に注意

18. 末梢動脈硬化の画像診断

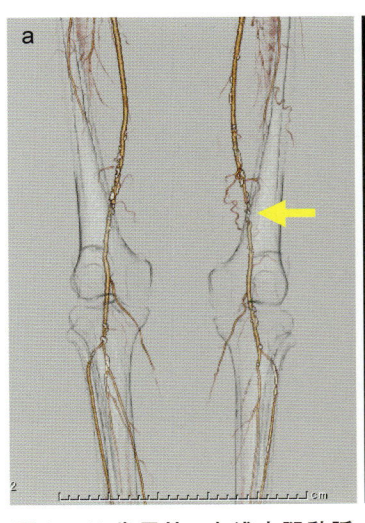

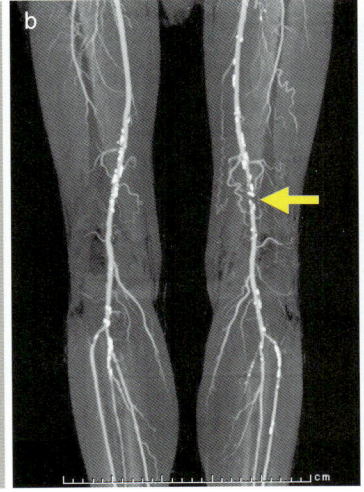

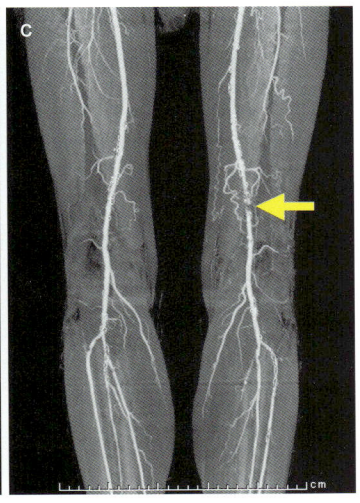

図2 68歳男性 左浅大腿動脈遠位部閉塞（CTA）

a：CTA（VR），b：CTA（MIP），c：CTA（MIP，石灰化除去ソフトによる処理），d：CTA（CPR）e：血管造影．

a, b, c：左浅大腿動脈に短区間の閉塞が疑われる（矢印）．側副路の発達もみられる．

d：CPRでは，同部に血栓による閉塞が確認された．

e：血管造影にて同閉塞部を確認後，経皮的血管拡張術が施行された．

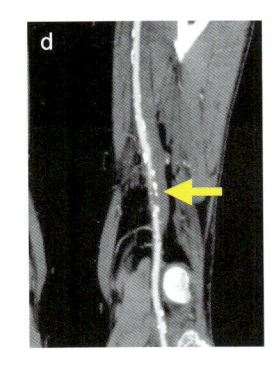

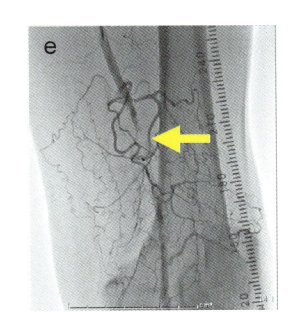

が必要である．このような場合は，足までの撮像が終わってすぐに再撮影を行うと良好な造影が得られる場合があり，有用な手法である．筆者の施設でも，あらかじめ足から膝上までの逆からの撮像を予備としてプログラムしており，撮像中のモニタリングにより必要と思われたら，すぐに追加撮像している．

c．CTAの画像表示法と注意点

MDCT撮影により収集したデータをワークステーションで再構成し，様々な三次元画像が作成できる．末梢動脈のCTAで一般に用いられている表示法としては，volume rendering（VR）や最大値投影法（maximum intensity projection：MIP），血管の走行に沿った再構成法（curved planar reformation：CPR）などが用いられる．

VRはカラー表示により立体感のある画像が得られ，概観をみるのに適している（図1a，図2a）．しかし，条件の設定により，細い血管や狭窄部が描出されず，病変を過大評価する可能性がある．

MIPは血管造影と似たイメージで，通常グレースケールで表示される（図1b，図2b）．骨が障害陰影となるので，骨をワーク・ステーションで除去することがあるが，骨に接した血管が狭窄様にみえることがあるので，注意が必要である．

血管壁に高度の石灰化や金属ステントがある場合は，VRやMIPでは血管内腔の評価が困難となる．このような場合には，CTの元画像（横断像）や血管の走行に沿ったCPRを併用する必要がある（図2d）．また，ソフト的な閾値処理により，石灰化やステントを除去し，血管内腔の表示がある程度可能である（図1c，図2c）．最近では，単純CTをマスク像として，造影画像からサブトラクションする方法や，さ

147

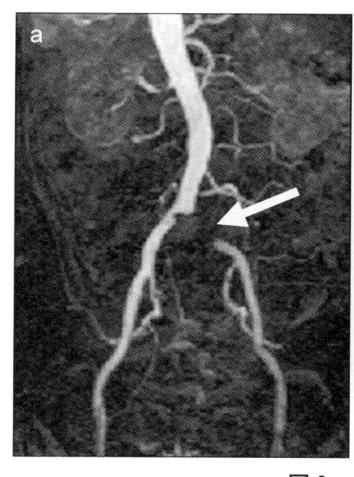

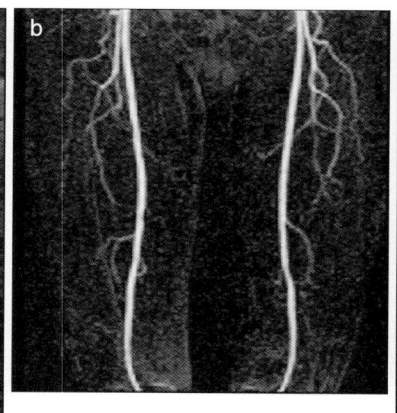

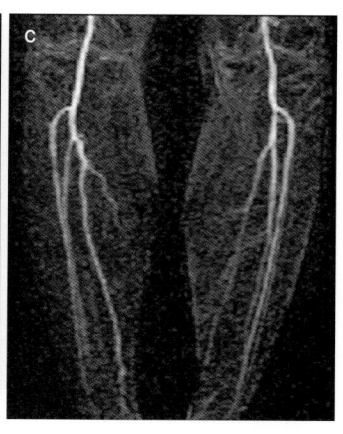

図3 78歳男性 左総腸骨動脈閉塞（造影MRA）
a：腹部から骨盤部, b：大腿部, c：下腿部.
a, b, c：寝台移動法による造影MRAである．1回の造影剤投与にて，3部位を撮像した．左総腸骨動脈に完全閉塞がみられる（矢印）．側副路により，末梢側の描出は良好である．下肢動脈には軽度の狭窄が散見されるが，血流は良好である．

らに2つのエネルギー値の異なるX線から得られた画像を応用し，石灰化を除去する方法が開発されており，臨床応用が期待されている．いずれの表示法も利点・欠点があり，一つの表示法で判断するのではなく，複数の再構成画像や元画像を参照しながら，読影する必要がある．

2．MR angiography（MRA）
a．MRAの利点

MRは優れたコントラスト分解能をもち，造影剤を使わずに鮮明なMRAを撮ることが可能である[4]．また，X線被曝がないことが最大の利点である．簡便性においてはUSやCTに劣るものの，CT同様術者の経験に依存することはなく，再現性に優れており，ほぼ全身の血管を評価できる．症候性PADの診断および評価における複式超音波検査，MRA，CTAを比較した最新の系統的レビューにおいて，50％以上の狭窄の検出に関しては，MRAが最も診断精度が高かったと報告されている[5]．

MRAにはガドリニウム造影剤を使用する造影法と使用しない非造影法があり，以下に解説する．

b．造影MRA

ガドリニウム造影剤を用いることにより，血管内腔を高いコントラストで描出可能である．撮像時間が短く，呼吸停止下に撮像できるため，全身の血管に応用できる．

1回の撮像範囲は40〜50cm程度であり，骨盤部から下腿までの広範囲を撮像するには，2〜3回の寝台の移動が必要である．1回の造影剤投与で寝台移動・撮像を繰り返して撮像する方法が開発され，下肢血管の評価に必要な範囲がカバーできるようになった[6]（図3）．ガドリニウム造影剤を最大量0.2mL/kg（マグネビスト®は最大0.4mL/kgまで投与可能）を経静脈性に投与後，撮像を開始する．開始のタイミングは，腹部大動脈内の信号強度をモニタリングする方法（ボーラス・トラッキング法）を用いている．CT同様，血流が極端に遅延している例では末梢の造影が不十分であったり，逆に撮像のタイミングが遅い場合は，静脈が描出され障害陰影になったりするので，注意が必要である．

c．非造影MRA

複数の撮像法があり，詳細は総説を参照されたい[4]．MR登場初期の非造影MRA（time of flight法，phase contrast法）は非常に撮像時間が長く，特に広範囲の血管の撮像には不向きであったが，最新の非造影MRA（fresh blood imaging：FBI法）の登場により，比較的短時間に下肢血管の撮像が可能となった（図4）．な

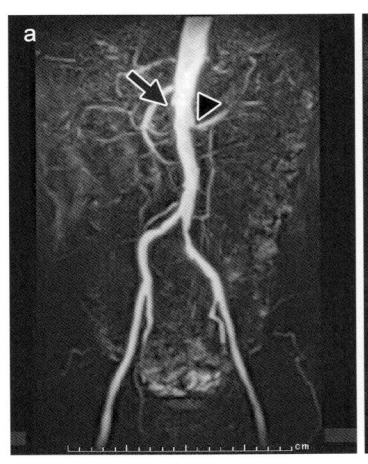

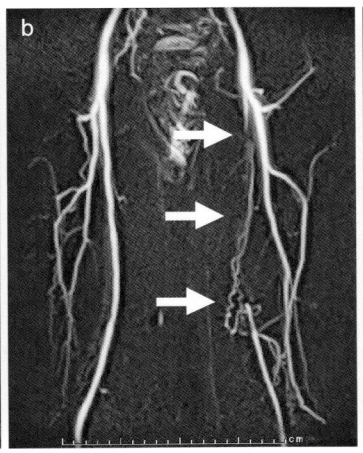

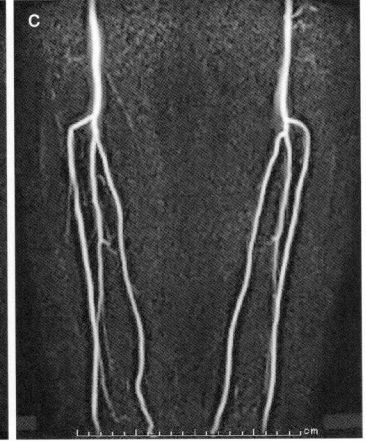

図4　79歳男性　左浅大腿動脈閉塞（非造影MRA）
a：腹部から骨盤部，b：大腿部，c：下腿部．
a, b, c：腎機能障害があり，ヨード造影剤およびガドリニウム造影剤が使用できないため，非造影MRA（FBI法）にて下肢動脈を評価した．左浅大腿動脈は完全閉塞し，側副路によりrunoffが認められる（b矢印）．同時に，右腎動脈の高度狭窄（a矢印）および左腎動脈の中等度狭窄（a矢頭）も指摘された．

お，造影剤を使用しないということは，低コストで患者負担の軽減にもなる．さらに最近話題になっている腎性全身性線維症*についても，ガドリニウム造影剤との関連性が指摘されており，現在では高度腎機能障害の患者には造影検査は行わないように勧告されている[7]．非造影であれば，この心配も無用である．なお，造影タイミングのミスや造影不十分といった失敗とも無縁である．

d．MRAの画像表示法と注意点

MRAは主に最大値投影法（MIP）を用いて表示される．MRのデータ量はCTに比べると少なく，画像表示が速やかである．骨や石灰化の影響を受けないため，三次元画像の作成は容易である．しかし，読影に際し，乱流による信号低下や，金属などが近傍にあれば画像の歪みや欠損などのアーチファクトに注意が必要である．また，サブトラクションを用いるので，体動による画像の劣化にも注意が必要であり，下肢の撮影においては固定が必要である．

C　PADにおけるCTとMRの使い分け

CTとMRは臨床的役割が重複するところが多く，どちらを選択するのかについてはよく議論されるところである．PADの画像診断においても例外ではない．結論から言えば，診断能は装置のパフォーマンスに大きく依存するので，スクリーニングとしては基本的に各施設で優れているほうを選択されてよいかと考える．PADにおけるCTとMRの一般的な長所・短所を**表**に列挙するので，撮像法の選択の参考にされたい．

CTにおいては，MDCTの出現により，高い時間分解能や空間分解能により，詳細な三次元画像が得られるようになった．ヨード造影剤の使用が可能であれば，術前検査などの詳細な血管情報を得るためには第一選択と考えてもよいであろう．また，石灰化の情報は術前情報としては必要ではあるが，高度の石灰化の存在は血管内腔の正確な狭窄度判定が困難となるという欠点にもなりうる．この場合は，MRAや従来の血管造影での評

（注釈）
*腎性全身性線維症（nephrogenic systemic fibrosis：NSF）
　1997年に提唱された疾患である．皮膚が線維化する異常が腎不全患者のみに発症したことから，以前は腎性線維化性皮膚症と呼ばれていた．稀な疾患とされていたが，皮膚の硬化が主体の多臓器線維化性疾患であり，死に到ることもある．現在，発症の機序や原因は不明であるが，重症腎機能障害患者のMRI検査におけるガドリニウム含有造影剤使用との関係が示唆されている．

表 PADにおけるCTとMRの長所・短所

	CT	MR
長所	高い空間・時間分解能 狭窄率が正確 ステント内の評価が可能 石灰化の情報が得られる（術前情報） 救急対応が可能	X線被曝なし 非造影での撮像も可能 血流動態の診断が可能 石灰化高度症例での血流評価が可能 組織コントラストが高い（プラーク性状の評価が可能）
短所	X線被曝あり ヨード造影剤の投与が必要	検査時間が長い 騒音 被検者に制限がある（閉所恐怖症，ペースメーカー，体内金属など） さまざまなアーチファクトがあり，判定に難渋する場合もある

価も検討すべきである．現時点では，優れた画質をもつCTではあるが，その最大の欠点はX線被曝とヨード造影剤の投与が必要不可欠なことである．ヨード造影剤の禁忌・慎重投与については常に留意すべきである．また，動脈硬化症は全身的な疾患であり，潜在的な腎機能障害を合併している可能性も考慮しておくべきである．

一方，MRAもハードやソフトの改良によりさらなる高速化が進み，血管の三次元的な形態のみならず，より高い時間分解能により，血行動態を加味した四次元的な画像診断も可能となってきた．MRの特徴としては，ペースメーカーや体内金属，閉所恐怖症などの制限はあるものの，X線被曝がないことが最大の利点であり，スクリーニングや経過観察など繰り返し検査する場合に安全に施行可能と言える．また，今回のPADの画像診断においては，造影剤を使用せずに血管の描出が可能であることも利点の一つにあげられる．なお余談だが，造影剤を使わないということは，体動や造影タイミングミスなどで撮像が失敗しても撮り直しが効くこと，また造影検査に関する同意書をとる必要がない点で，技師や医師の精神的・肉体的負担の軽減にも寄与していることを付け加えておく．

D おわりに

CTAやMRAは，低侵襲的に詳細な末梢動脈の形態診断が可能であり，PADのスクリーニングや術前診断，経過観察に有用と思われる．PADの画像診断法には様々な方法があるが，各検査法の長所や短所をよく理解し，うまく使い分けていくことが大切である．

文献

1) Dormandy JA, Rutheford RB : Management of peripheral arterial disease (PAD) : TASC Working Group. TransAtlantic Inter-Society Consensus (TASC). J Vasc Surg 31 : S1-S296, 2000
2) Rubin GD, Shiau MC, Leung AN, et al : Aorta and iliac arteries : single versus multiple detector-row helical CT angiography. Radiology 215 : 670-676, 2000
3) Met R, Bipat S, Legemate DA, et al : Diagnostic performance of computed tomography angiography in peripheral arterial disease : a systematic review and meta-analysis. JAMA 301 : 415-424, 2009
4) Miyazaki M, Lee VS : Nonenhanced MR Angiography. Radiology 248 : 20-43, 2008
5) Collins R, Burch J, Cranny G, et al : Duplex ultrasonography, magnetic resonance angiography, and computed tomography angiography for diagnosis and assessment of symptomatic, lower limb peripheral arterial disease : systematic review. BMJ 334 : 1257-1261, 2007
6) Ho KY, Leiner T, de Haan MW, et al : Peripheral vascular tree stenoses : evaluation with moving-bed infusion-tracking MR angiography. Radiology 206 : 683-692, 1998
7) NSFとガドリニウム造影剤使用に関する合同委員会（日本医学放射線学会・日本腎臓学会）："腎障害患者におけるガドリニウム造影剤使用に関するガイドライン"改訂のお知らせ（2009年9月2日）．http://www.radiology.jp/uploads/photos/649.pdf

19 末梢動脈硬化の超音波診断

奈良県立医科大学附属病院中央内視鏡・超音波検査部
平井都始子

　超音波検査は無侵襲で利便性が高く，空間分解能，リアルタイム性に優れ，高周波プローブによる鮮明なBモード像から詳細な形態診断が，カラードプラ，パルスドプラ法の併用により瞬時に機能（血流）診断が可能となる．装置はCT，MRIに比べて安価で検査料も非常に安い．しかし，診断能は術者に大きく依存し，検査時間が長く再現性や客観性に乏しい，石灰化や空気の影響を受けやすく，第3者には全体像が理解しにくいなどが欠点とされている．

　CT angiography（CTA）は短時間で広範囲の血管を再現性よく描出でき，様々な3D表示などで患者にも理解しやすい画像を表示できるが，被曝を避けられず，造影剤使用は必須である．空間分解能は劣るが被曝がなく石灰化の影響を受けないMR angiography（MRA）も，広範囲の血管を再現性よく描出できるため，末梢動脈硬化の画像診断としてCTAやMRAを第一選択とする施設も多い．患者の症状や診断の目的とその施設での状況によって各種画像診断法が使い分けられているが，一般的に腎機能が低下している症例のスクリーニング，急性閉塞例の閉塞部同定，治療のモニタリングや治療後の経過観察などには超音波が第一選択の検査法となる．他のモダリティの所見や画像診断と症状の乖離がみられる場合の精査にも超音波検査が有用と考えている．本稿では，目的別にCTAやMRAと比較した場合の超音波の特徴や利点について症例を提示しながら概説する．

A　末梢動脈閉塞性疾患の診断

　CTA，MRAでは狭窄や閉塞の部位と範囲など全体の形態的な変化を捉えることができるが，血流方向や血流速度などの血流情報は得られず，血流障害の程度や有意な狭窄であるか否かについての判定が困難な場合に遭遇する．しかし，超音波は高い空間分解能でカラードプラ法により血流方向や血流速度の変化が可視化され，パルスドプラ法により局所の血流速度変化を定量的に評価できる．鼠径部，膝窩部，足関節内果や足背で血流速度波形をとれば下肢全体の血流障害の程度や有意病変の存在する範囲を把握することができる．正常下肢動脈の血流波形は，収縮期に急峻な立ち上がりの山を形成し，拡張早期に逆流を伴う2相性または続いてなだらかな山を伴う3相性波形を示し，収縮期最高流速（peak systolic velocity：PSV）は鼠径部で1m/s程度，膝窩動脈より末梢では50cm/s程度で，立ち上がりからピークまでの時間（acceleration time：AT）は100m/sec程度である（**図1b**）．有意な狭窄や閉塞が存在すると，末梢側ではPSVの低下，ATの延長，逆流成分の消失がみられ，なだらかな1相性の波形に変化するため，左右差や中枢側と末梢側での波形の変化により病変の有無や程度を客観的に評価できる[1]（**症例1, 2, 3**）．また狭窄病変では，病変の前後でPSVを計測することで狭窄の程度を判断することが可能である（**症例2, 3**）．狭窄部で測定したPSVとその中枢側で測定したPSVの比（peak systolic velocity ratio：PSVR）が2倍未満であれば狭窄率は50%未満と考えられる．現在広く使用されている有意狭窄の判定基準では，狭窄部のPSVが2m/s以上，またはPSVRが2以上であれば50%以上の狭窄を示唆する所見とされている[2]が，PSVRが2〜4であれば50〜75%の狭窄が，4以上であれば76〜99%の狭窄が疑われると

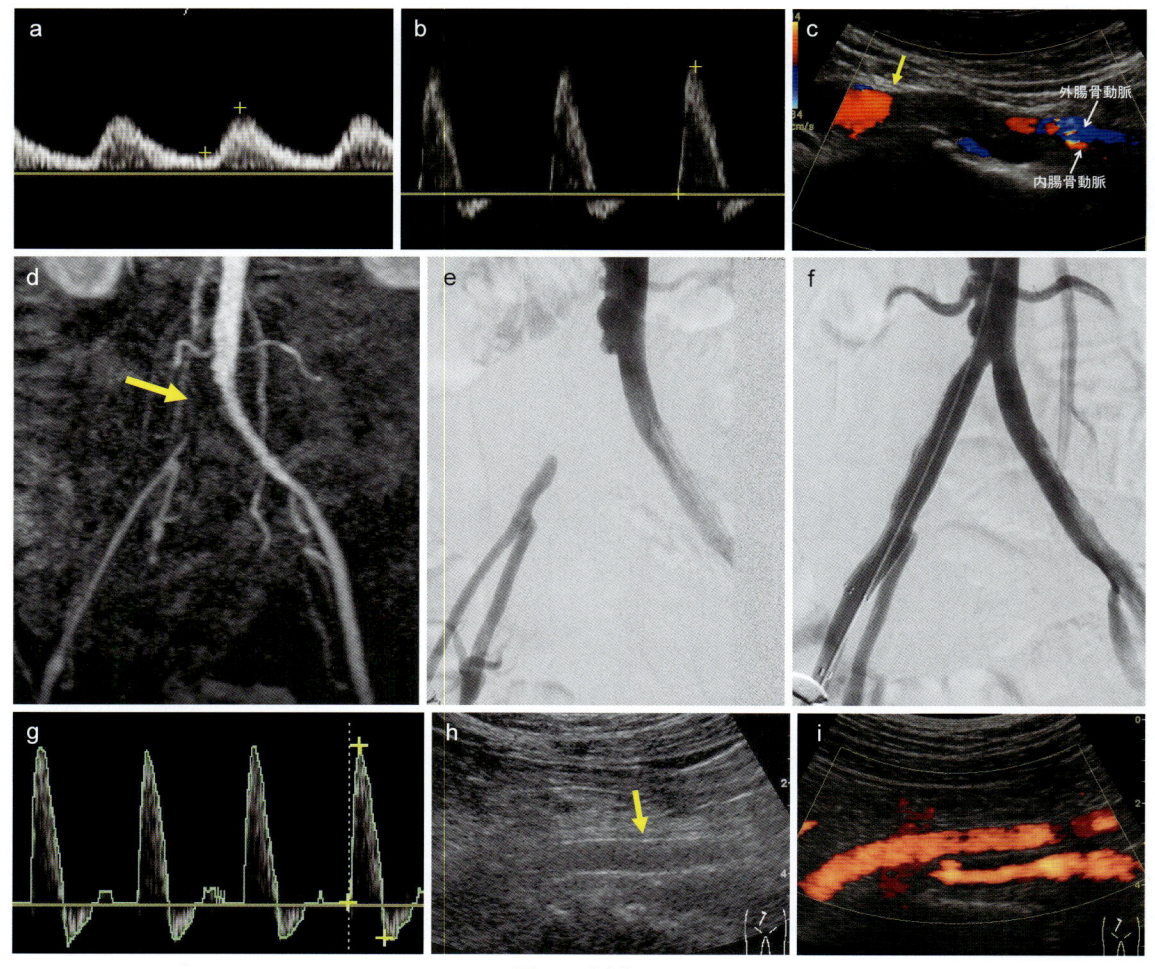

図1 症例1

a：右鼠径部の血流波形，b：左鼠径部の血流波形，c：右総腸骨動脈カラードプラ像，d：MRA，e：血管造影像（治療前），f：血管造影像（治療後），g：右鼠径部血流波形（治療後），h：右総腸骨動脈Bモード像（治療後），i：右総腸骨動脈パワードプラ像（治療後）．

する報告もある[3]．実臨床ではPSVR：2.4以上が50％以上の狭窄を検出する基準として妥当であるとも報告されている[4]．

カラードプラ法は血流方向や血流速度の変化を二次元で捉えることができるため，狭窄部はジェット流や狭窄部末梢側の乱流を示すモザイク状のカラー表示（**図2d, e，図3e**），閉塞部はカラー表示の消失と側副路からの流入血流（**図1c**）を直接捉えることができ，熟練した術者が施行すれば無侵襲に下肢動脈閉塞性病変の有無，病変の範囲や程度をほぼ確実に診断できる[1]．特に大腿動脈から膝窩動脈での診断能は非常に高い．逆流や乱流，ジェット流などの異常所見から細い側副路の流入やフラップ，などCTAやMRAでは描出困難な局所病変も鮮明に確認できる．

B 治療の術前・術後評価

治療前の狭窄の程度や閉塞の範囲，血管壁の石灰化など全体像の把握，治療法やデバイスの選択のための計測，治療前後の形態的な評価には主にCTAやMRAが用いられる．治療前の超音波の有用性はアプローチする血管の確認，血流波形から血流障害の程度を把握する，多発狭窄病変における血流障害の主病変の確認などにある．治療前後の評価としては，治療部の評価だけでなく，血

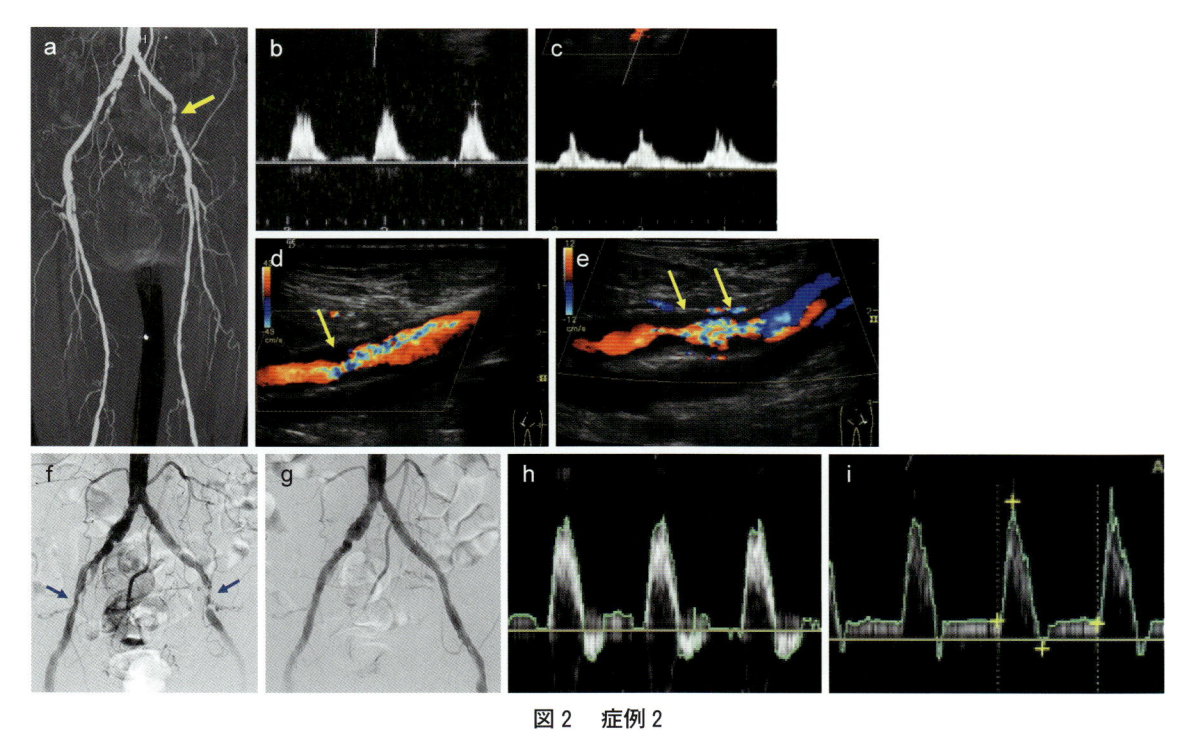

図2 症例2
a：CTA，b：右鼠径部の血流波形，c：左鼠径部の血流波形，d：右外腸骨動脈カラードプラ像，e：左外腸骨動脈カラードプラ像，f：血管造影像（治療前），g：血管造影像（治療後），h：右鼠径部の血流波形（治療後），i：左鼠径部の血流波形（治療後）．

流改善の評価が重要である．血管内治療ではステントが留置される症例が多く，ステントと血管壁との密着やステントの拡張状況，内腔の血流などCTAやMRAでは困難な詳細な情報が得られる[5〜7]．

症例1（図1）

50歳代，男性．主訴：右間歇性跛行．右鼠径部より末梢の動脈拍動が微弱．ABIは右0.46，左0.95であった．超音波パルスドプラ法による鼠径部の血流波形は，右はPSV 62.5 cm/s，AT 210 m/secのなだらかな1相性波形を示し（図1a），左はPSV 121 cm/s，AT 100 m/secで2相性の正常波形を示した（図1b）．右腸骨動脈の有意な閉塞性病変を疑い，カラードプラ法を施行したところ右総腸骨動脈分岐直後よりカラー表示が消失し（図1c 矢印），右内腸骨動脈が総腸骨動脈へ逆流して外腸骨動脈より再開通するのが観察され，右総腸骨動脈閉塞と診断した．MRAでも同様に右総腸骨動脈の閉塞が確認された（図1d 矢印）．血管造影で右総腸骨動脈閉塞を確認し，バルーンカテーテルで閉塞部を拡張後SMARTステントが留置され良好な拡張が得られた（図1e, f）．血管内治療後，ABIは右1.01，左0.93に改善した．治療後右鼠径部の血流波形は，PSV 178 cm/s，AT 70 m/secで3相性の正常波形になった（図1g）．右総腸骨動脈のステントは良好に拡張し（図1h 矢印），パワードプラ法で内腔の血流表示も良好であった（図1i）．

症例2（図2）

50歳代，男性．主訴：左間歇性跛行．ABIは右0.96，左0.43であった．CTAが施行され左外腸骨動脈に狭窄が認められた（図2a 矢印）．超音波パルスドプラ法で右鼠径部のPSVは98 cm/sと正常範囲であるが，塗りつぶされた幅の広い山となり逆流成分は消失していた（図2b）．左鼠径部の血流波形はPSV 43 cm/sと低下し，なだらかな連続性の波形であった（図2c）．血流波形から両側腸骨動脈に閉塞性病変を疑い，カラードプラ法で観察した．右外腸骨動脈に限局性の狭窄を認め（図2d 矢印），狭窄部のPSVが250 cm/sであ

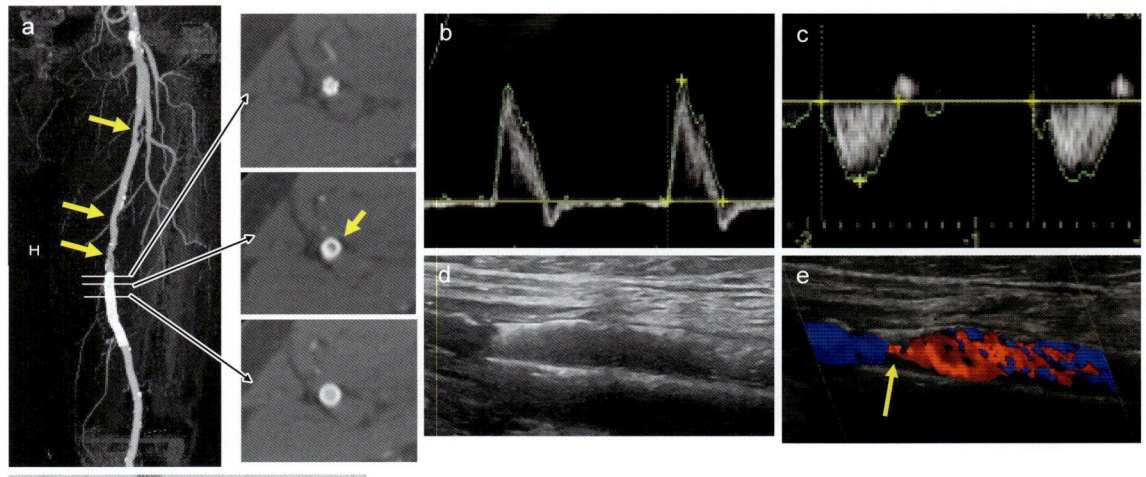

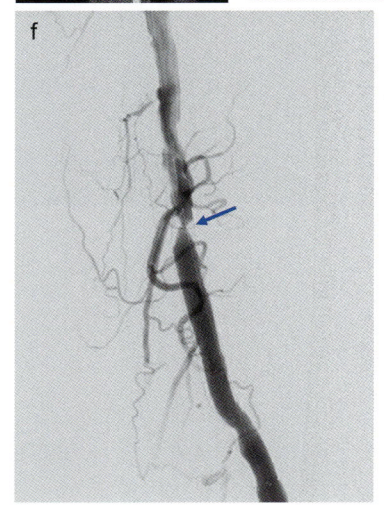

図3 症例3
a：CTAとステント留置部の元画像，b：左鼠径部の血流波形，c：左膝窩部の血流波形，d：ステント留置部Bモード像，e：ステント留置部カラードプラ像，f：血管造影像

ることより有意狭窄と診断した．左外腸骨動脈にも狭窄を認め（**図2e 矢印**），PSVは280cm/sであった．血管造影を施行し，左外腸骨動脈に重度狭窄を認め，圧較差は87mmHgであった．右外腸骨動脈にも中等度狭窄を認め，圧較差は23mmHgであった（**図2f 矢印**）．両側外腸骨動脈にバルーンカテーテルによる拡張後ステントが留置された．治療後，両側鼠径部の血流波形は正常波形になり，左のPSVは148cm/sと改善した（**図2h, i**）．

C 治療後経過観察

治療後の定期的な経過観察や再発を疑う場合，特にステント留置例ではCTAやMRAによる評価が困難なため超音波が優先される．浅大腿動脈など皮下の浅い部位であれば，ステントの網目模様やわずかな内膜肥厚も観察可能で，ステントの破損やステント内狭窄の診断も容易である（**症例3**）．

症例3（図3）

70歳代，男性．主訴：左間歇性跛行．4年前に左浅大腿動脈狭窄に対してステントが留置されている．ABIは右0.92，左0.97であった．ABIは正常であったがステント留置の既往があるためCTAが施行され，左浅大腿動脈に数箇所狭窄と，ステント留置部にも一部造影の弱い部分を認めた（**図3a 矢印**）．超音波パルスドプラ法で，左鼠径部の血流波形はPSV 180cm/s，AT 100m/secの2相性正常波形を示したが（**図3b**），膝窩部ではPSV 30cm/s，AT 230m/secのなだらかな波形であった（**図3c**）．左浅大腿動脈に閉塞性病変

19. 末梢動脈硬化の超音波診断

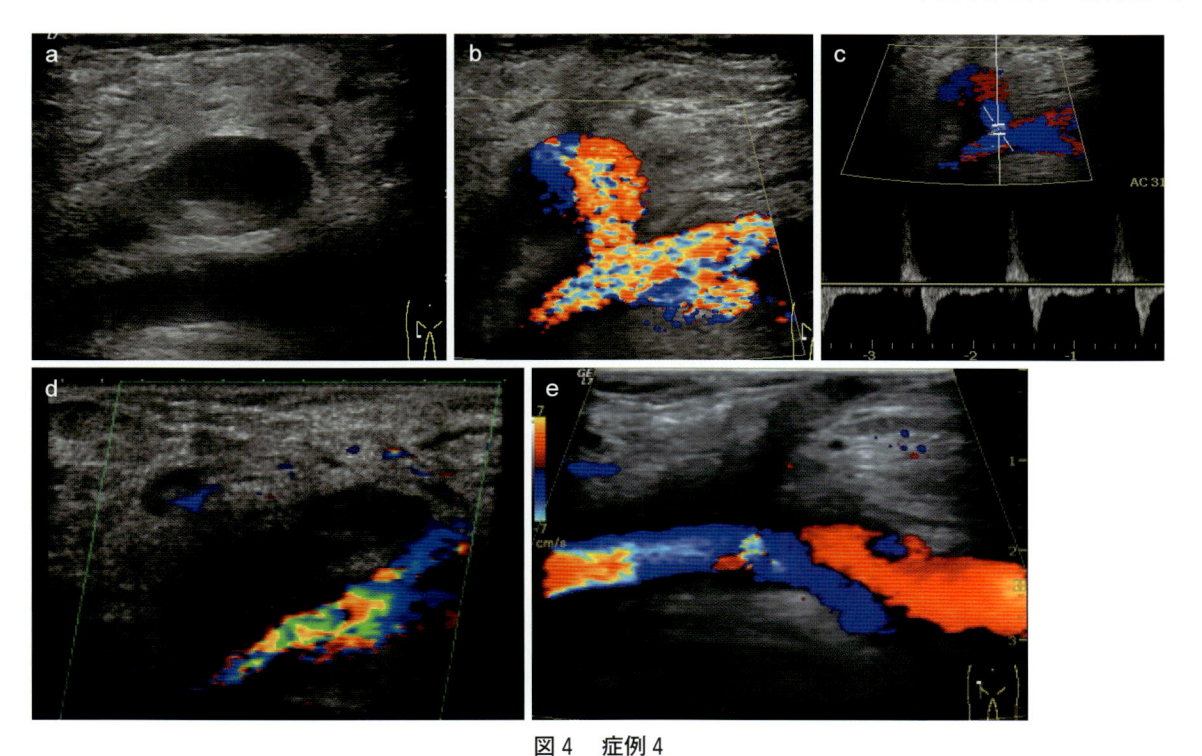

図4 症例4
a：右鼠径部のBモード像，b：右鼠径部のカラードプラ像，c：茎部の血流波形，d：圧迫終了時カラードプラ像，e：約50日後のカラードプラ像．

を疑いカラードプラ法で観察したところ，ステント留置部の中枢端に限局性の狭窄を認め（**図3e 矢印**），狭窄部のPSVが340 cm/sであったことより有意狭窄と診断した．血管造影によりステント内狭窄が確認された（**図3f 矢印**）．

D その他の動脈疾患

動脈穿刺部に発症する仮性動脈瘤や動静脈瘻，血腫などの合併症の診断については超音波検査が第一選択である．また，茎の細い仮性動脈瘤ではプローブによる圧迫で動脈瘤の血栓化を得ることもできる[8]．

症例4（図4）

60歳代，女性．心臓カテーテル検査後，穿刺部に痛みを伴う膨瘤を認め，4日経過したが退縮傾向がみられないため超音波検査を施行した．穿刺部皮下で，総大腿動脈穿刺部の浅部に2.5 cm大の低エコー腫瘤を認め（**図4a**），カラードプラ法で総大腿動脈から連続して腫瘤内に拍動性のカラー表示を認めた（**図4b**）．パルスドプラ法で茎の部分の血流波形をとると，to and froの波形を示した（**図4c**）．仮性動脈瘤と診断し，カラードプラ法で観察しながらプローブで圧迫し，仮性動脈瘤の血栓化が得られた（**図4d**）．50日後には，病変はほぼ消失した（**図4e**）．

E 新たな展開

最近の装置にはプローブの長軸方向に連続的に走査することにより，走査方向に沿ったパノラマ画像が得られる機能が搭載されている．この機能により広い範囲を1枚の画像上に描出し，病変の範囲や形状を客観的に把握することが可能になる．また，プローブを一定の早さで機械的に走査して得られたボリュームデータからリアルタイムに直交3断面や三次元画像の描出ができる．超音波は血管と穿刺針やカテーテルを同時に描出できるので，安全かつ正確な手技のために動脈穿刺のガイドや，動脈閉塞や動脈解離に対するIVR時

の治療支援画像として用いられるようになってきた．今後リアルタイム3Dのリアルタイム性がさらに向上すれば，IVR術中支援としてさらに有用性を発揮すると考えている．

また，MDCTやMRI，位置情報をもった超音波画像などの三次元データを術前にワークステーション上，または超音波装置のハードディスクに取り込んでおき，プローブに磁気センサーを装着することにより実際の超音波画像に対応するCT，MRIのMPR像や過去の超音波像をリアルタイムに表示するシステム他画像参照機能（Real-time Virtual Sonography, Volume navigation）が開発されている．治療前のCT像と治療後の超音波像，治療前後の超音波像など各モダリティーの過去画像と実際の超音波像をカラードプラ法，造影超音波法を含めて自在に比較することができる[9]．今後，客観性や全体像の把握が困難であるといった超音波の欠点を他画像参照により補い，よりわかりやすい画像の提供が可能になると思われる．

文　献

1) Hirai T, Ohishi H, Kichikawa K, et al：Ultrasonographic screening for arterial occlusive disease in the pelvis and lower extremities. Radiation Medicine **16**：411-416, 1998
2) Kohler TR, et al：Duplex scanning for diagnosis of aortoiliac and femoropopliteal disease：A prospective study. Circulation **76**：1074-1080, 1987
3) Cossman DV, et al：Comparison of contrast angiography to arterial mapping with color-flow duplex imaging in the lower extremities. J Vasc Surg **10**：522-529, 1989
4) Schlarger O, et al：Duplex sonography versus angiography for assessment of femoropopliteal arterial disease in a "Real-World" setting. J Endovasc Ther **14**：452-459, 2007
5) 平井都始子，吉川公彦，田仲三世子，他：超音波検査による骨盤・下肢閉塞性動脈疾患の診断－特にPTA術前診断と効果判定－．脈管学 **33**：27-32，1993
6) Hirai T, Ohishi H, Kichikawa K, et al：Evaluation of pretreatment and follow-up examination with color Doppler flow imaging in arterial occlusive diseases in the pelvis and lower extremity. JRS **53**：916-930, 1993
7) 平井都始子，阪口昇二，東浦　渉，他：閉塞性動脈硬化症（ASO)-診断から治療までupdate-超音波診断と治療効果判定．画像診断 **23**：892-900，2003
8) 平井都始子，大石　元，山田麗子，他：カラードプラ法によるIVRに伴う血管損傷の診断．IVR **11**：190-196，1996
9) 平井都始子，阪口昇二，吉川公彦，他：最近の画像解析の進歩と新しい脈管疾患診療への展開　超音波の最近の進歩と大動脈・末梢血管への展開．脈管学 **41**：781-784，2001

⑥ 末梢動脈エコー

関西電力病院臨床検査部
佐藤 洋

　動脈硬化の末梢動脈エコー検査において，対象となる主な疾患は，下肢閉塞性動脈硬化症（arteriosclerotic obliterans：ASO）である．本稿では，下肢動脈エコー検査のテクニックについて述べる．

A　動脈触診部位からチェックする（図1）

　効率よい検査を実施するには，動脈触診部位からチェックするよい．動脈触診部分にプローブを横断走査で観察すると，下肢動脈が必ず観察できる．また伴走する静脈も同時に描出できる．後に縦断走査にて血流測定を行う．両側の鼠径部（大腿動脈），膝窩部（膝窩動脈），内踝部（後脛骨動脈），足背部（足背動脈）の合計8箇所を観察することで，閉塞性病変の有無や病変部位の推定が可能となる．

B　検査手技（図2, 3）

　検査の実際は，①断層法，②カラードプラ法，③パルスドプラ法（時に連続波ドプラ法）を用いて評価する．いきなりカラードプラ法を用いるのではなく，まずは断層法にて血管形体をよく観察する．

C　プローブと条件設定

　対象となる血管は，表のごとく血管の太さ，深さ，血流速度が大きく異なる．そのために部位ごとに適したプローブの周波数や，ドプラ法の条件設定が異なることを理解しておく．下肢の観察には主に7.5 MHz リニア型プローブを用いるが，腸骨動脈の観察には3.5 MHz コンベックス型プローブを用いる．高度狭窄部位での高速血流を計測する際には，連続波ドプラが利用可能なセクタ型プローブを用いる．

D　カラードプラを活かす

　狭窄評価にカラードプラ法は必須である．狭窄の程度や，閉塞に伴う側副血行路などが評価できる．ただし石灰化病変では，音響陰影により正確な狭窄評価はできない．カラードプラは血管の開

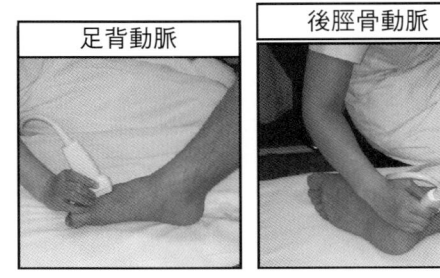

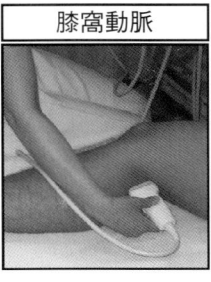

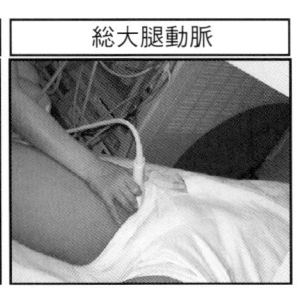

図1　下肢動脈の超音波によるアプローチ．必ずチェックしたいポイント
　　佐藤　洋：下肢動脈の撮り方と報告書の記入．心エコー 6（10）：4862-874，2005．

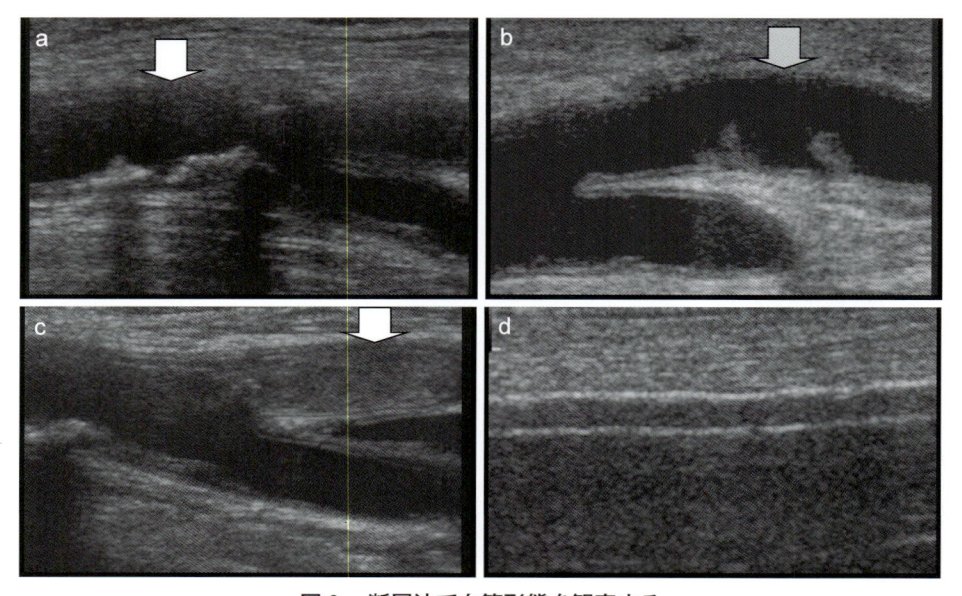

図2 断層法で血管形態を観察する
a：石灰化病変, b：潰瘍性病変, c：血栓閉塞, d：中膜硬化.

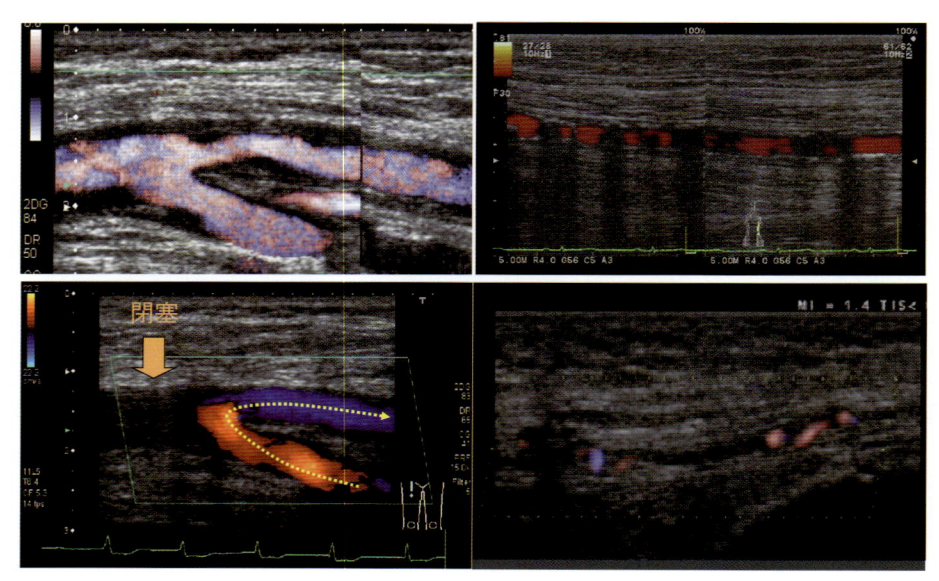

図3

存性を表すうえで有用な手法であるが，必ずしも血流シグナルが消失していることが血管閉塞ということではない．血管内の血流シグナルの欠損部分があれば，パルスドプラにて必ず記録しておく．

表 下肢動脈の太さ，深さ，最大流速

	太さ	深さ	最大流速
総大腿動脈	10 mm	2 cm	0.8～1.2 m/sec
膝窩動脈	5 mm	3 cm	0.5～0.7 m/sec
後脛骨動脈	2 mm	0.5 cm (足首レベル)	0.4～0.6 m/sec

平井都始子, 他：血管超音波検査. 四肢動脈, Medical Technology 25：451-470, 1997[3] より一部改変.

テクニック⑥　末梢動脈エコー

E　病変長を計測する（図4）

ASO症例では，狭窄や閉塞長により治療方針が異なることに留意して検査する．

F　血流の左右差評価，条件を揃える（図5）

閉塞性病変の評価には，常に左右差を意識する．単に計測値の比較だけでなく，エコー写真をみた印象も重要であるので，できるだけ左右同一部位では記録条件を揃えたい．また経過観察や治療前後では可能な限り検査装置を揃えたい．さらに前回検査時との条件も手間ではあるが揃えて記録したい．

報告書の例を図6に示す．

G　peak systolic velocity ratio（PSVR）（図7）

石灰化病変にて正確な狭窄率計測が困難な場合には，PSVR計測が有用である．＜2では軽度〜中等度狭窄，＞2では高度狭窄と判断する．

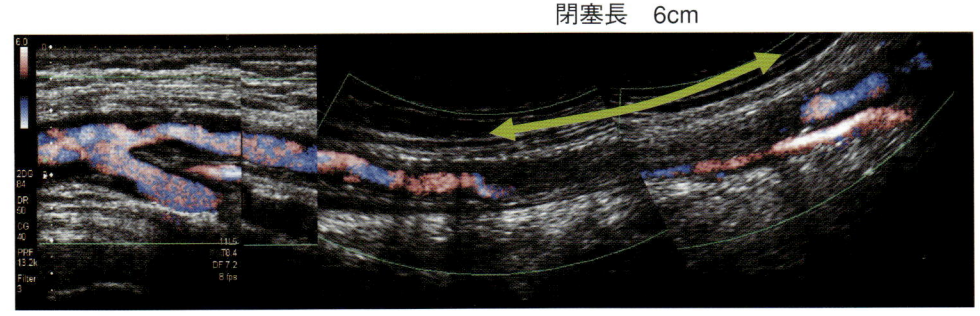

図4　浅大腿動脈閉塞 TASC B 病変（US 合成写真）

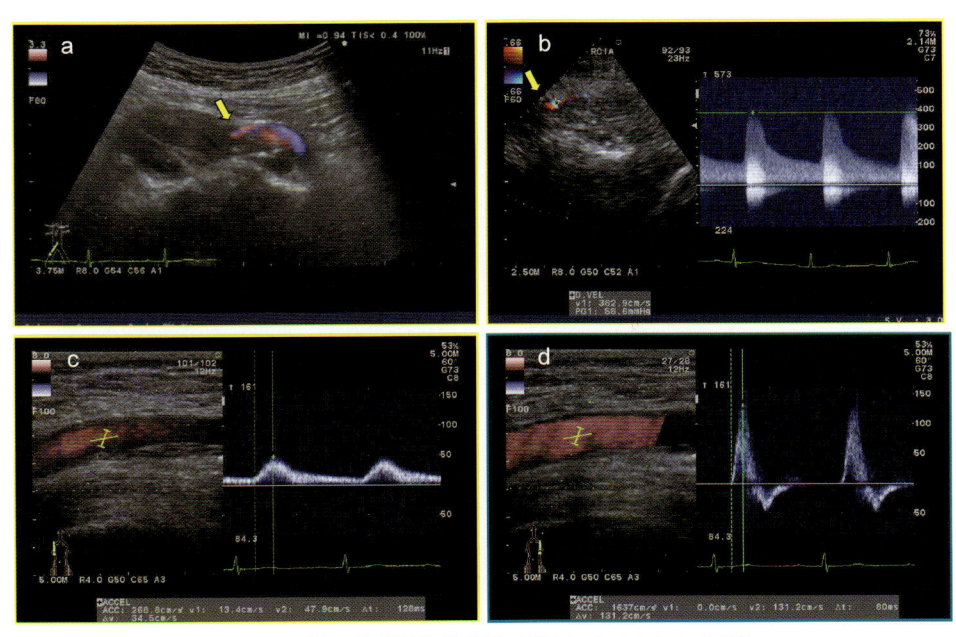

図5　右総腸骨動脈起始部高度狭窄（TASC A 病変）
　a. b：右総腸骨動脈，c：右総大腿動脈，d：左総大腿動脈．

超音波検査報告書　＜下肢動脈＞

氏名	＊＊＊＊	ID No.:	＊＊＊＊
年齢	68歳	性別	男性
身長	165cm	体重	62kg
外来/病棟	外来	診療科	循環器内科
依頼医	＊＊＊＊		
検査日時	YY/MM/DD ＊＊:＊＊		

＜検査目的/主訴/臨床診断/既往歴等＞
30歳頃より 糖尿病、高血圧指摘加療中（他院）
半年前より間欠性跛行（右）が出現、精査目的

狭窄長：約1cm
PSV　：4m/sec

		右	左
総大腿動脈	PSV	48	131
	AT	128	80
膝窩動脈	PSV	31	70
	AT	124	84
後脛骨動脈	PSV	36	65
	AT	124	86
前脛骨動脈	PSV	24	58
	AT	126	72

PSV (cm/sec.)
AT (msec.)

Ao　：大動脈
CIA　：総腸骨動脈
EIA　：外腸骨動脈
CFA　：総大腿動脈
SFA　：浅大腿動脈
Pop.A：膝窩動脈
ATA　：前脛骨動脈
PTA　：後脛骨動脈
PA　：腓骨動脈

超音波所見
右下肢動脈：総腸骨動脈起始部に高度狭窄あり。
　　　　　プラークエコー輝度は低く、狭窄長は約1cm。
　　　　　狭窄部最大流速4m/secと亢進、狭窄以下の血流は明らかに低下している。
　　　　　ただし、大腿動脈以下に明らかな狭窄性病変は認めず。
左下肢動脈：明らかな狭窄性病変認めず。血流についてもチェックした足関節レベルまで
　　　　　問題なし。

超音波診断
閉塞性動脈硬化症
　右総腸骨動脈高度狭窄（TASC A病変）

検査担当　佐藤 洋　　　診断医：　＊＊＊＊

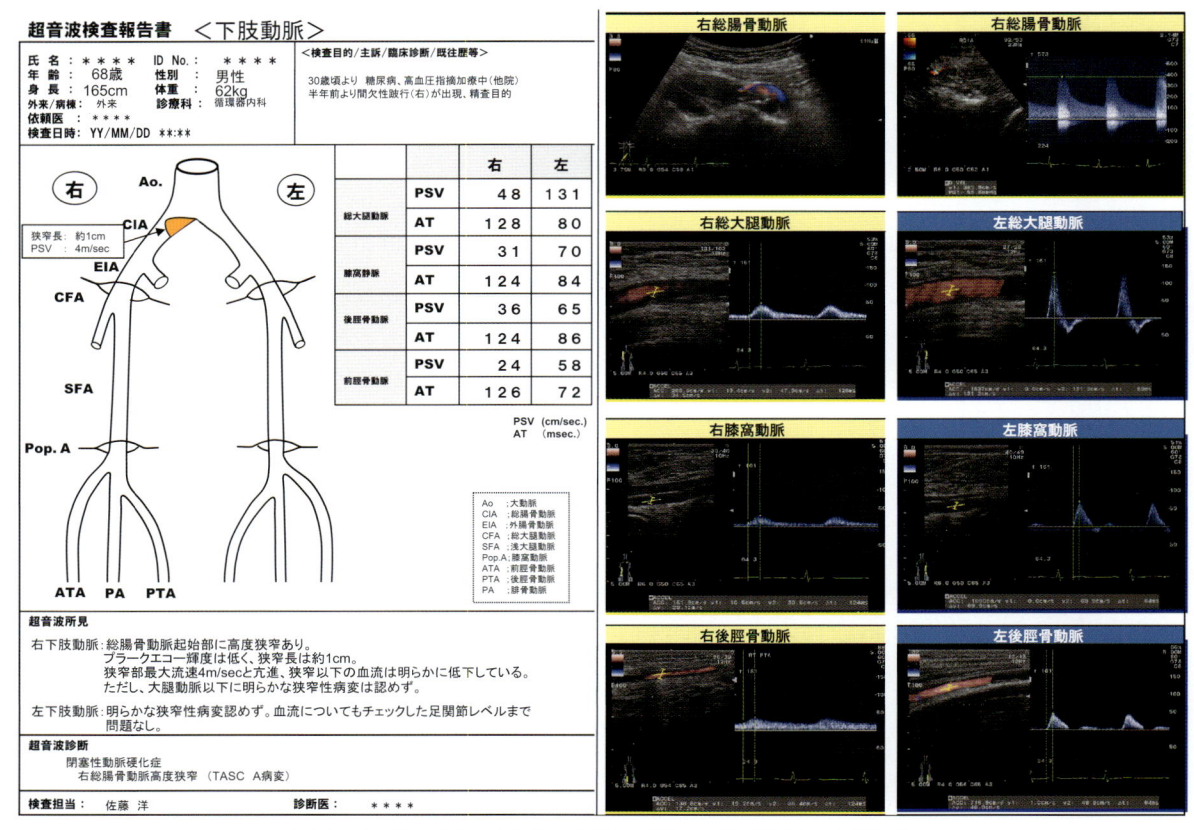

図6　超音波検査報告書 右総長骨動脈狭窄（TASC A病変）

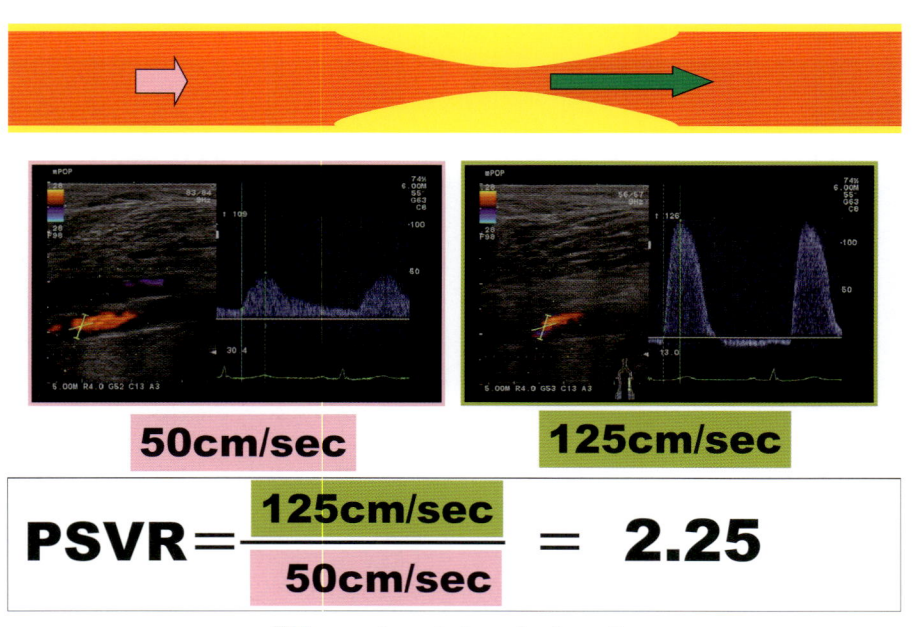

$$PSVR = \frac{125 cm/sec}{50 cm/sec} = 2.25$$

図7　peak systolic velocity ratio

参考文献

1) TASC II Working Group：Inter-Society Consensus for the Management of Peripheral Arterial Disease（TASC II）．J Vasc Surg **45**：S5-67, 2007
2) ACC/AHA Guidelines for the Management of Patients With Peripheral Arterial Disease（Lower Extremity, Renal, Mesenteric, and Abdominal Aortic）：J. Am. Coll. Cardiol **47**：1-192, 2006
3) 平井都始子, 他：血管超音波検査. 四肢動脈. Medical Technology **25**：451-470, 1997
4) 松尾 汎, 佐藤 洋, 他：末梢動脈疾患と超音波検査の進め方・評価. Medeical Technology 別冊, 2009
5) 小谷敦志, 他：血管無侵襲テキスト. 血管診療技師認定機構血管無侵襲診断法研究会編, 南江堂, 東京, 2007
6) 平井都始子, 他：超音波検査による骨盤・下肢閉塞性動脈硬化症の診断. 脈管学 **33**：1993
7) Leng GC, Whyman MR, et al：Accuracy and reproducibility of duplex ultrasonography in grading femoropopliteal stenoses. J Vasc Surg **17**：510-517, 1993
8) Guidelines for Noninvasive Vascular Laboratory Testing：A Report from The American Society of Echocardiography and the Society of Vascular Medicine and Biology. 2006
9) 佐藤 洋：決めて手の一枚 動脈血流波形が変化する. Vascular Lab **2**：371-374, 2005

和文索引

あ
アーチファクト……………………119
足関節上腕血圧比………………6
亜硝酸薬……………………29
圧較差………………………132
厚み変化……………………30
アテローム性動脈硬化……65
アナフィラキシー…………118

い, う
位相差トラッキング法……30
一酸化窒素…………………26
ウイリス動脈輪……………47

え
エコートラッキング法……19
炎症性（大）動脈瘤……120, 122
炎症マーカー………………8
炎症メディエーター………8
延髄…………………………52

お
黄色プラーク………………86
音響陰影……………………83

か
外弾性板面積………………83
潰瘍…………………………61
解離性大動脈瘤……………22
拡張期収縮期血流速比……101
下行大動脈…………………124
下肢閉塞性動脈硬化症……157
仮性動脈瘤……………120, 155
家族性コレステロール血症……106
カテーテル検査……………120
ガドリニウム造影剤……118, 148, 149
カプトプリル負荷腎シンチグラフィー……131
カラードプラ法……96, 151, 152
感染性（大）動脈瘤……120, 122
冠動脈エコー………………96

冠動脈の解剖的な走行位置……96
冠動脈の描出範囲…………96
冠動脈プラーク……………9
冠予備能……………………102

き
偽腔…………………………121
機能診断……………………16
機能的管腔臓器……………32
機能的評価…………………30
機能的変性状態……………32
逆行性血流速波形…………101
急性冠症候群………………81
急性心不全…………………135
狭窄度………………………83
狭窄率………………………78
狭心症………………………4
局所弾性値…………………30
キレート……………………119

け
傾斜磁場……………………118
経食道エコー法………105, 107
経食道心エコー……………109
経食道心臓超音波…………34
形態診断…………………16, 20
経頭蓋アプローチ…………44
経頭蓋超音波カラードプラ法……35
経頭蓋超音波ドプラ法……35
経頭蓋ドプラ………………44
頸動脈IMT肥厚……………20
頸動脈エコー………………74
頸動脈解離…………………71
頸動脈狭窄…………………65
頸動脈ステント（留置）術……42, 69
頸動脈超音波………………34
頸動脈超音波検査…………65
頸動脈内膜剥離術………40, 66
頸動脈プラーク……………12
頸部の解剖…………………74
血管内視鏡…………………86

血管内超音波（法）……83, 89, 109
血管内治療…………………153
血管内皮依存性過分極因子……27
血管内皮機能………………26
血管内皮非依存性拡張……29
血栓閉塞型解離………121, 122
脈波伝播速度………………6
血流依存性血管拡張反応……26
血流速度……………………78
血流波形……………………151
限局して突出した肥厚……20

こ
後下小脳動脈……………50, 71
硬化性変化…………………105
高輝度………………………60
高血圧症……………………135
後交通動脈…………………48
後大脳動脈…………………49
骨髄関連蛋白複合体………11
混合血栓……………………86

さ
最小血管径…………………81
最大短径……………………121
最大値投影法…………147, 149
最大内膜中膜複合体厚……56
細動脈硬化…………………109
鎖骨下動脈盗血症候群……72
サロゲートエンドポイント……29
酸化低比重リポ蛋白（酸化LDL）
………………………………10
三次元定量的冠動脈造影……83

し
シェアストレス……………26
ジェット流…………………152
脂質異常症…………………105
自動トラッキングシステム……28
脂肪線条…………………2, 3
収縮期最高血流速…………151

重症度分類 110	**そ**	動脈硬化危険因子 89
粥状（アテローム）硬化 109	造影 MRA 148	動脈硬化症 1, 105
粥状病変 105	塞栓性閉塞 78	動脈硬化性 16
循環器疾患 16	側頭骨アプローチ 45	動脈硬化性疾患 135
循環障害 16	ソフトプラーク 89	動脈硬化性腎動脈狭窄症 130, 135
上行大動脈 124		動脈硬化性閉塞 78
上小脳動脈 51	**た**	動脈硬化の進展 17
上腕固定装置 28	大後頭孔アプローチ 50	動脈自体の病変 17
腎機能低下 135	対象血管径 83	動脈触診部位 157
心筋梗塞 4	代替マーカー 21	動脈内膜の肥厚 3
腎血管性高血圧（症） 5, 135	大動脈エコー 124	動脈壁硬化 109
腎硬化症 5	大動脈炎 130	動脈壁硬化度 18
腎性全身性線維症 119, 131, 149	大動脈炎症候群 71	動脈瘤 130
真性動脈瘤 120	大動脈解離 22, 121	ドプラ法 76
心臓足首血管指数 6	大動脈弓部 124	
進展予防 16	大動脈造影 132	**な**
腎動脈エコー 139	大動脈の走行 124	内腔面積 83
腎動脈狭窄 22	大動脈プラーク 13	内中膜厚 60
腎動脈狭窄症 133, 135, 139	大動脈瘤 4, 21	内皮型 NO 合成酵素 27
腎動脈ドプラ法 136	他画像参照機能 156	内膜中膜複合体 56, 74
腎動脈の分岐 133	高安動脈炎 71	内膜中膜複合体厚 55, 74
	多検出器 CT 145	内膜肥厚 109
す	単球 3	
スタチン製剤 43	短軸面積法 66	**ね, の**
ステント 153, 154	単純 CT 36	ネオプテリン 11
ステントグラフト内挿術 22	弾性率断層像 31	脳梗塞 20, 34
ステント留置部 100	弾性率分布 31	脳底動脈 52
ずり応力 26	断層法 75	脳内動脈プラーク 14
せ	**ち**	**は**
生活習慣病 16	中大脳動脈 47	% diameter stenosis 83
静磁場 118	中脳 45	白色血栓 86
赤色血栓 86	中膜硬化 109	白色プラーク 86
石灰化 89	超音波検査 18, 131, 151	パノラマ画像 155
石灰化病変 78	腸骨動脈 128	パルスドプラ法 97, 151
切迫破裂 121		
線維筋性異形成症 130, 135, 139	**つ, て**	**ひ**
線維性プラーク 89	椎体 52	光干渉断層法 85, 89
前下小脳動脈 51	低輝度 60	非侵襲的診断装置 81
前室間溝 99	定量的冠動脈造影 81	非造影 MRA 148
前大脳動脈 47		左冠動脈 99
選択的冠動脈造影 81	**と**	病理学的変化 1
選択的腎動脈造影 132	頭蓋内椎骨動脈 52	
前頭骨アプローチ 49	導管血管 26	**ふ**
前腕血管径 27	等輝度 60	不安定プラーク 10, 40, 65, 83, 91
前腕血流量 27	動静脈瘻 155	腹部大動脈 127
	動脈解離 130	プラーク 3, 9, 20, 77

索　引

プラークイメージング　40
プラーク炎症　9
プラークスコア　77
プラーク退縮　32
プラーク内出血　9, 65
プラークの定義　60
プラーク不安定性　9
プラーク面積　83
プラークラプチャー　91
フラップ　121
プロトン　118

へ

閉塞性動脈硬化症　5, 145
ヘモグロビンスカベンジャーレセプター CD163　10

ほ

泡沫細胞　3
ボリュームレンダリング　121

ま

マカロニサイン　71
マクロファージ　3
末梢動脈エコー　157
末梢動脈閉塞　151
末梢動脈閉塞症　23
末梢動脈閉塞性疾患　145
慢性腎機能低下　135
慢性腎臓病　138

み

ミエロペルオキシダーゼ　10
右総腸骨動脈閉塞　153

ミッドライン　46
脈波伝搬速度　6, 17

む, も

無症候性頸動脈狭窄　42
モザイク血流　54

ゆ, よ

有意狭窄　151, 154
有意腎動脈狭窄　132
ヨード造影剤　118, 146

ら, り, れ

ラジオ波　118
瘤形成　16
リングエンハンスメント　92
レボビスト®　45

欧文索引

A

ABI　23
acoustic shadowing　83
acute coronary syndrome（ACS）　81
AHA 分類　1
AICA　51
ankle-brachial index（ABI）　6
ankle-brachial pressure index（ABPI）　23
API　23
arteriosclerosis obliterans（ASO）　5, 145, 157
atherosclerotic renal artery stenosis（ARAS）　130, 135
atherosis　17, 105
augmentation index（AI）　6

B

Basiparallel Anatomic Scanning-MR imaging（BPAS-MR）　37
Black-Blood imaging　63
black-blood MRI（BB-MRI）　37
Black-Blood 法　41

C

cardio-ankle vascular index（CAVI）　6
carotid arterial stenting（CAS）　42, 69
carotid endarterectomy（CEA）　40, 66
chronic kidney disease（CKD）　138
computed tomography（CT）　117
coronary angiography（CAG）　81
CT angiography（CTA）　145
CT 血管造影　131
curved planar reformation（CPR）　147

D

DeBakey 分類　122
Digital subtraction angiography（DSA）　39

E

echolucent plaque　65
epiaortic ultrasound（EAU）　109

European Carotid Sugery Trial（ECST）法　34, 66
external elastic membrane cross sectional area（EEM CSA）　83

F

fibromuscular dysplasia（FMD）　130, 135, 139
fibrous cap　65
flow mediated（vaso）dilation（FMD）　17, 26
FMD 検査　18
FMD 測定　28
fresh blood imaging（FBI）法　148

H

High resolution black-blood MRI　37
high-attenuating crescent sign　121

I

IB-IVUS　85

索　引

IMT 測定 …………………………56
integrated backscatter ……………83
intima-media complex（IMC）
　………………………………56, 74
intima-media thickness（IMT）
　……………………………20, 55, 74
intra mural hematoma（IMH）
　……………………………………122
intravascular ultrasound（IVUS）
　………………………… 83, 89, 109

J
Japanese EC-IC Bypass（JET）
　Study …………………………42
Jerryfish sign ……………………62

L
L-NMMA …………………………27
lipid-rich プラーク ………………9
lumen CSA ………………………83

M
magnetic resonance angiography
　（MRA）……………………37, 117
magnetic resonance imaging（MRI）
　………………………………37, 117
mantle sign ……………………122
Max IMT …………………………77
maximum intensity projection
　（MIP）……………………89, 147
maximum intensity projection
　（MIP）画像 ……………………66
maximum intima-media thickness
　（max IMT）……………………56
Mean IMT ………………………77
MIIP ……………………………149
minimum lumen diameter（MLD）
　……………………………………81
MPRAGE ……………………41, 62

MR angiography（MRA）………148
MRI …………………………………81
MR 血管造影 ……………………131
multi-detector row computed tomography（MDCT）… 81, 89, 145
multiplanar reconstruction（MPR）
　画像 ……………………………66
myeloid-related protein complex,
　MRP8/14 ………………………11
myeloperoxidase（MPO）…………10

N
national institute of neurological
　disorders and stroke（NINDS）分
　類 …………………………………34
nephrogenic systemic fibrosis
　（NSF）……………………119, 131
nitric oxide（NO）………………26
North American Symptomatic Carotid Endarterectomy Trial
　（NASCET）法 ……………34, 66

O, P
optical coherence tomography
　（OCT）………………………85, 89
penetrating atherosclerotic ulcer
　（PAU）……………………122, 123
peripheral arterial disease（PAD）
　…………………………………145
phase contrast 法 ………………148
plaque ……………………………20
plaque score ……………………60
posterior inferior cerebellar artery
　（PICA）……………………51, 71
PROSPECT 試験 ………………84
pulse wave velocity（PWV）…6, 17

Q, R
Quality of life（QOL）……………16

quantitative coronary angiography
　（QCA）…………………………81
reference diameter ………………83

S
S/N 比 ……………………………45
SCA ………………………………51
sclerosis ……………………17, 105
spotty calcification ………………12
Stanford 分類 ……………………122
steady state free precession（SSFP）
　………………………………120, 121
stiffness parameter ……………106
stiffness parameter β………17, 30

T, U
TC-CFI ……………………………44
TCD ………………………………44
TCDS ……………………………44
tear ………………………………124
time of flight 法 …………………148
transesophageal echocardiography
　（TEE）…………………………109
ulcer-like projection（ULP）……122

V
VH thin cap fibroatheroma（VH-TCFA）…………………………84
virtual histology（VH）…………83
volume rendering（VR）………147
vulnerable plaque …………66, 83

W
whole heart 3D-coronary MRA …88

その他
3D …………………………………156
3D-CT Angiography ……………36
3D-QCA …………………………83

| ©2010 | 第1版発行　2010年9月30日 |

動脈硬化を画像で診る
─生活習慣病の診療に活かす─

（定価はカバーに表示してあります）

検印省略	編著　松尾　汎
	発行者　　　服　部　治　夫
	発行所　　株式会社 新興医学出版社
	〒113-0033　東京都文京区本郷6丁目26番8号
	電話　03（3816）2853　　FAX　03（3816）2895

印刷　三報社印刷株式会社　　ISBN978-4-88002-704-3　　郵便振替　00120-8-191625

- 本書の複製権・上映権・譲渡権・公衆送信権（送信可能化権を含む）は株式会社新興医学出版社が保有します．
- JCOPY〈（社）出版者著作権管理機構 委託出版物〉
  本書の無断複写は著作権法上での例外を除き禁じられています．複写される場合は，そのつど事前に（社）出版者著作権管理機構（電話 03-3513-6969，FAX 03-3513-6979，e-mail：info@jcopy.or.jp）の許諾を得てください．